小麦粉を食べると不調になる私たち

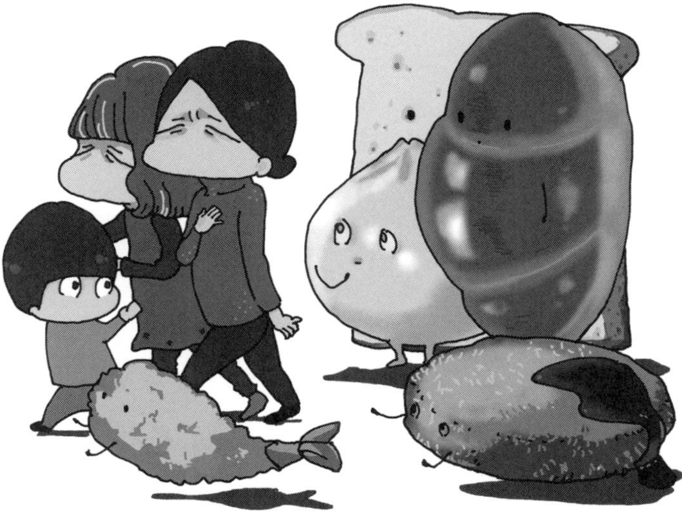

相川スエ　監修 幕内秀夫 管理栄養士・「フーズアンドヘルス研究所」代表

ポプラ社

あなたには、
こんな症状は
ありませんか？

□胃炎
□胸やけ
□下痢
□便秘
□頭痛
□虫歯が多い
□歯のエナメル質が薄い
□集中できない
□肌荒れ
□唇の荒れ
□口内炎
□鬱・気分の落ち込み
□湿疹
□生理不順
□イライラ

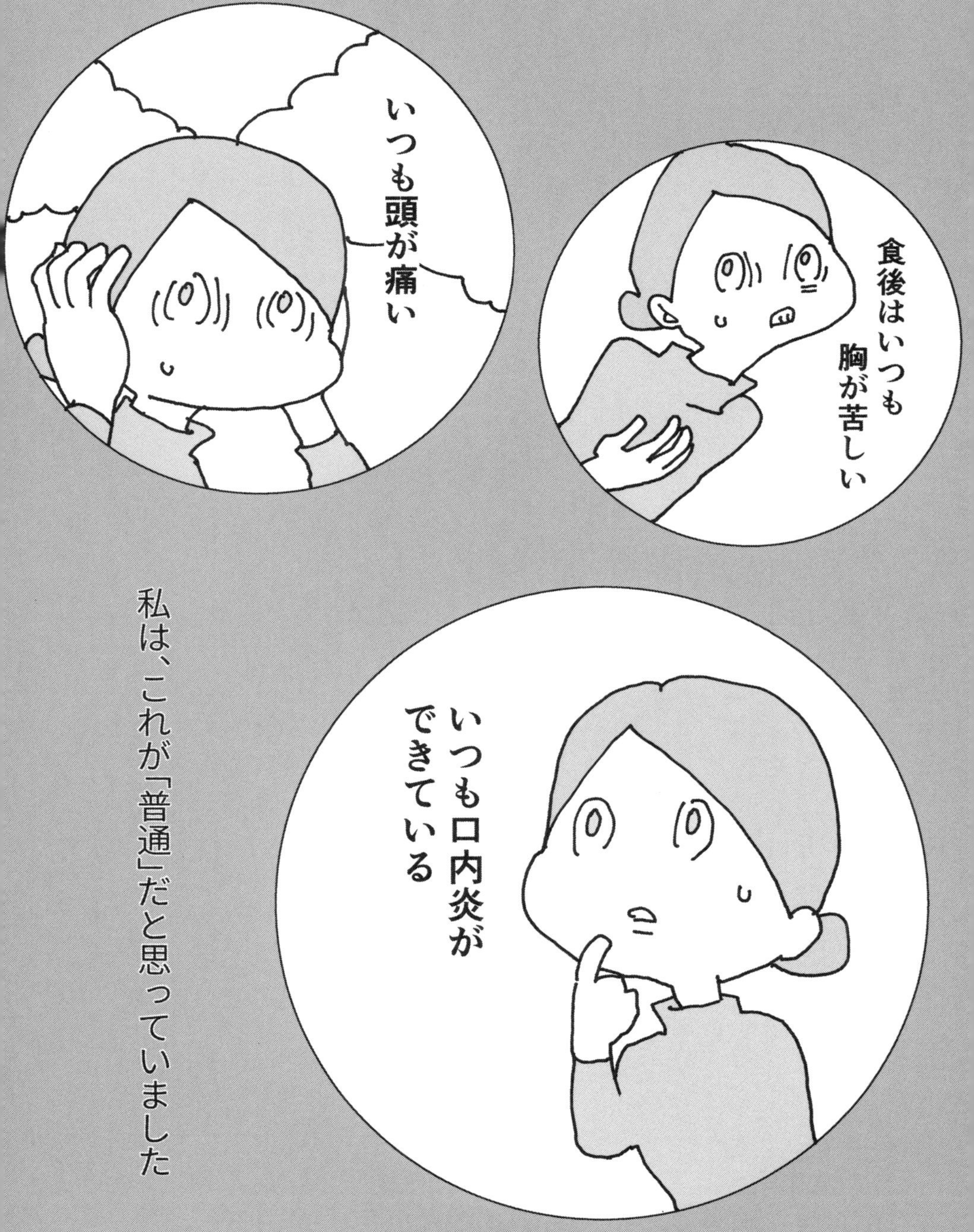
いつも頭が痛い
食後はいつも胸が苦しい
いつも口内炎ができている
私は、これが「普通」だと思っていました

まえがき

「普通の人は口内炎そんなにできない」
「普通の人は頭下げるだけで頭痛しない」
「普通の人はオナラいっぱい出ない」

自分の体調が他人と比べてどうか、なんてなかなかわからないもの。
自分にとっては当たり前のことが、他人はそうじゃないと知ったときは驚きました。
口内炎も頭痛も、自分にとっては毎日のようにある当たり前の症状だったから。
自分と他人のオナラの回数を比べたことはないですし。

この本は、そんなささいなきっかけから自分の体に合わない食べ物を見つけて、不快な症状を改善してきた私生活についてつづったものです。タイトルには「小麦粉」とありますが、私たち家族の不調は小麦粉に限ったことではありませんし、この本は小麦粉が悪いという本でもありません。いろいろな食べ物でトラブルが起きる可能性、いや、体が食べ物に対応できない可能性がある、ということをお伝えしたく描きました。

あなたには、アレルギーはありますか？
「ない」と思った方の中にも、花粉症だという方はいるのではないでしょうか。
花粉によるアレルギー性鼻炎もアレルギーです。
喘息《ぜんそく》やアトピー性皮膚炎、そして食物アレルギー！
現代社会にはアレルギーがいっぱいです。

平成17年、日本の全人口の約3人に1人がなんらかのアレルギー疾患《しっかん》に罹患《りかん》していると報告がありました。平成23年には、それは全人口の約2人に1人と急速に増加していることが示されました。[*1]
特定の食物に対してアレルギー反応を起こす「食物アレルギー」については、乳児の約10%、全人口では1~2%が該当すると考えられています。乳児においては、10人に1人の赤ちゃんになんらかの食物アレルギーがあり、アレルゲンが複数に及ぶこともあります。

厚生労働省では、平成13年からアレルギーの原因となっている症例の多い食品と、症状が重くなる食品7品目に関して、食品に使用した場合のパッケージへの表示を義務づけました。[*2]

食物アレルギーがある人が安全に避けられるように、こうした表示が重要なのです。

近年ではアレルギー以外の過敏症の存在も明らかになってきました。

牛乳を飲んだらお腹の調子が悪くなる、少量のお酒でも気分が悪くなってしまう……これらは、アレルギーではないものの、乳やアルコールを避けたほうがよい例です。

私は子どもの頃からずっと日常的に食べていた「小麦」が合わない体質であることを、子育てを通じて発見しました。パンにうどんにラーメン……あまりにも普通に食べているものだったので、まさか自分の不調の原因がこんなところにあったなんて！

アレルギーらしい症状もなかったので、これまで疑ったことすらなかったのです。

食物アレルギーについては食品パッケージへの表示をはじめ、あらゆるところで目にすることが増えてきました。

しかし、まだまだアレルギーへの理解は十分とはいえず、アレルギーではない過敏症の場合、理解を得ることはさらに難しいでしょう。

もしあなたや、周囲の人が、慢性的に不調を感じているとしたら、この本が解決のヒントになることを願っています。

相川スエ

＊1　リウマチ・アレルギー対策委員会報告書より

＊2　食品パッケージへの表示が義務づけられている食品と、奨励されている食品

アレルギーの原因となる食品	表示について
卵、乳、小麦、えび、かに、そば、落花生	義務
あわび、いか、いくら、オレンジ、キウイフルーツ、牛肉、くるみ、さけ、さば、大豆、鶏肉、バナナ、豚肉、まつたけ、もも、やまいも、りんご、ゼラチン	奨励（任意表示）

（厚生労働省　政策レポートより）

登場人物

わたし（相川スエ）

胃痛で便秘
夜になると胃が苦しくて
しゃべるのもしんどい
天気が悪いと頭痛

ムスメ

オナラが気になる
サメ肌で歯が弱い

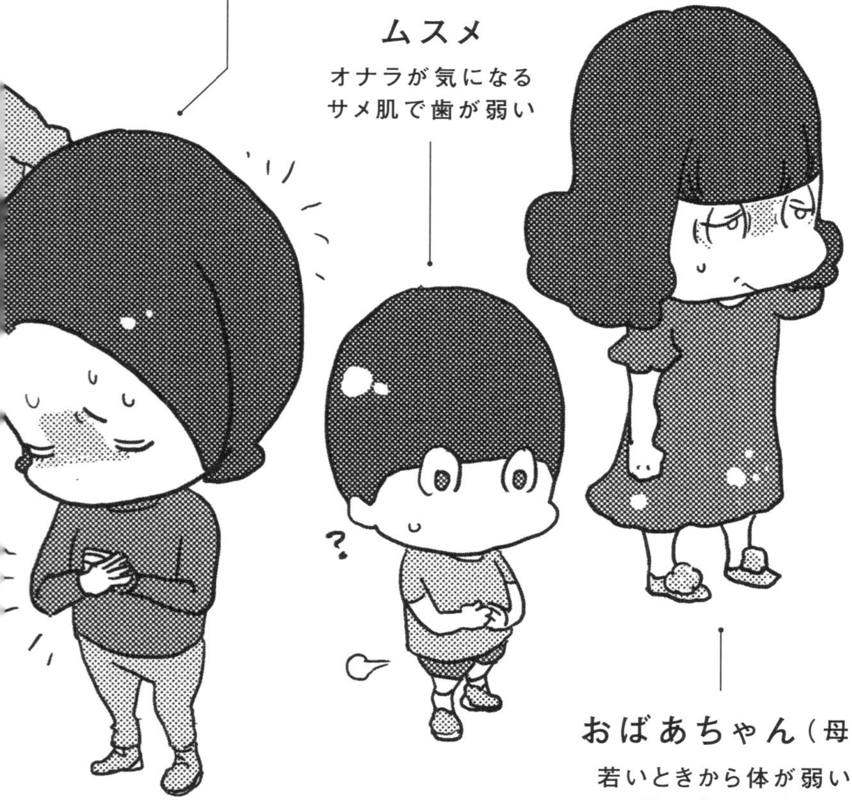

おばあちゃん（母）

若いときから体が弱い
1か月の半分は寝込む

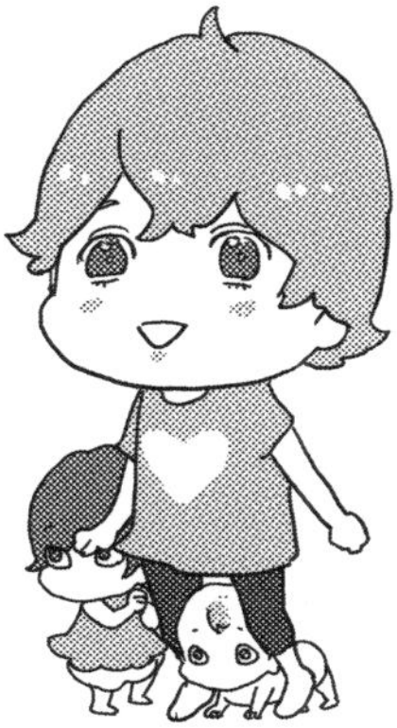

編集さん

何を食べても平気
卵アレルギーの子どもがいる

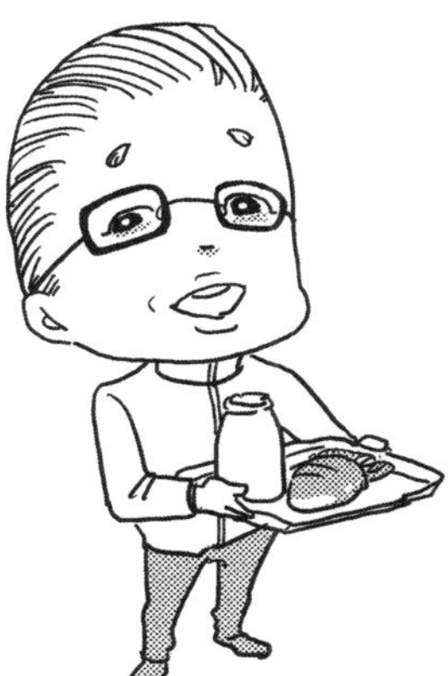

幕《まく》内《うち》秀《ひで》夫《お》先生

管理栄養士
フーズ＆ヘルス研究所代表
学校給食と子どもの健康を考える会代表

保育園、幼稚園などの
給食指導にも携わっている

おじいちゃん（父）

元気いっぱい
なんでもよく食べる

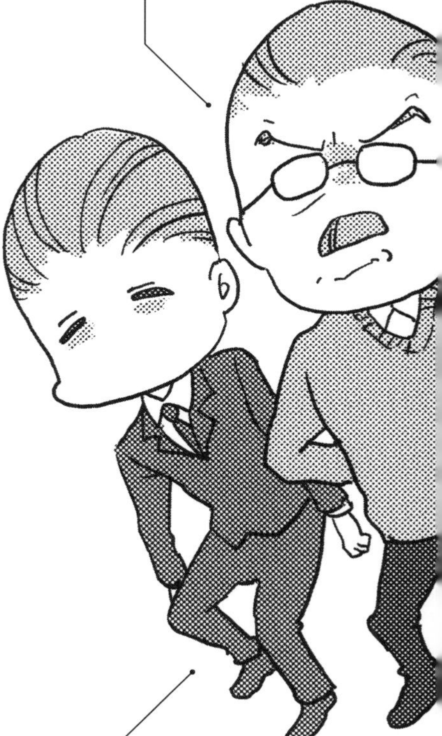

おとうと

運動するけど
虚弱気味

もくじ

第1話

私は小麦粉が食べられません

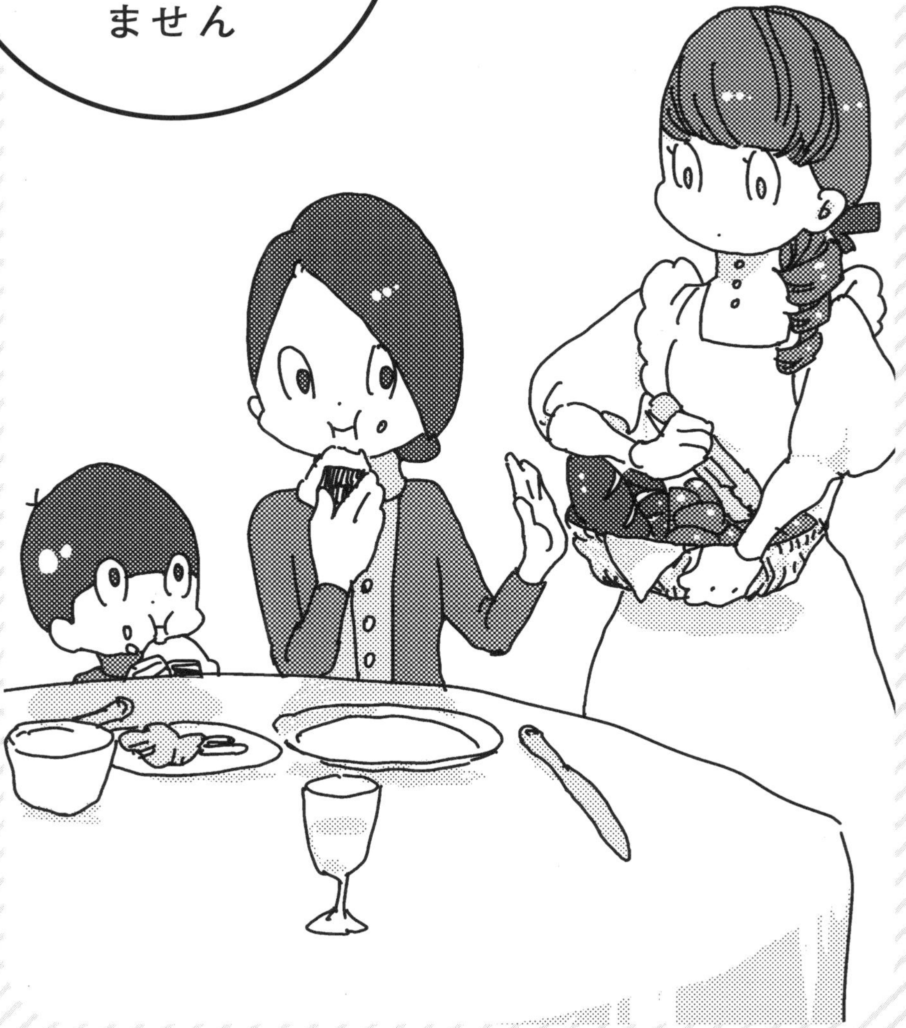

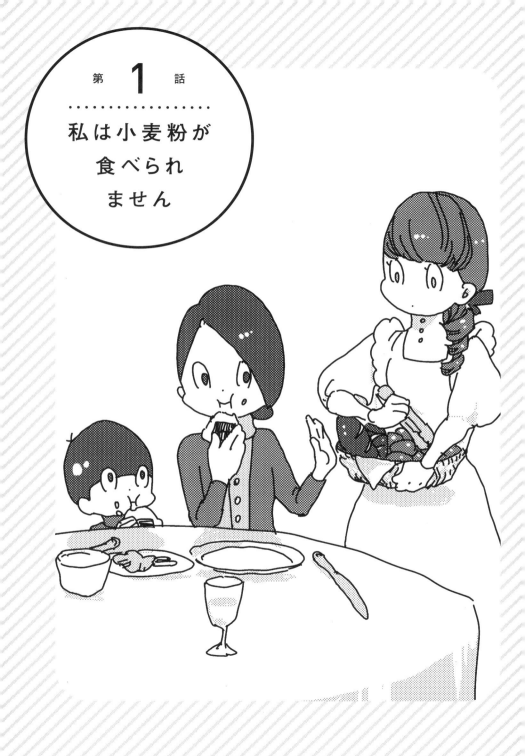

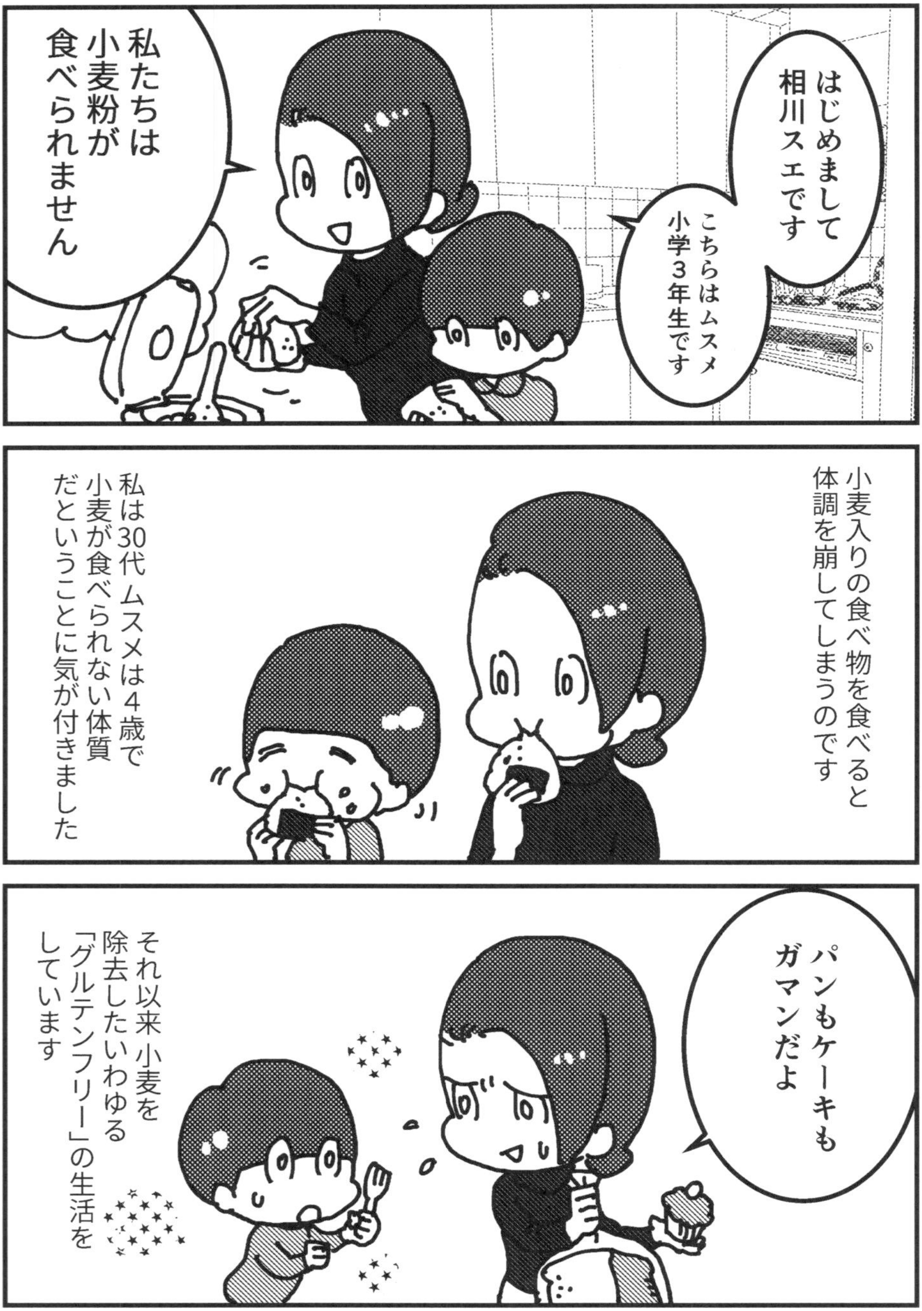
はじめまして
相川スエです
こちらはムスメ
小学３年生です
私たちは
小麦粉が
食べられません
小麦入りの食べ物を食べると
体調を崩してしまうのです
私は30代 ムスメは４歳で
小麦が食べられない体質
だということに気が付きました
パンもケーキも
ガマンだよ
それ以来 小麦を
除去したいわゆる
「グルテンフリー」の生活を
しています

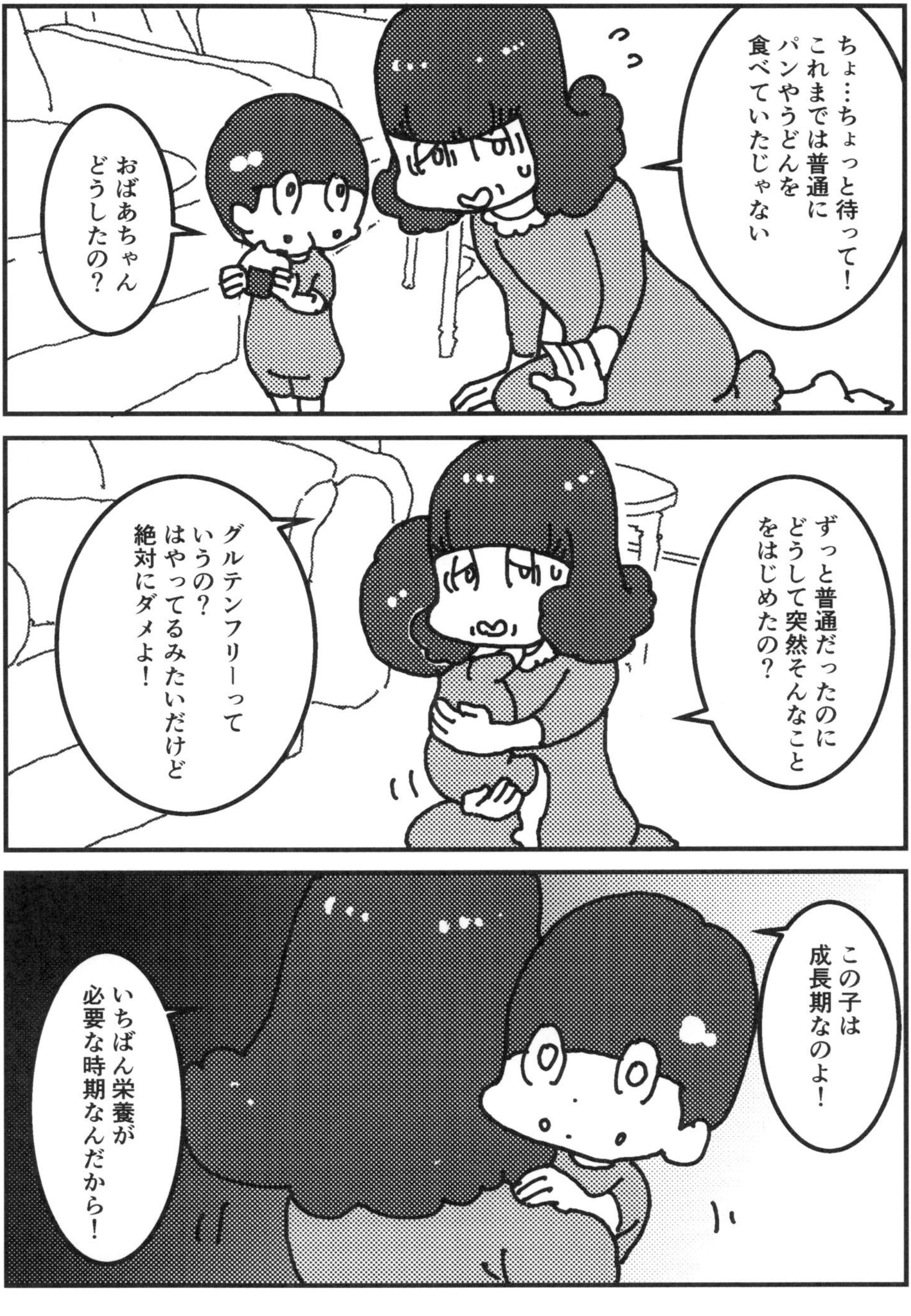
ちょ…ちょっと待って！これまでは普通にパンやうどんを食べていたじゃない
おばあちゃんどうしたの？
ずっと普通だったのにどうして突然そんなことをはじめたの？
グルテンフリーっていうの？はやってるみたいだけど絶対にダメよ！
この子は成長期なのよ！
いちばん栄養が必要な時期なんだから！

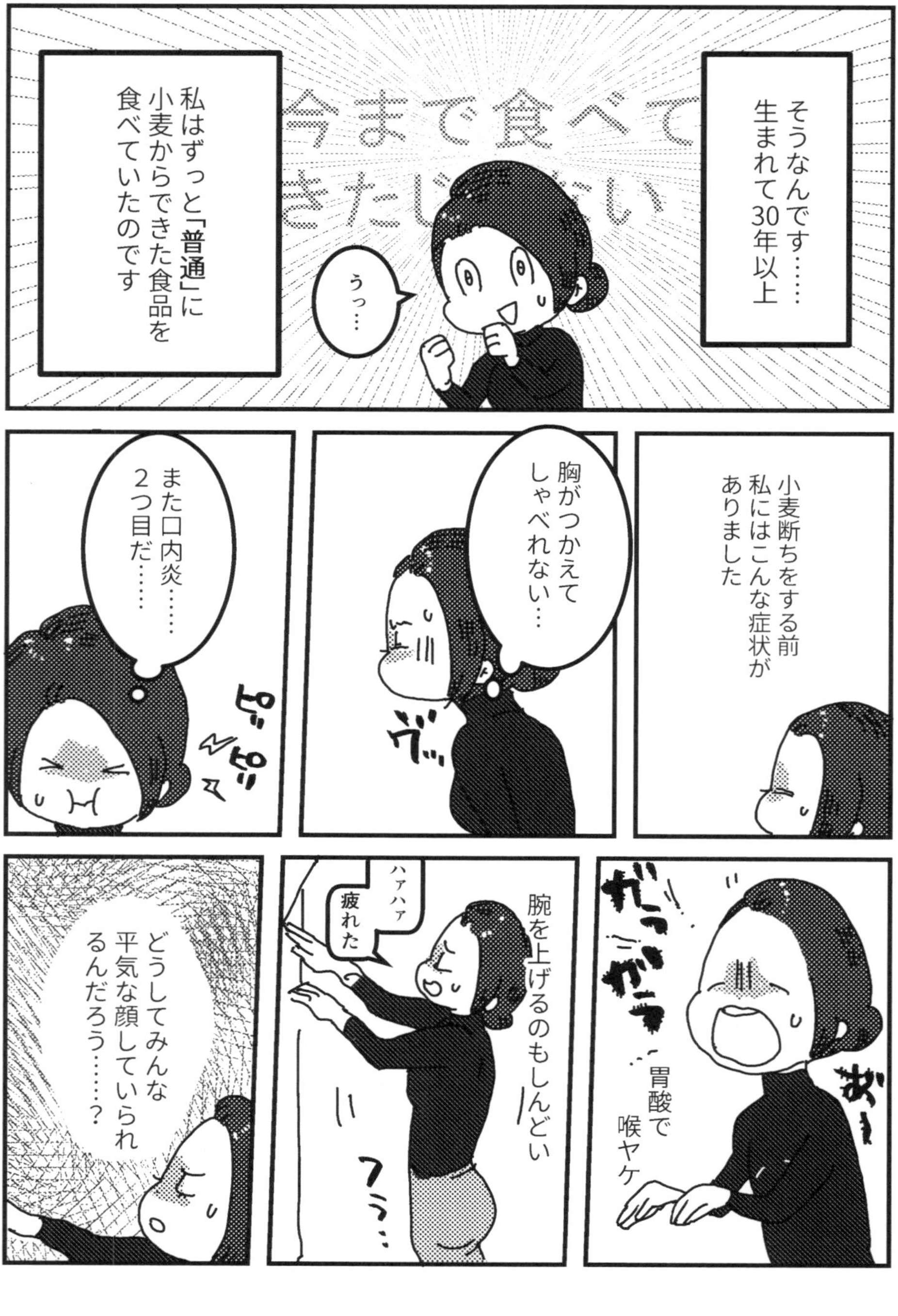
そうなんです……
生まれて30年以上
今まで食べて
うっ……
私はずっと「普通」に
小麦からできた食品を
食べていたのです
小麦断ちをする前
私にはこんな症状が
ありました
胸がつかえて
しゃべれない…
ヴッ
また口内炎……
2つ目だ……
ピリ
ピリ
胃酸で
喉ヤケ
腕を上げるのもしんどい
ハァハァ
疲れた
どうしてみんな
平気な顔していられ
るんだろう……？

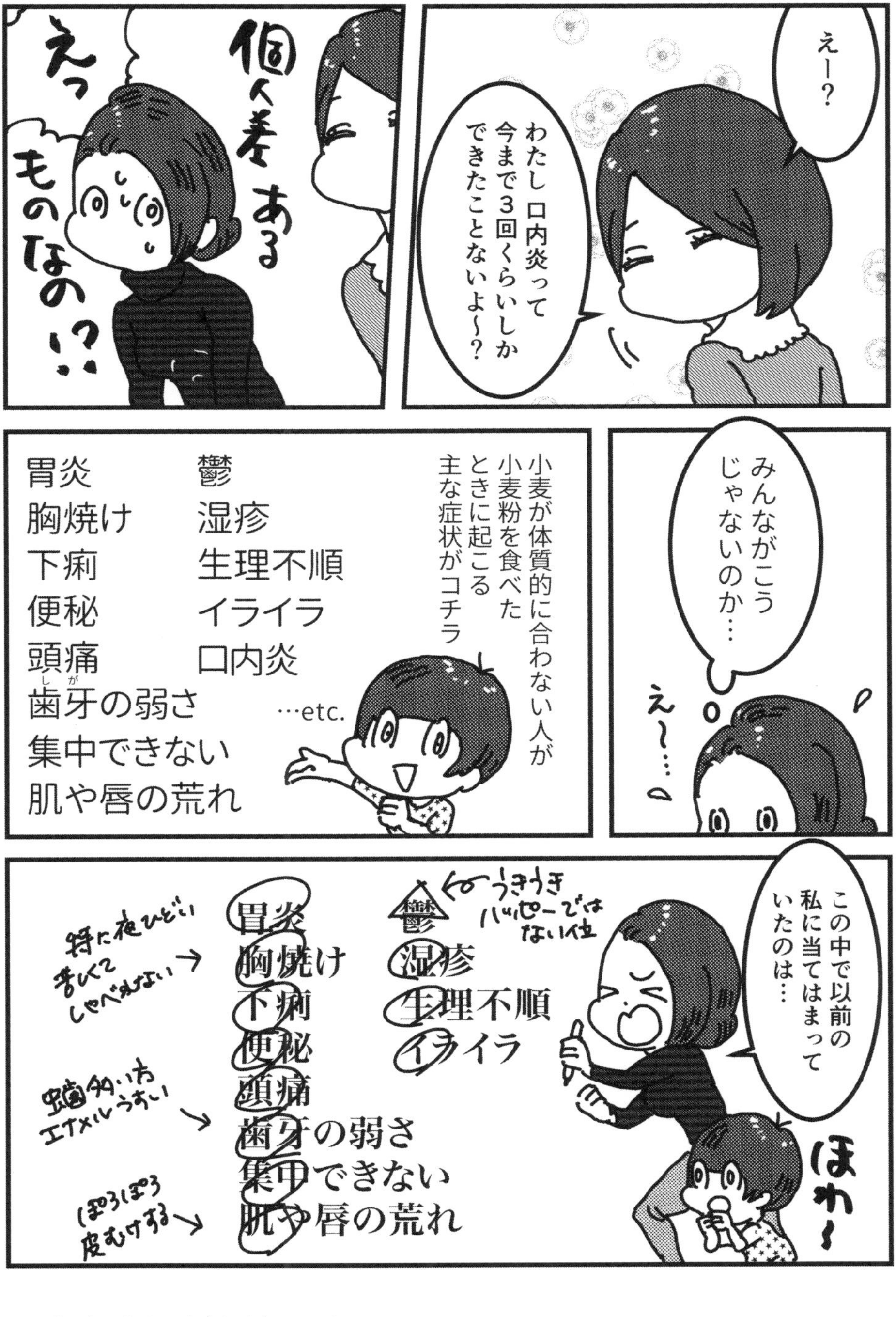
えー？
わたし口内炎って今まで3回くらいしかできたことないよ〜？
えっ
個人差あるものなの!?
みんながこうじゃないのか…
え〜…
小麦が体質的に合わない人が小麦粉を食べたときに起こる主な症状がコチラ
胃炎
胸焼け
下痢
便秘
頭痛
歯牙《しが》の弱さ
集中できない
肌や唇の荒れ
鬱
湿疹
生理不順
イライラ
口内炎
…etc.
この中で以前の私に当てはまっていたのは…
ほわ〜
特に夜ひどい 舌ひくて しゃべれない
虫歯多い方 エナメルうすい
ぽろぽろ 皮むけする
うきうきハッピーではない位

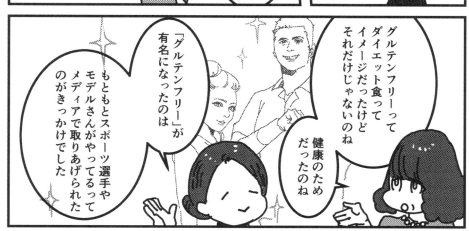

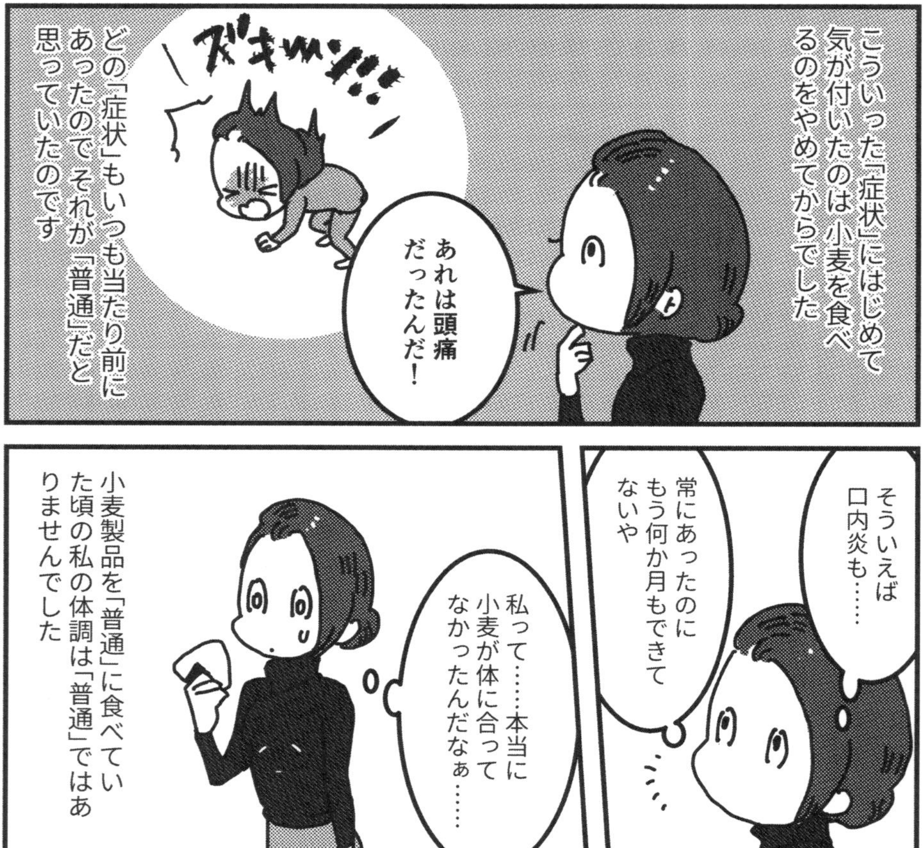
こういった「症状」にはじめて気が付いたのは小麦を食べるのをやめてからでした
ズキィン!!!
あれは頭痛だったんだ!
どの「症状」もいっつも当たり前にあったのでそれが「普通」だと思っていたのです
そういえば口内炎も……
常にあったのにもう何か月もできてないや
私って……本当に小麦が体に合ってなかったんだなぁ……
小麦製品を「普通」に食べていた頃の私の体調は「普通」ではありませんでした
グルテンフリーってダイエット食ってイメージだったけどそれだけじゃないのね
健康のためだったのね
「グルテンフリー」が有名になったのは
もともとスポーツ選手やモデルさんがやってるってメディアで取りあげられたのがきっかけでした

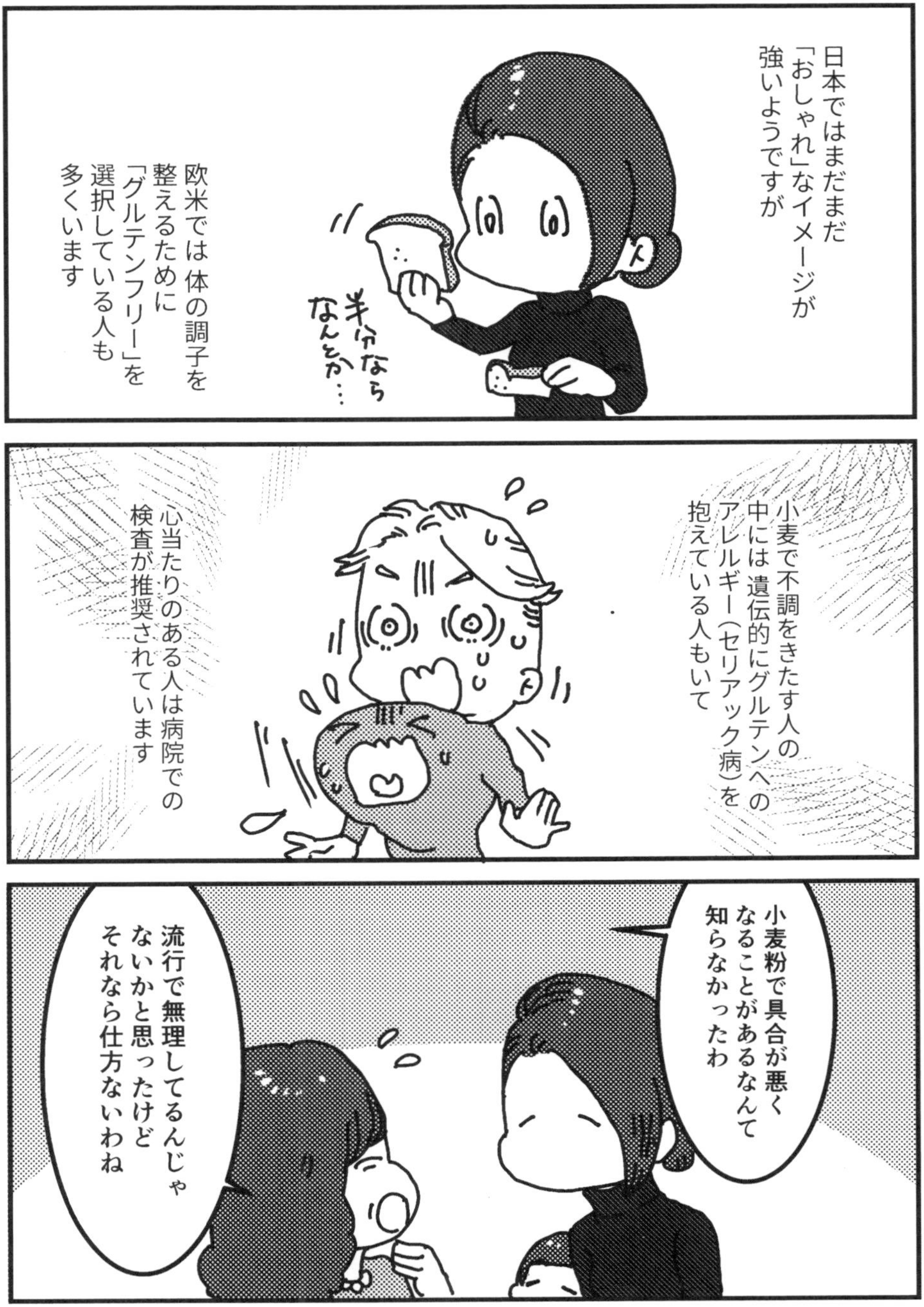
日本ではまだまだ「おしゃれ」なイメージが強いようですが
半分ならなんとか…
欧米では体の調子を整えるために「グルテンフリー」を選択している人も多くいます
小麦で不調をきたす人の中には遺伝的にグルテンへのアレルギー(セリアック病)を抱えている人もいて
心当たりのある人は病院での検査が推奨されています
小麦粉で具合が悪くなることがあるなんて知らなかったわ
流行で無理してるんじゃないかと思ったけどそれなら仕方ないわね

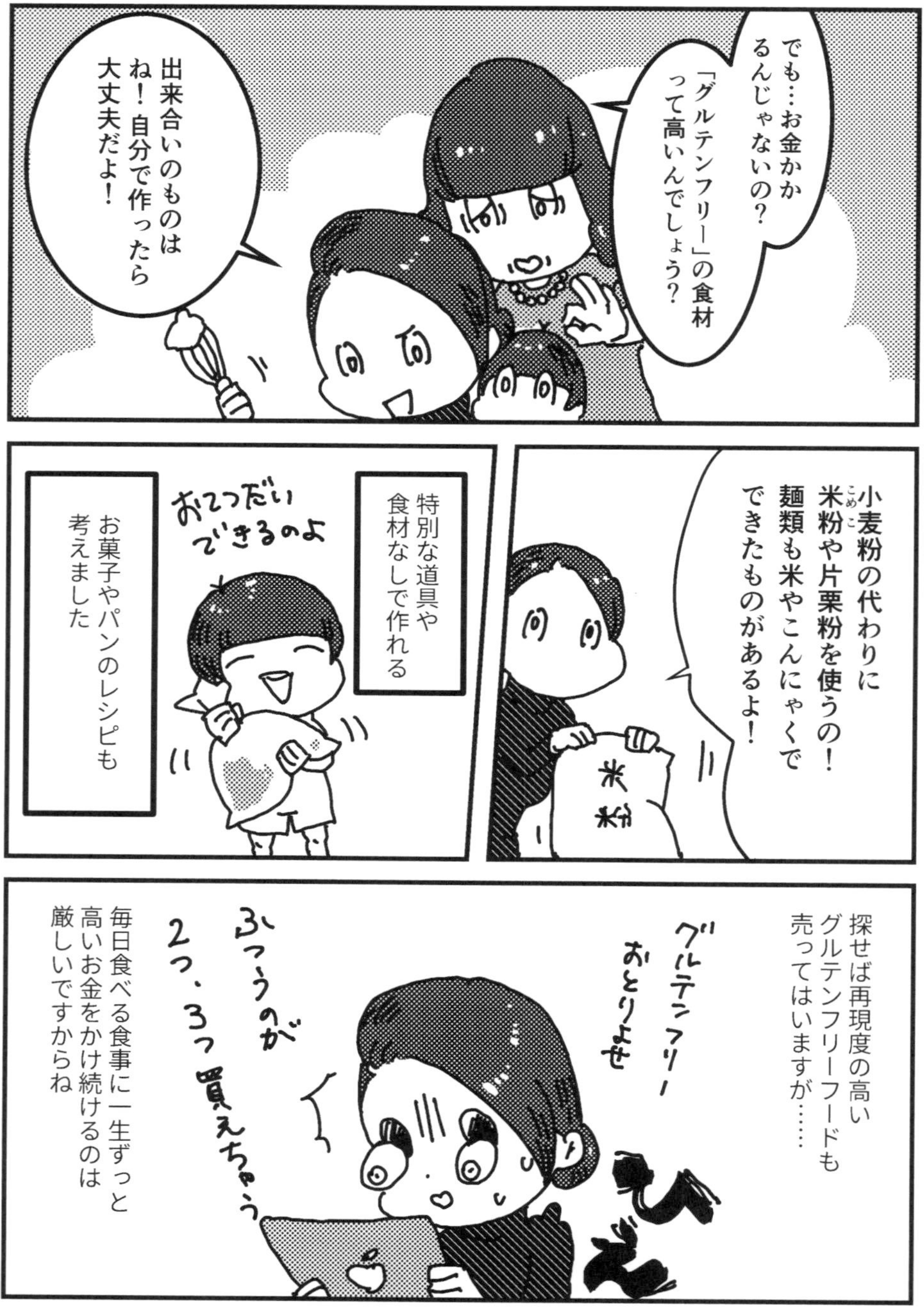
でも…お金かかるんじゃないの？
「グルテンフリー」の食材って高いんでしょう？
出来合いのものはね！自分で作ったら大丈夫だよ！
小麦粉の代わりに米粉《こめこ》や片栗粉を使うの！麺類も米やこんにゃくでできたものがあるよ！
米粉
特別な道具や食材なしで作れる
お菓子やパンのレシピも考えました
おてつだいできるのよ
探せば再現度の高いグルテンフリーフードも売ってはいますが……
グルテンフリーおとりよせ
ふつうのが2つ、3つ買えちゃう
毎日食べる食事に一生ずっと高いお金をかけ続けるのは厳しいですからね

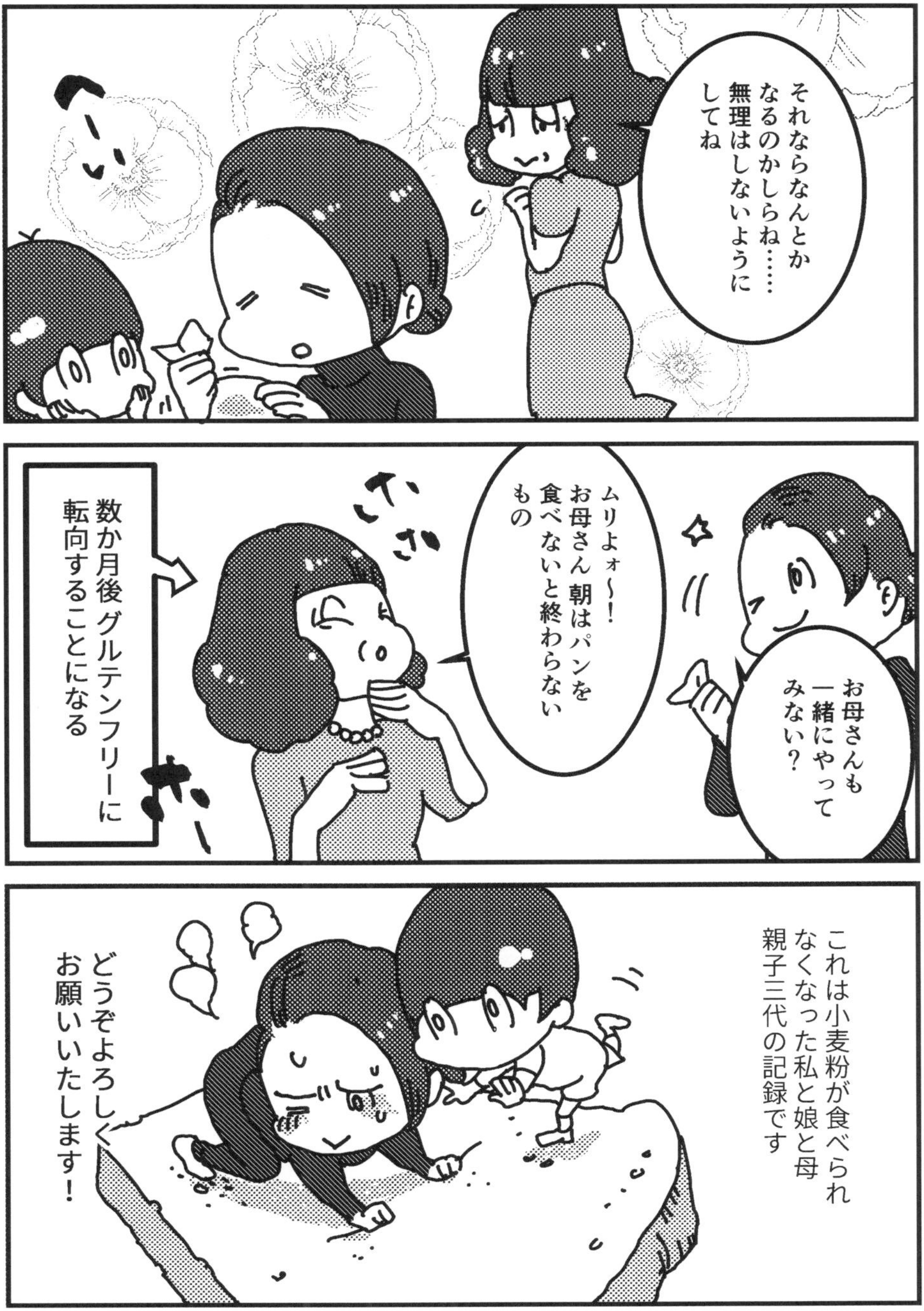
それならなんとかなるのかしらね……無理はしないようにしてね
お母さんも一緒にやってみない？
ムリよォ～！お母さん朝はパンを食べないと終わらないもの
数か月後グルテンフリーに転向することになる
これは小麦粉が食べられなくなった私と娘と母親子三代の記録です
どうぞよろしくお願いいたします！

小麦粉が食べられない原因いろいろ

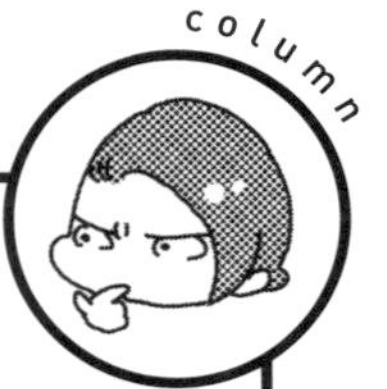

小麦粉をはじめとする小麦成分を含む食品が食べられない人は、4つのパターンに分けられるといわれています。

1 小麦アレルギー

人間の体には、有害なウイルスや細菌から体を守るための免疫という仕組みがあります。この免疫が特定の食べ物に反応して起こってしまうのが食物アレルギーで、その原因となる食物が「小麦」なのが「小麦アレルギー」です。小麦に含まれる複数のタンパク質がアレルゲンであるといわれています。

アレルゲンとなる小麦を食べると、嘔吐《おうと》、湿疹、目のかゆみ、喘息《ぜんそく》などさまざまな形で反応が表れます。小麦アレルギーは、乳、卵に次いで発症数が多く、食品表示法において表示を義務づけられている「特定原材料」のひとつに含まれていますし、最もメジャーな「食べられない原因」でしょう。

2 グルテンアレルギー（セリアック病）

小麦や大麦、ライ麦などに含まれているタンパク質のひとつ「グルテン」に対するアレルギーです。グルテンにより小腸が損傷し、栄養が吸収できなくなる病気で、遺伝的な要因も大きいといわれています。また、ストレスや妊娠・出産、手術がきっかけとなり発症することもあるそうです。

アメリカでのセリアック病患者は300万人にものぼるそうで、欧米ではグルテンを含まないグルテンフリーの食品が普及しています。

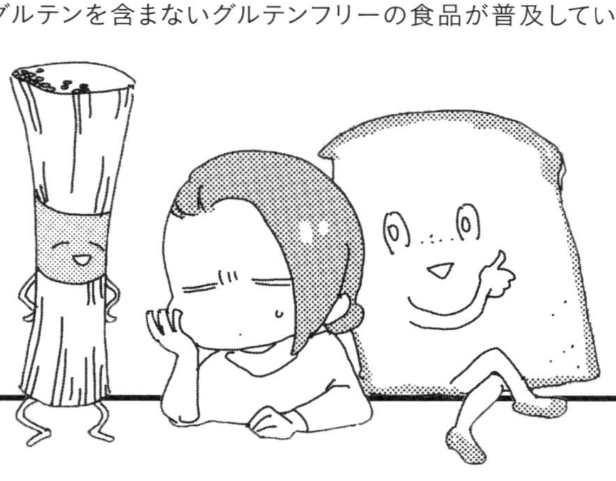

③ 小麦過敏症

小麦に含まれる成分をうまく消化することができず、食べると体調が悪くなってしまいます。私たち家族はおそらくこれに当たります。マンガでも描きましたが、食べてすぐに吐いたり、蕁麻疹《じんましん》が出たり、呼吸困難に陥ったりなどの「誰の目にも明らかな症状」はありません。牛乳を飲んだらお腹を壊してしまう乳糖不耐性、お酒を飲むと少量でも気分が悪くなったり、アルコール消毒で皮膚が炎症を起こしたりするアルコール過敏症をイメージしていただくとわかりやすいかもしれません。
出る症状が慢性的なお腹の不調や倦怠感、胃炎、頭痛、口内炎など、食べ物との関連がわかりづらいため、自分がこの小麦の合わない体質だと気が付かないまま小麦を食べ続けている人もいます。

④ 小麦に含まれる「糖《とう》」への過敏症

小麦にはフルクタンという糖が多く含まれています。このフルクタンはオリゴ糖の一種で、小腸で吸収されにくいという特性があり、腸の吸収力が弱い人にとっては負担になります。また少量であれば消化吸収することができても、一度に大量に摂取すると吸収しきれず、腹痛、下痢や便秘、ガスなどの形で不調が表れるという場合もあります。
この「糖の過敏症」は、フルクタンに限ったことではなく、発酵性のあるオリゴ糖、二糖類、単糖類、ポリオールという4つの糖質を多く含む食品を、消化能力を超えて摂取すると起きる可能性があります。この4つの糖質をまとめてFODMAP《フォドマップ》と呼び、これらを控える食事療法が提案されています。

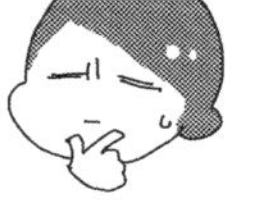

食べられない原因はさまざまですが、
治療法や薬はなく、対処法は
「食べない」「食べる量を減らす」しかありません。

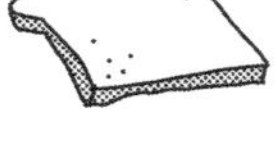

たぶん私たちは
「小麦過敏症」か
「糖への過敏症」……

もしかしたら両方なのかも？

でも、「なぜ食べられないか」を
はっきり説明できなければ
いけないない理由はないと思う……

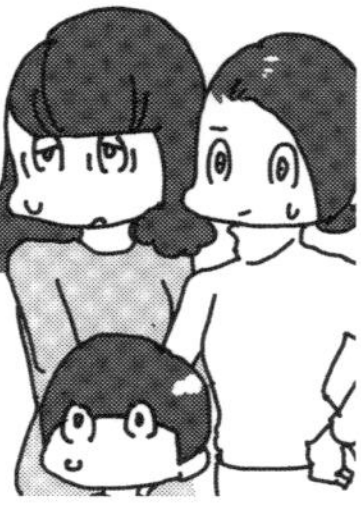

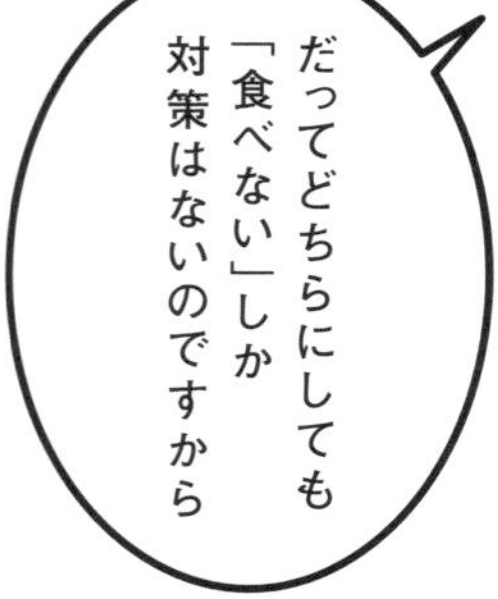

だってどちらにしても
「食べない」しか
対策はないのですから

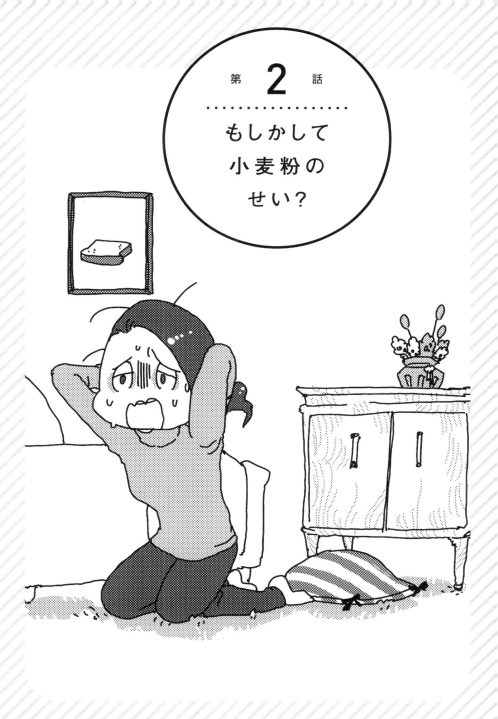

第2話

もしかして小麦粉のせい?

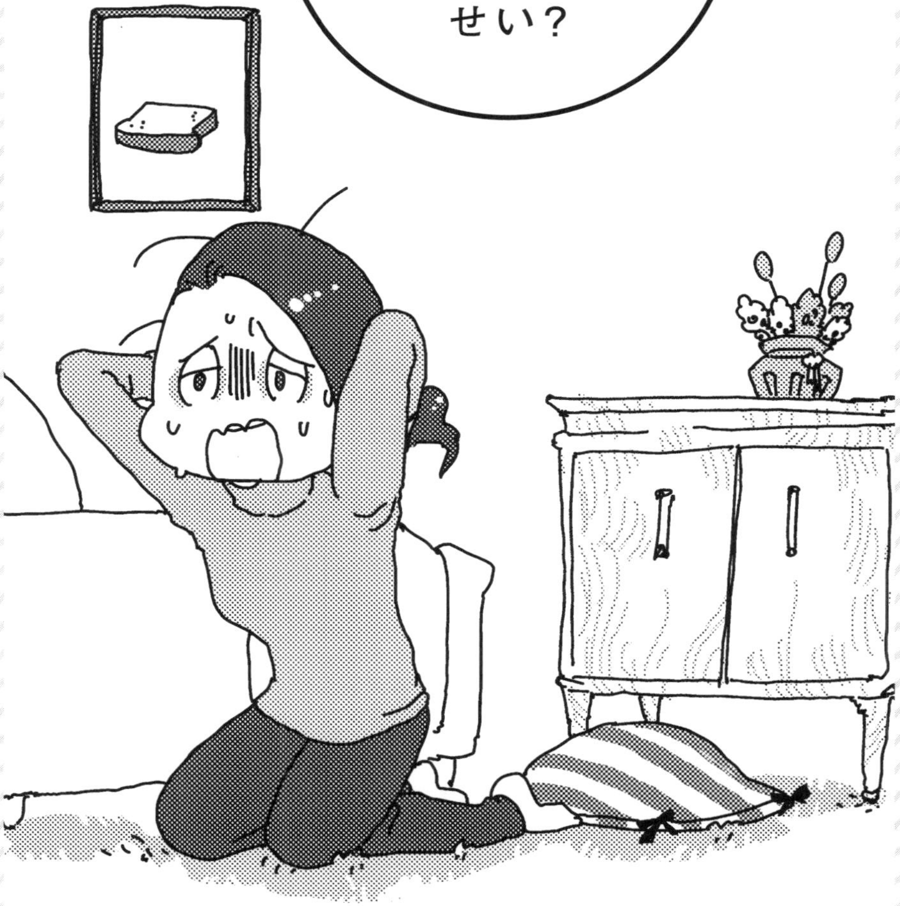

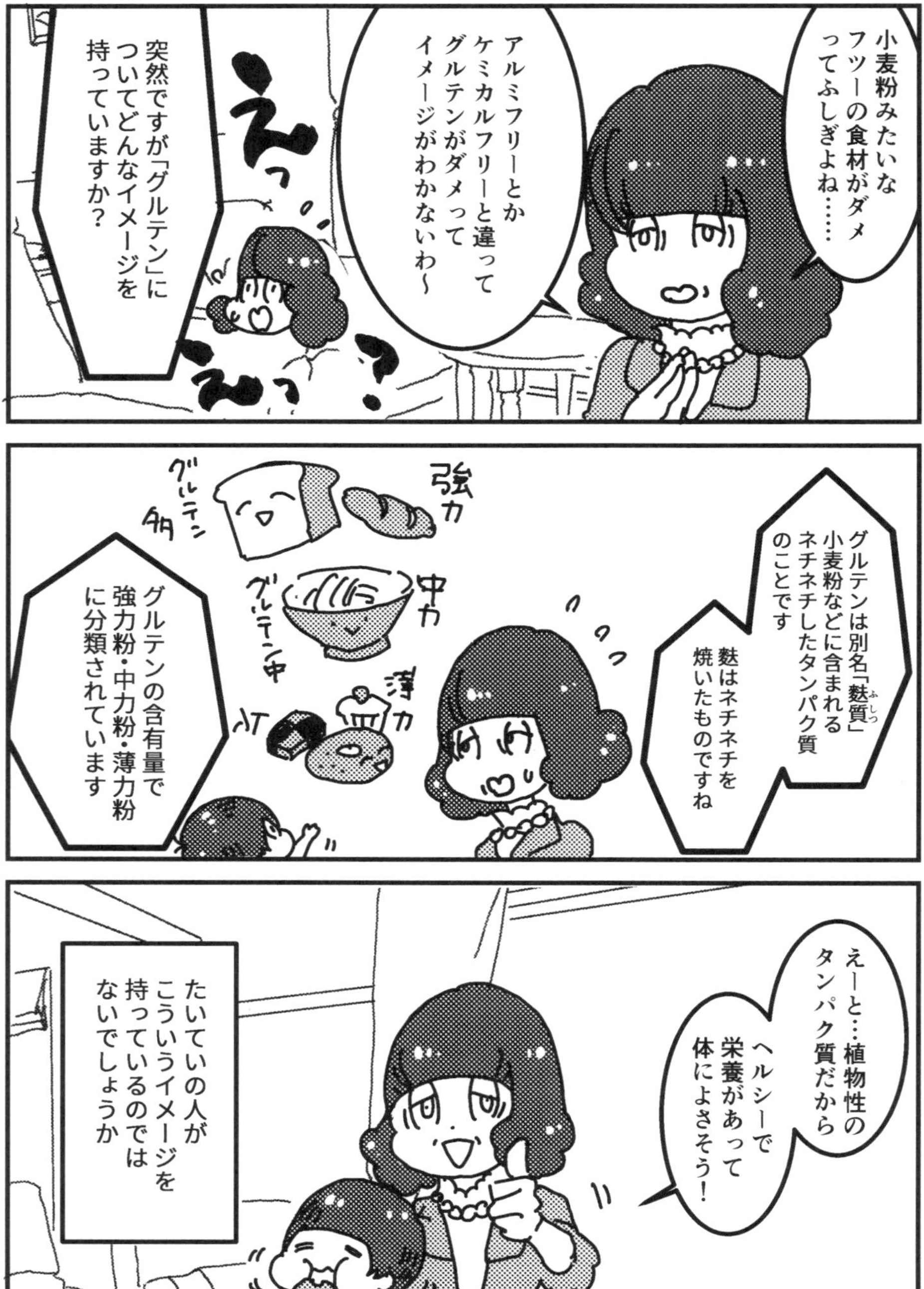
小麦粉みたいなフッーの食材がダメってふしぎよね……
アルミフリーとかケミカルフリーと違ってグルテンがダメってイメージがわかないわ〜
突然ですが「グルテン」についてどんなイメージを持っていますか？
グルテンは別名「麩質《ふしつ》」小麦粉などに含まれるネチネチしたタンパク質のことです
麩はネチネチを焼いたものですね
強力
グルテン多
中力
グルテン中
薄力
グルテンの含有量で強力粉・中力粉・薄力粉に分類されています
えーと…植物性のタンパク質だから
ヘルシーで栄養があって体によさそう！
たいていの人がこういうイメージを持っているのではないでしょうか

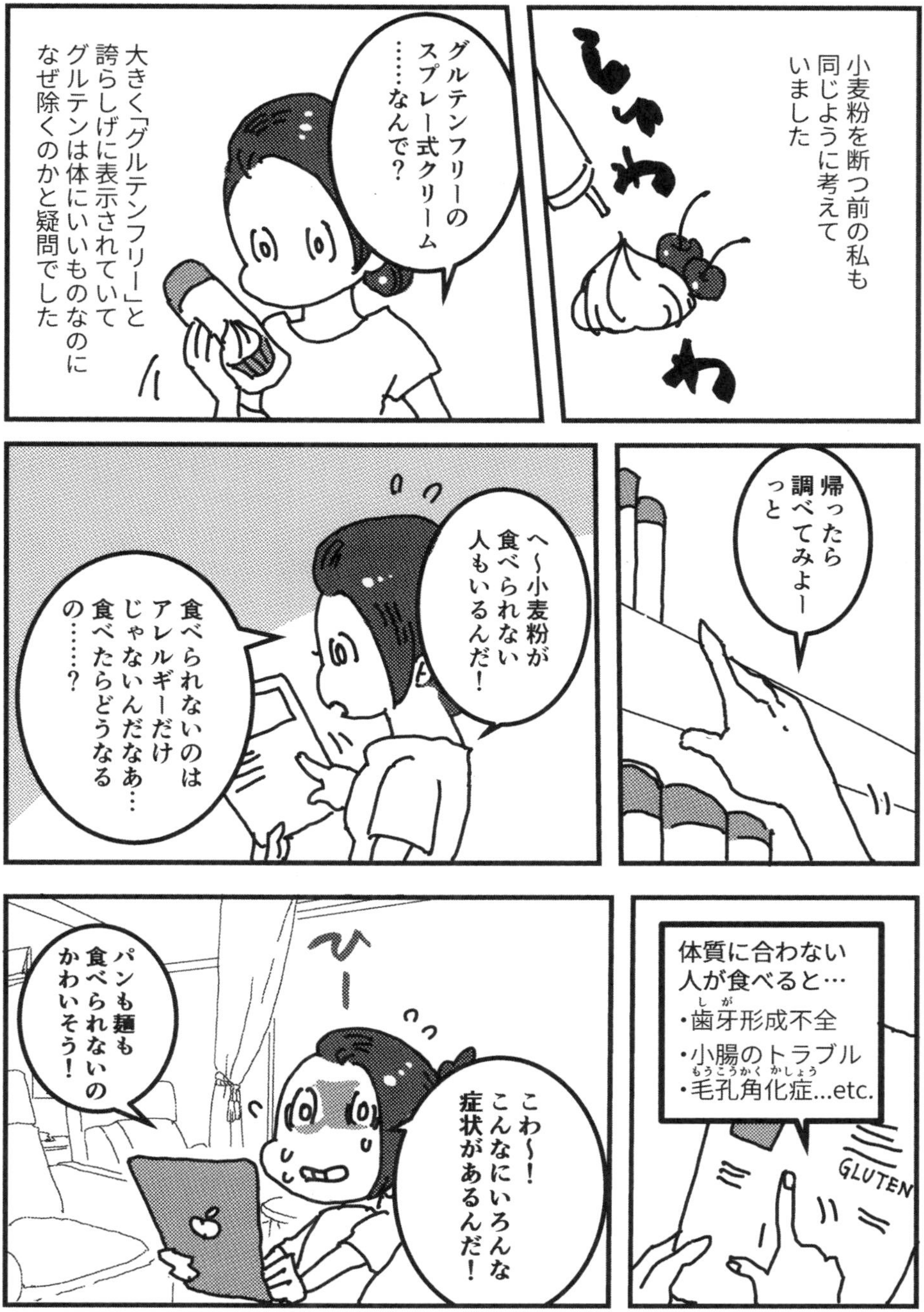
小麦粉を断つ前の私も同じように考えていました
グルテンフリーのスプレー式クリーム……なんで?
大きく「グルテンフリー」と誇らしげに表示されていてグルテンは体にいいものなのになぜ除くのかと疑問でした
帰ったら調べてみよーっと
へ~小麦粉が食べられない人もいるんだ!
食べられないのはアレルギーだけじゃないんだなあ…食べたらどうなるの……?
体質に合わない人が食べると…
・歯牙《しが》形成不全
・小腸のトラブル
・毛孔角化症《もうこうかくかしょう》…etc.
GLUTEN
ひー
こわ~!こんなにいろんな症状があるんだ!
パンも麺も食べられないのかわいそう!

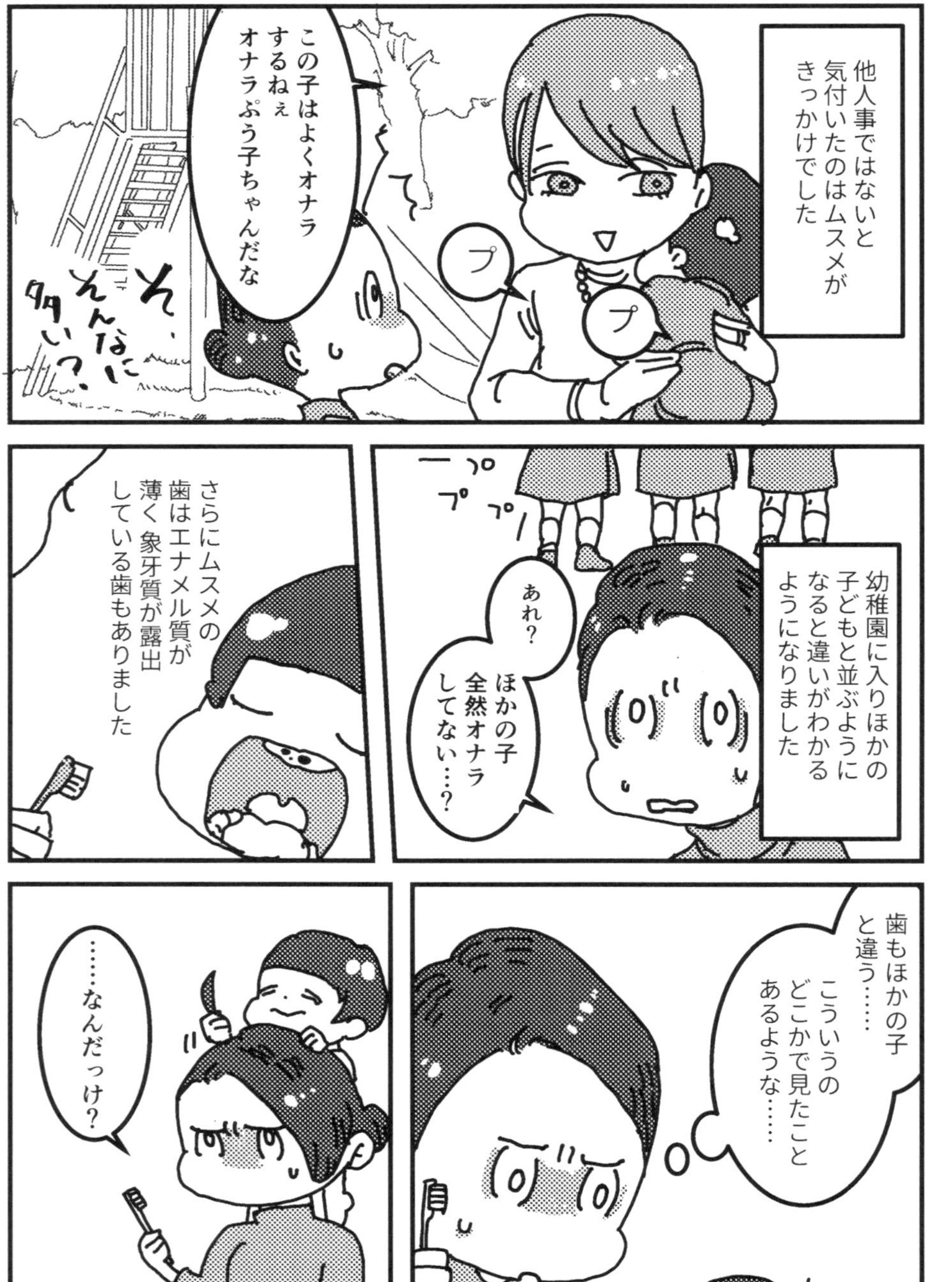
他人事ではないと気付いたのはムスメがきっかけでした
プ
プ
この子はよくオナラするねぇオナラぷう子ちゃんだな
そ、そんなに多い？
プ プ プ
幼稚園に入りほかの子どもと並ぶようになると違いがわかるようになりました
あれ？
ほかの子全然オナラしてない…？
さらにムスメの歯はエナメル質が薄く象牙質が露出している歯もありました
歯もほかの子と違う……
こういうのどこかで見たことあるような……
……なんだっけ？

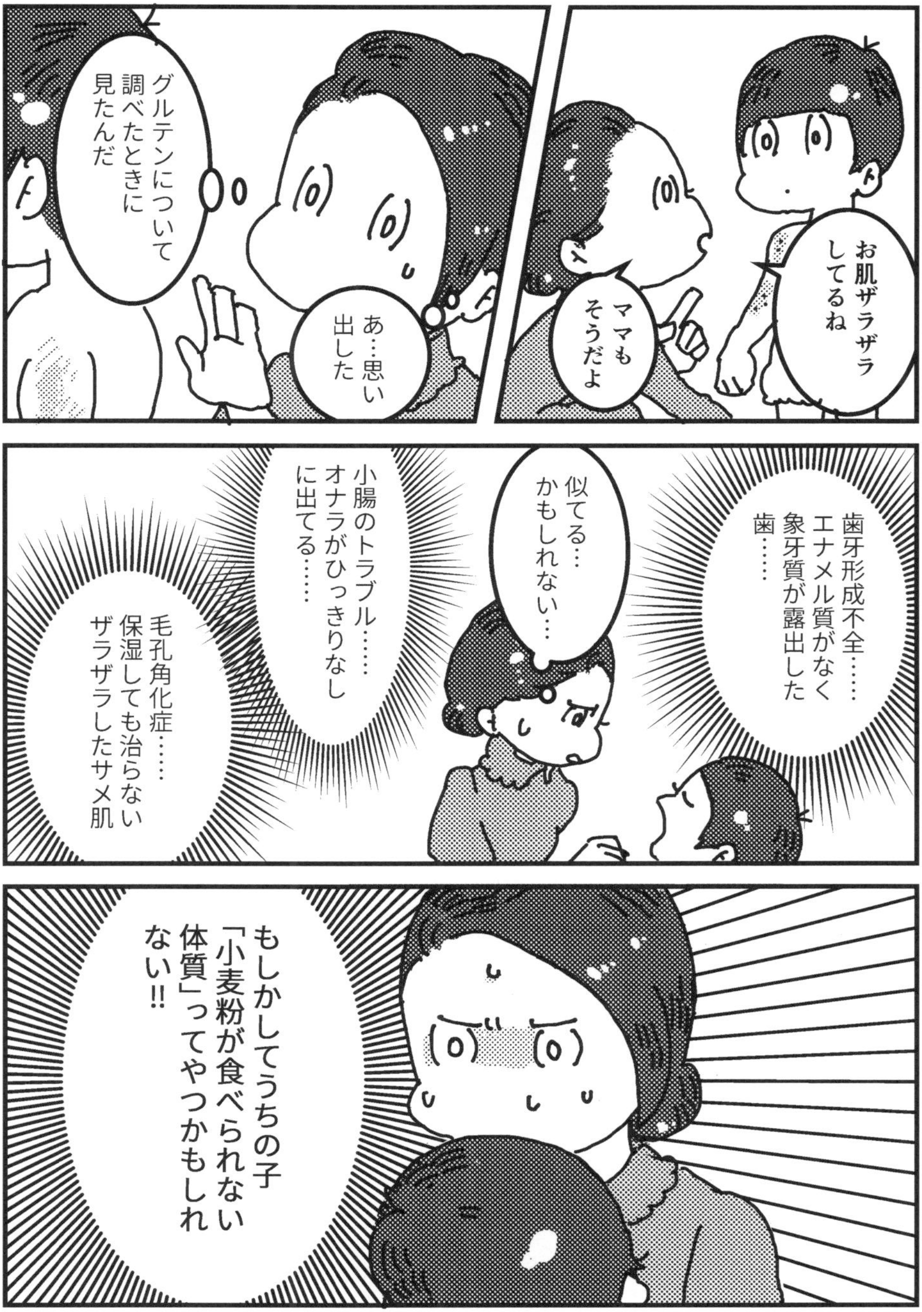
お肌ザラザラしてるね
ママもそうだよ
あ…思い出した
グルテンについて調べたときに見たんだ
歯牙形成不全……エナメル質がなく象牙質が露出した歯……
似てる…かもしれない…
小腸のトラブル……オナラがひっきりなしに出てる……
毛孔角化症……保湿しても治らないザラザラしたサメ肌
もしかしてうちの子「小麦粉が食べられない体質」ってやつかもしれない!!

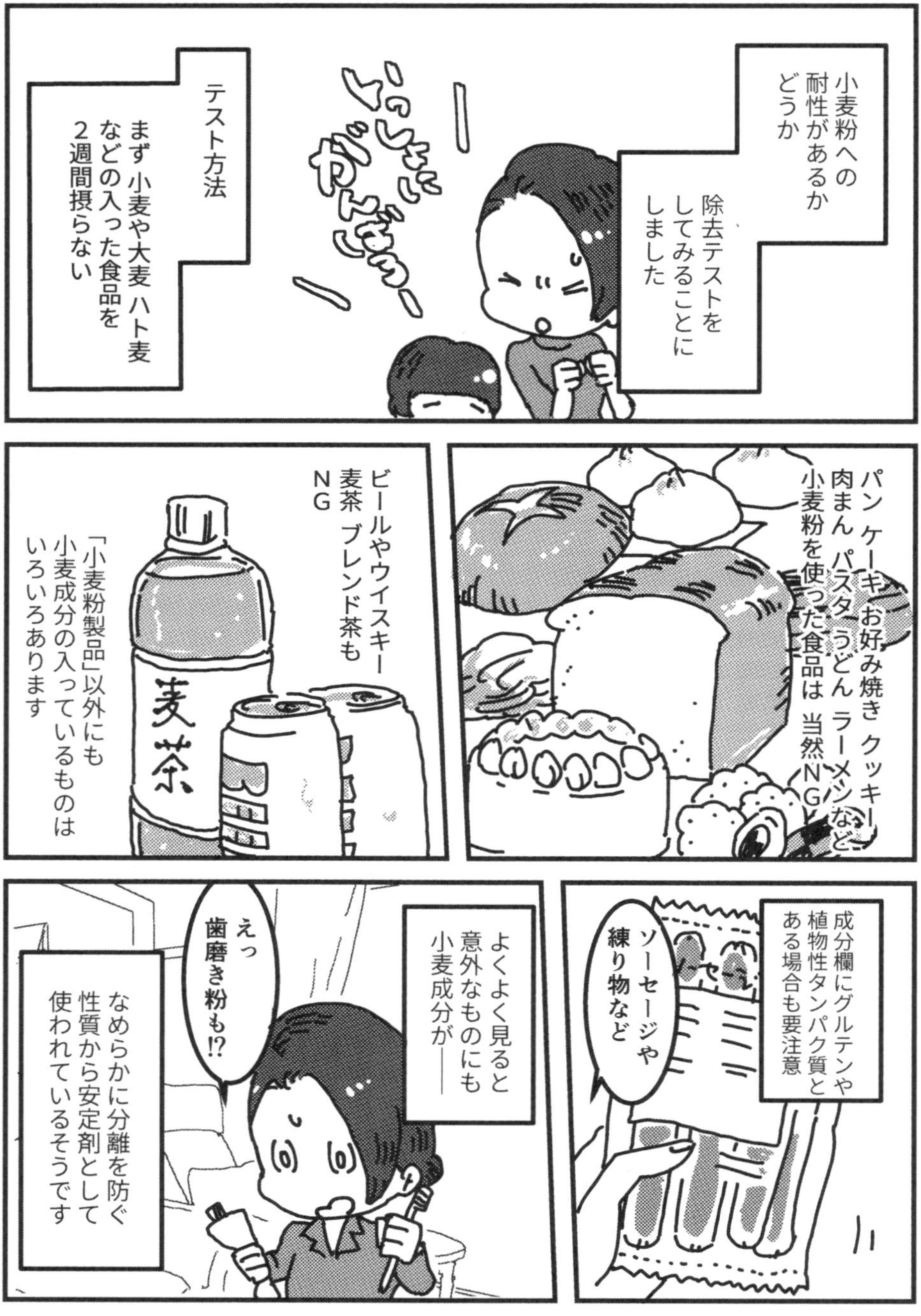
小麦粉への耐性があるかどうか
除去テストをしてみることにしました
いっしょにがんばろう——
テスト方法
まず 小麦や大麦 ハト麦などの入った食品を2週間摂らない
パンケーキ お好み焼き クッキー 肉まん パスタ うどん ラーメンなど 小麦粉を使った食品は 当然NG
ビールやウイスキー 麦茶 ブレンド茶も NG
麦茶
「小麦粉製品」以外にも小麦成分の入っているものはいろいろあります
成分欄にグルテンや植物性タンパク質とある場合も要注意
ソーセージや練り物など
よくよく見ると意外なものにも小麦成分が——
えっ 歯磨き粉も!?
なめらかに分離を防ぐ性質から安定剤として使われているそうです

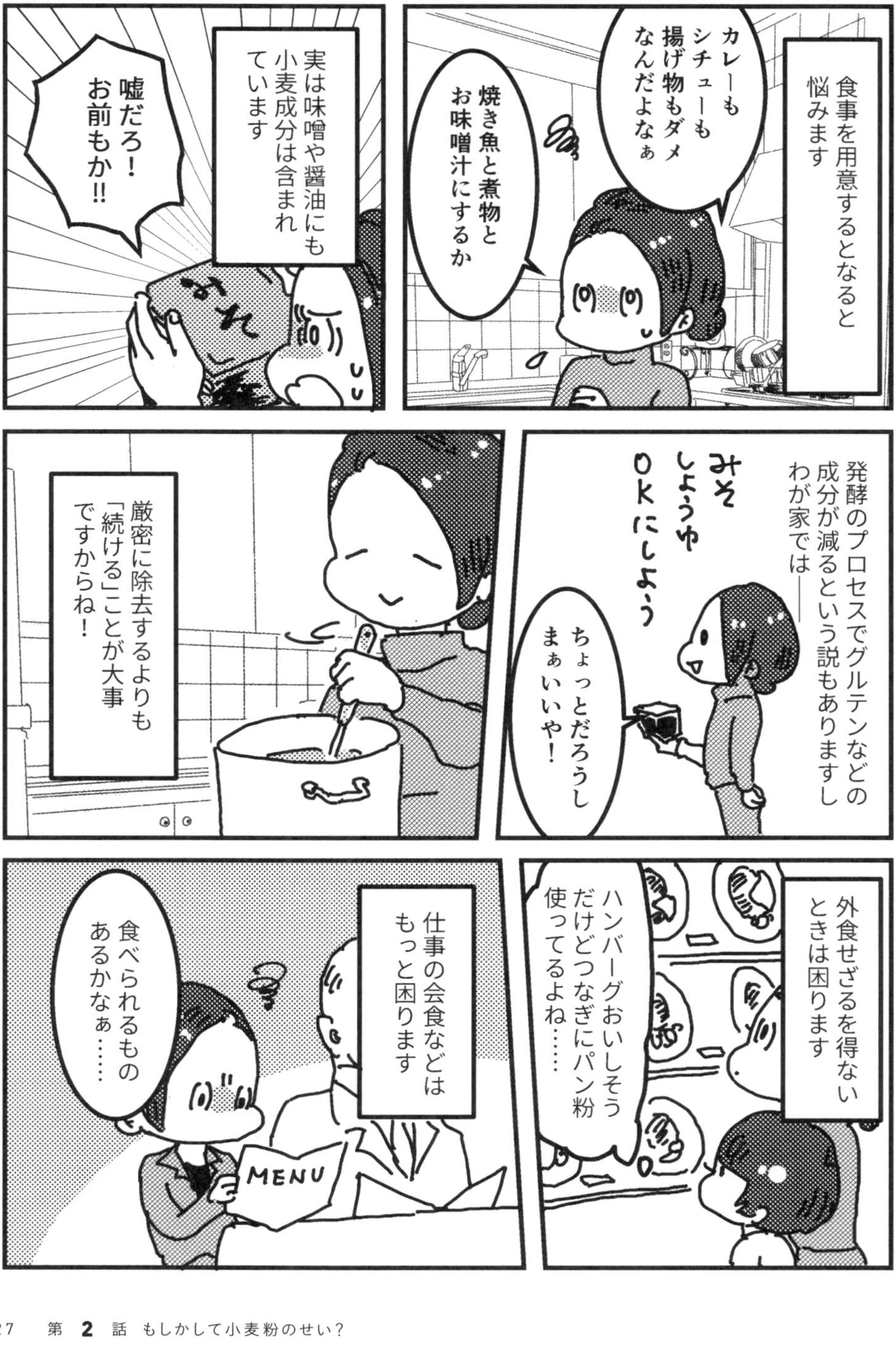
食事を用意するとなると悩みます
カレーもシチューも揚げ物もダメなんだよなぁ
焼き魚と煮物とお味噌汁にするか
実は味噌や醤油にも小麦成分は含まれています
嘘だろ！お前もか!!
発酵のプロセスでグルテンなどの成分が減るという説もありますしわが家では――
みそしょうゆOKにしよう
ちょっとだろうしまぁいいや！
厳密に除去するよりも「続ける」ことが大事ですからね！
外食せざるを得ないときは困ります
ハンバーグおいしそうだけどつなぎにパン粉使ってるよね……
仕事の会食などはもっと困ります
食べられるものあるかなぁ……
MENU

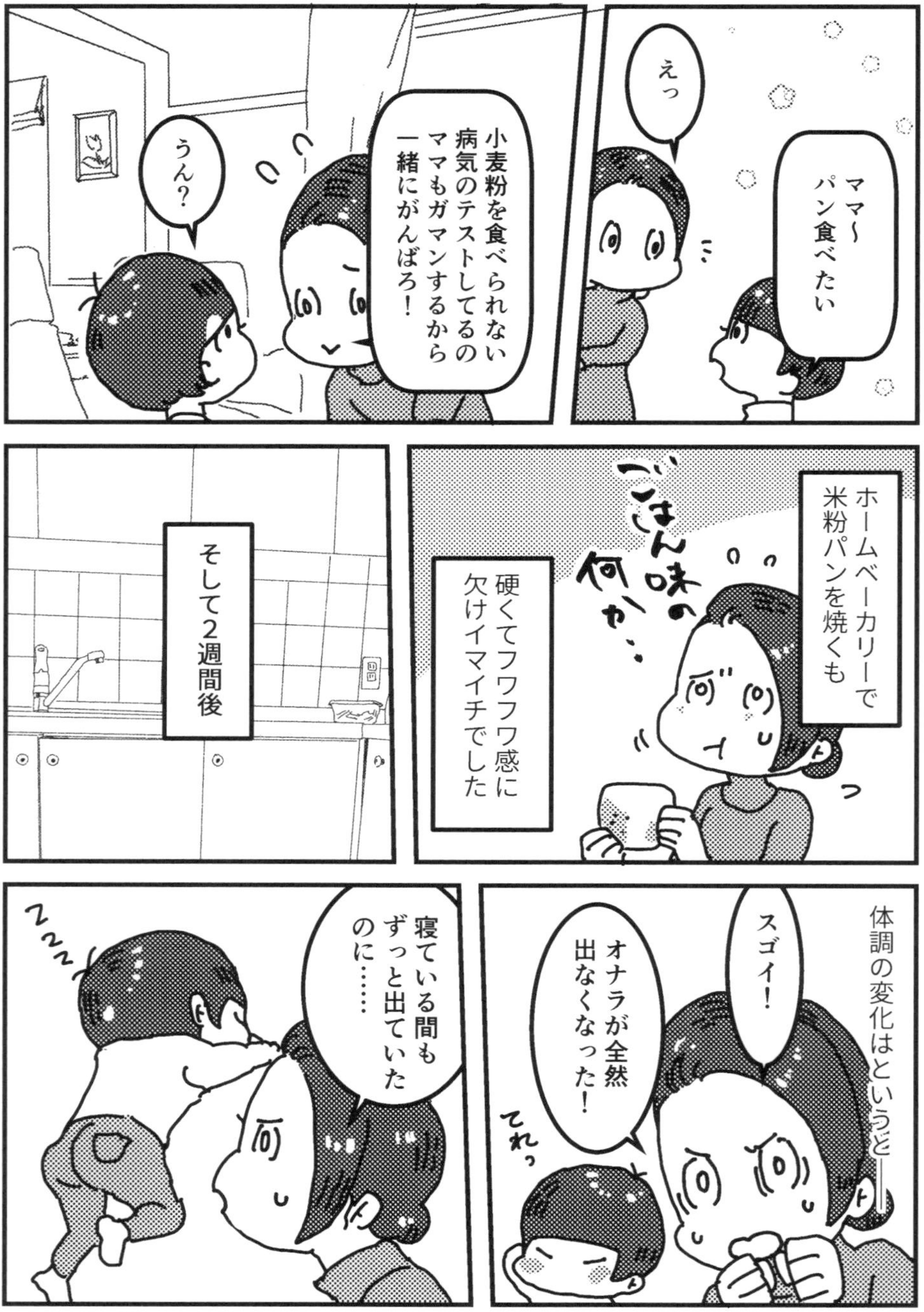
ママ〜
パン食べたい
えっ
小麦粉を食べられない
病気のテストしてるの
ママもガマンするから
一緒にがんばろ！
うん？
ホームベーカリーで
米粉パンを焼くも
硬くてフワフワ感に
欠けイマイチでした
ごはん味の何か…
そして2週間後
体調の変化はというと――
スゴイ！
オナラが全然
出なくなった！
てれっ
寝ている間も
ずっと出ていた
のに……
zzz

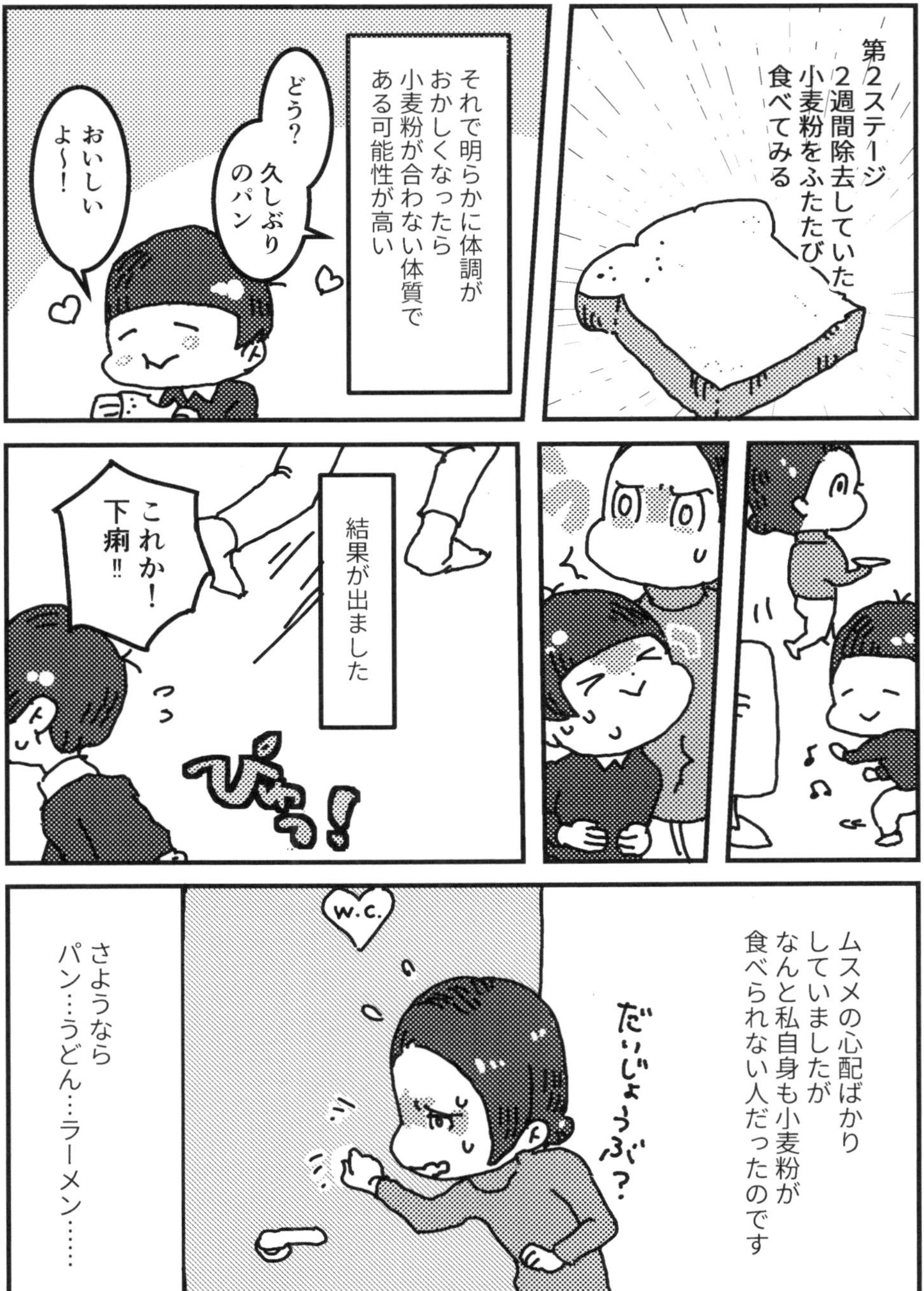
第2ステージ
2週間除去していた小麦粉をふたたび食べてみる
それで明らかに体調がおかしくなったら小麦粉が合わない体質である可能性が高い
どう？ 久しぶりのパン
おいしいよ〜！
結果が出ました
これか！ 下痢!!
ぴゅっ！
ムスメの心配ばかりしていましたがなんと私自身も小麦粉が食べられない人だったのです
W.C.
だいじょうぶ？
さようなら
パン…うどん…ラーメン……

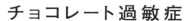

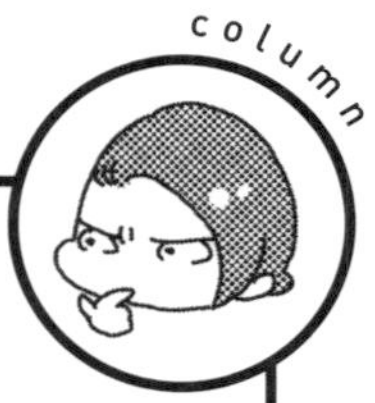
column

人間いろいろ

パンが食べられないと言うと驚かれますが、
世の中にはいろいろな「苦手」があります。

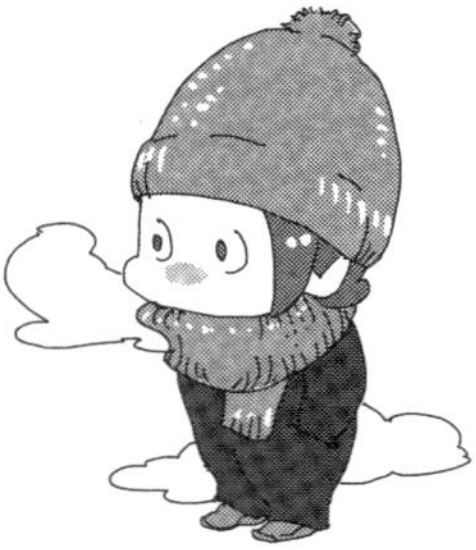

寒暖差アレルギー

気温の差で蕁麻疹《じんましん》が出る

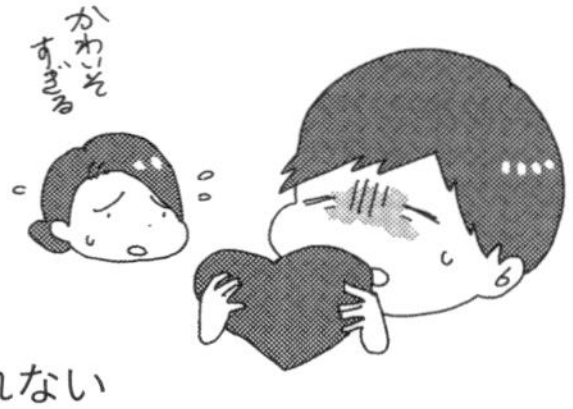
かわいそすぎる

チョコレート過敏症

カカオ、乳《にゅう》、大豆レシチン…
原因はわからないけれどチョコが食べられないことには変わりない

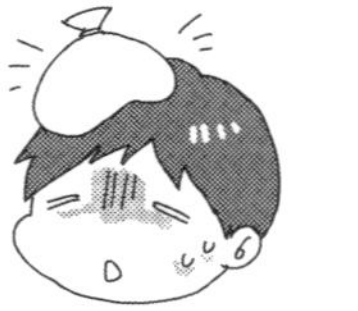

アスピリン

アレルギー検査で診断できない
アスピリンに限らずほとんどの解熱剤で喘息症状や蕁麻疹《じんましん》が出る

炭水化物

小麦どころか米もダメ

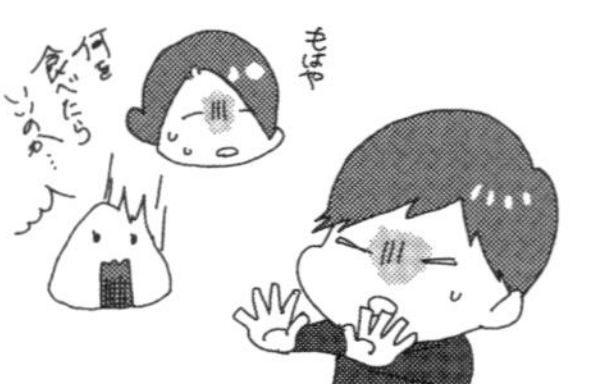
何を食べたらいいのか…
もはや

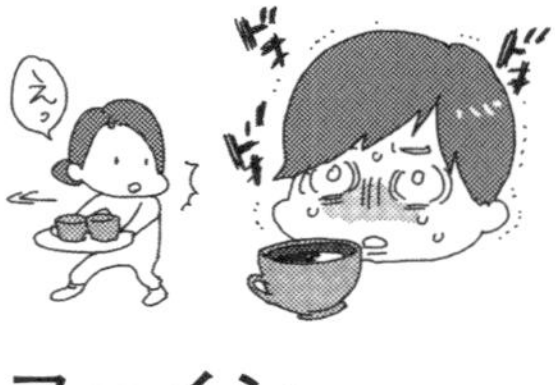
えっ
ドキ
ドキ
ドキ

カフェイン

吐き気や動悸の症状が出る
コーヒーやお茶が飲めないのはなかなか大変……

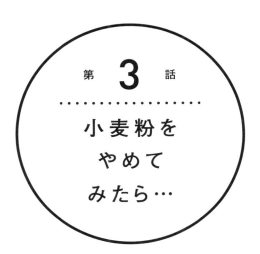

第 3 話

小麦粉をやめてみたら…

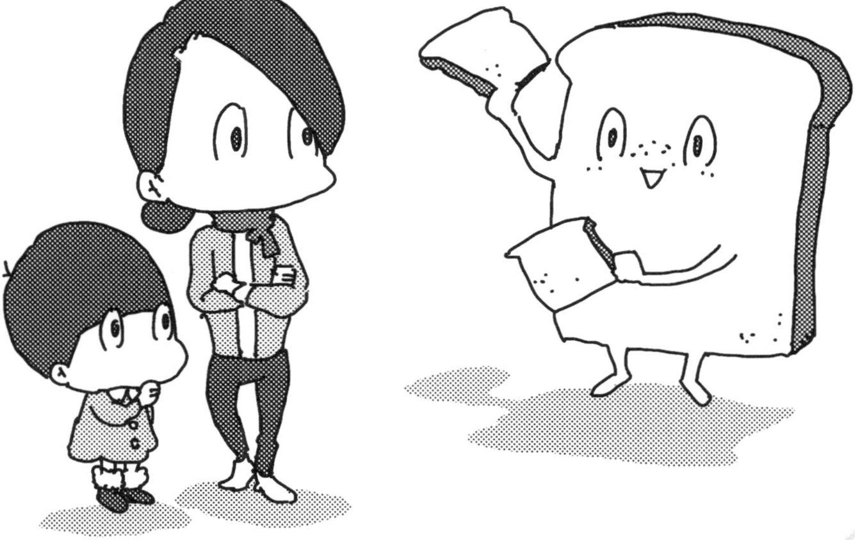

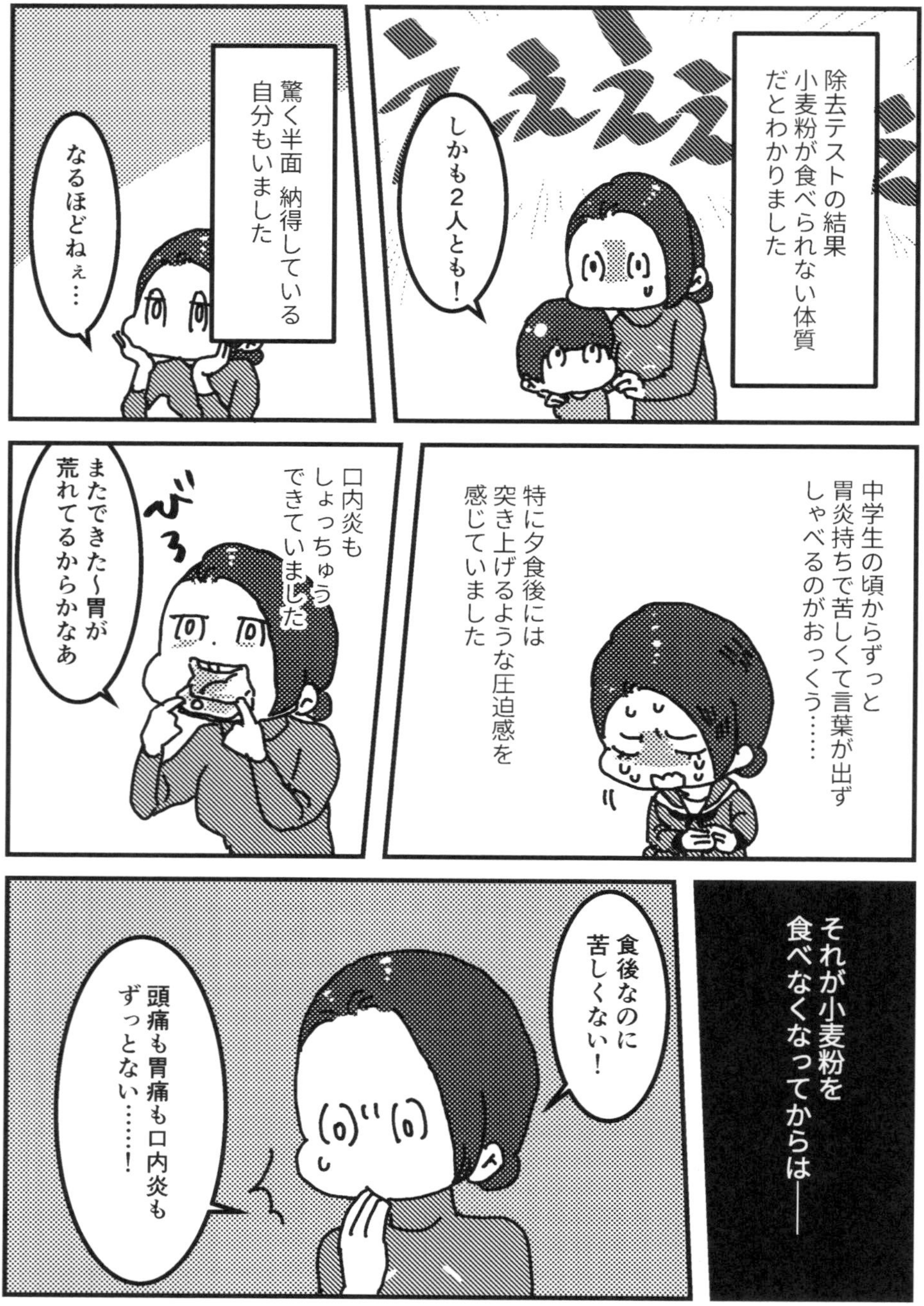
除去テストの結果
小麦粉が食べられない体質
だとわかりました
しかも2人とも！
驚く半面 納得している
自分もいました
なるほどねぇ…
中学生の頃からずっと
胃炎持ちで苦しくて言葉が出ず
しゃべるのがおっくう……
特に夕食後には
突き上げるような圧迫感を
感じていました
口内炎も
しょっちゅう
できていました
またできた〜胃が
荒れてるからかなぁ
それが小麦粉を
食べなくなってからは——
食後なのに
苦しくない！
頭痛も胃痛も口内炎も
ずっとない……！

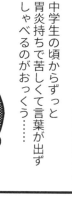

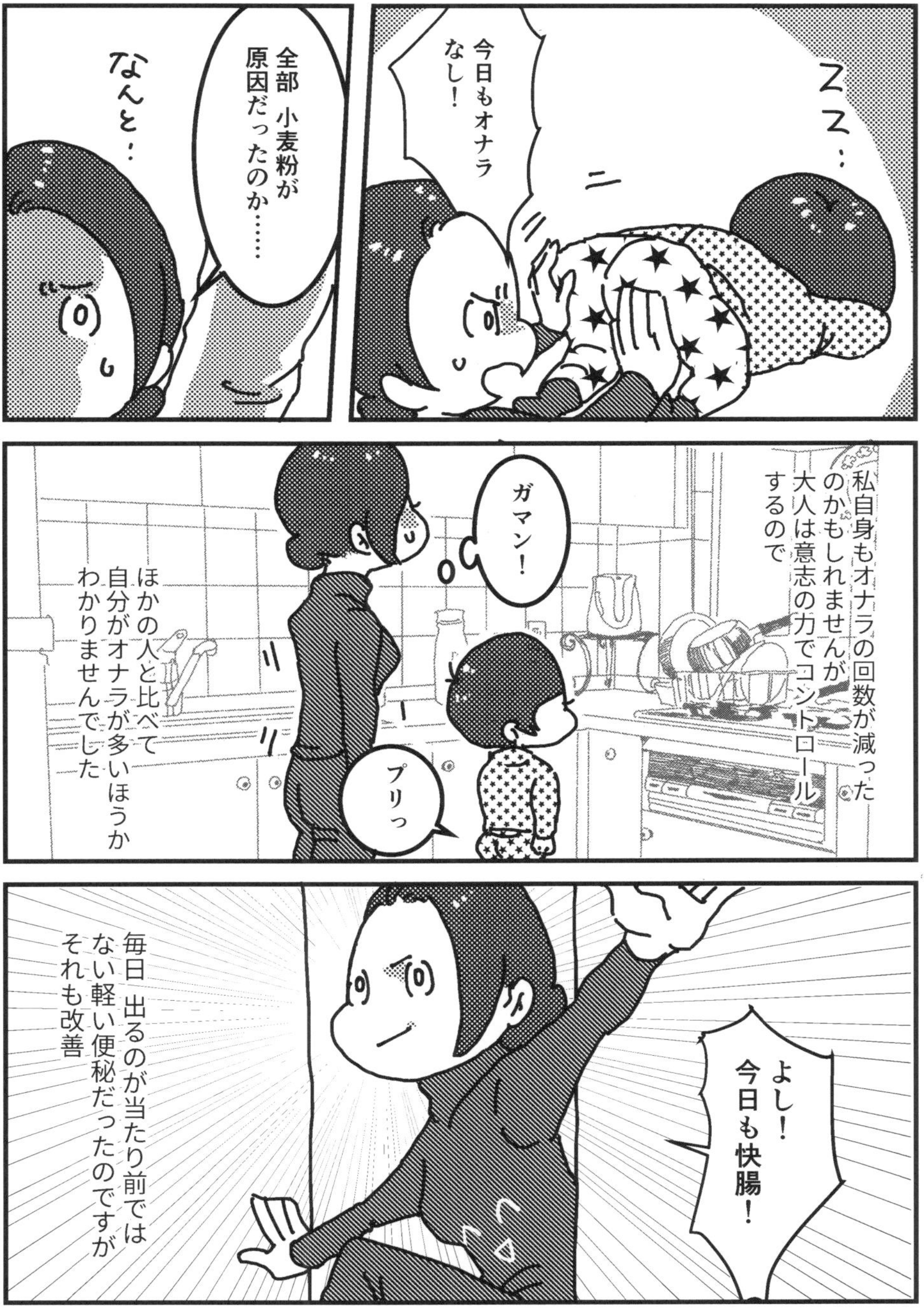
ZZ…
今日もオナラなし！
全部 小麦粉が原因だったのか……
なんと…
私自身もオナラの回数が減ったのかもしれませんが大人は意志の力でコントロールするので
ガマン！
プリっ
ほかの人と比べて自分がオナラが多いほうかわかりませんでした
よし！今日も快腸！
毎日 出るのが当たり前ではない軽い便秘だったのですがそれも改善

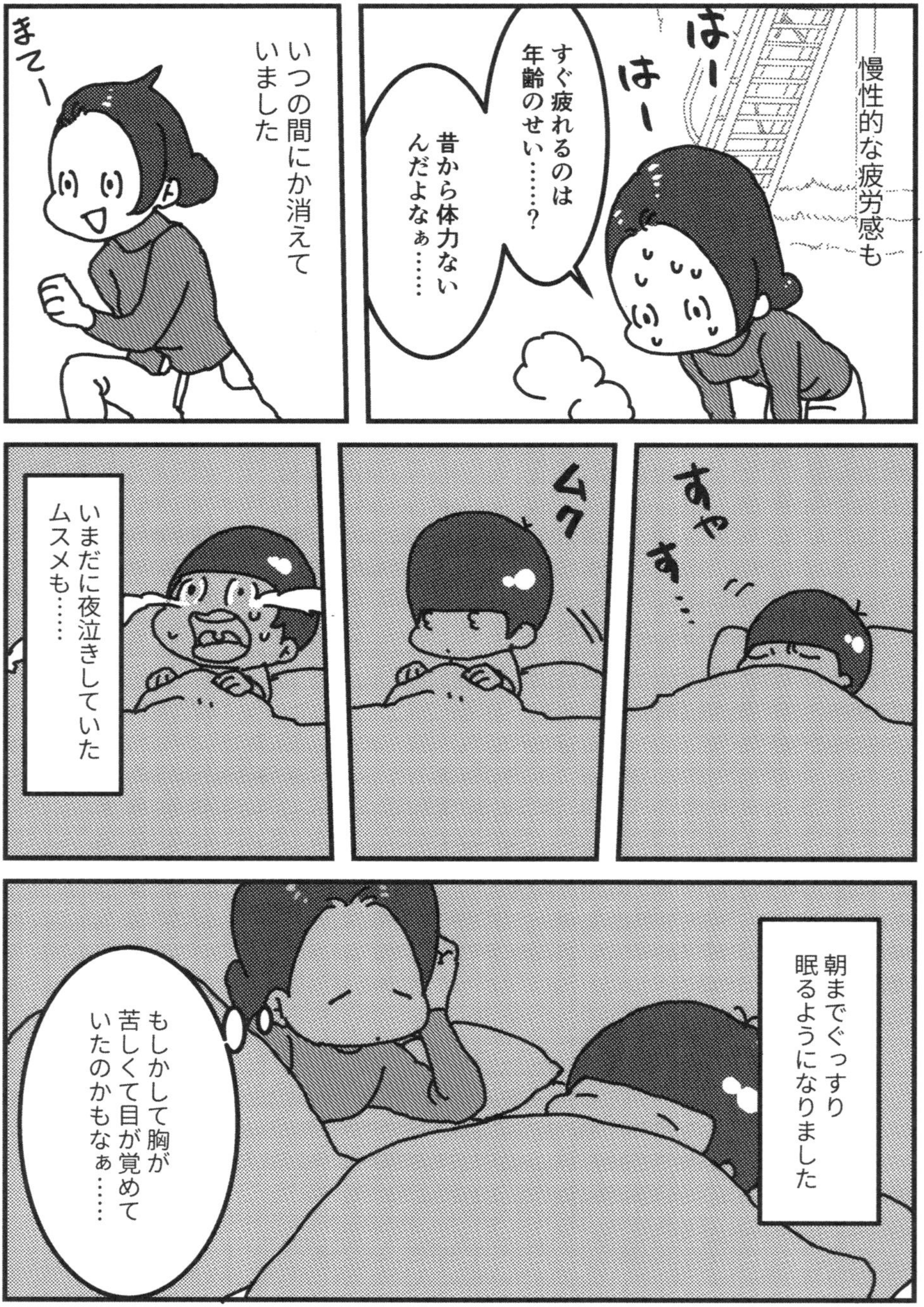
慢性的な疲労感も
はーはー
すぐ疲れるのは年齢のせい……？
昔から体力ないんだよなぁ……
いつの間にか消えていました
まてー
すやす…
ムク
いまだに夜泣きしていたムスメも……
朝までぐっすり眠るようになりました
もしかして胸が苦しくて目が覚めていたのかもなぁ……

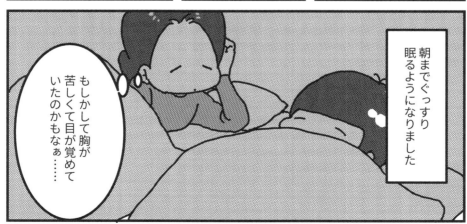

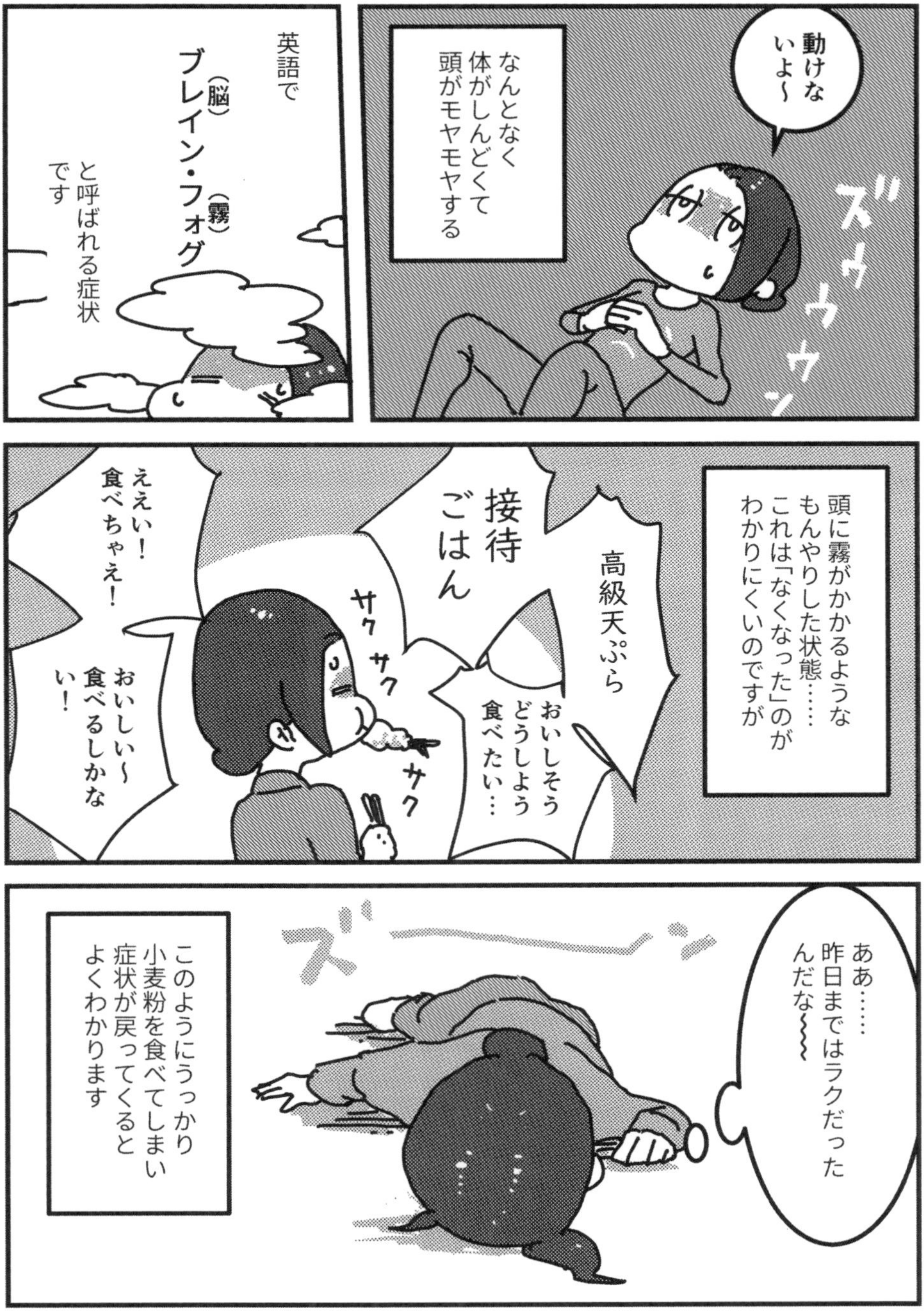
動けないよ〜
なんとなく体がしんどくて頭がモヤモヤする
ズゥゥウウン
英語で
ブレイン《脳》・フォグ《霧》
と呼ばれる症状です
頭に霧がかかるようなもんやりした状態……これは「なくなった」のがわかりにくいのですが
高級天ぷら
接待ごはん
おいしそう どうしよう 食べたい…
ええい！食べちゃえ！
サク サク サク
おいしい〜食べるしかない！
ああ……昨日まではラクだったんだな〜〜
ズーーーン
このようにうっかり小麦粉を食べてしまい症状が戻ってくるとよくわかります

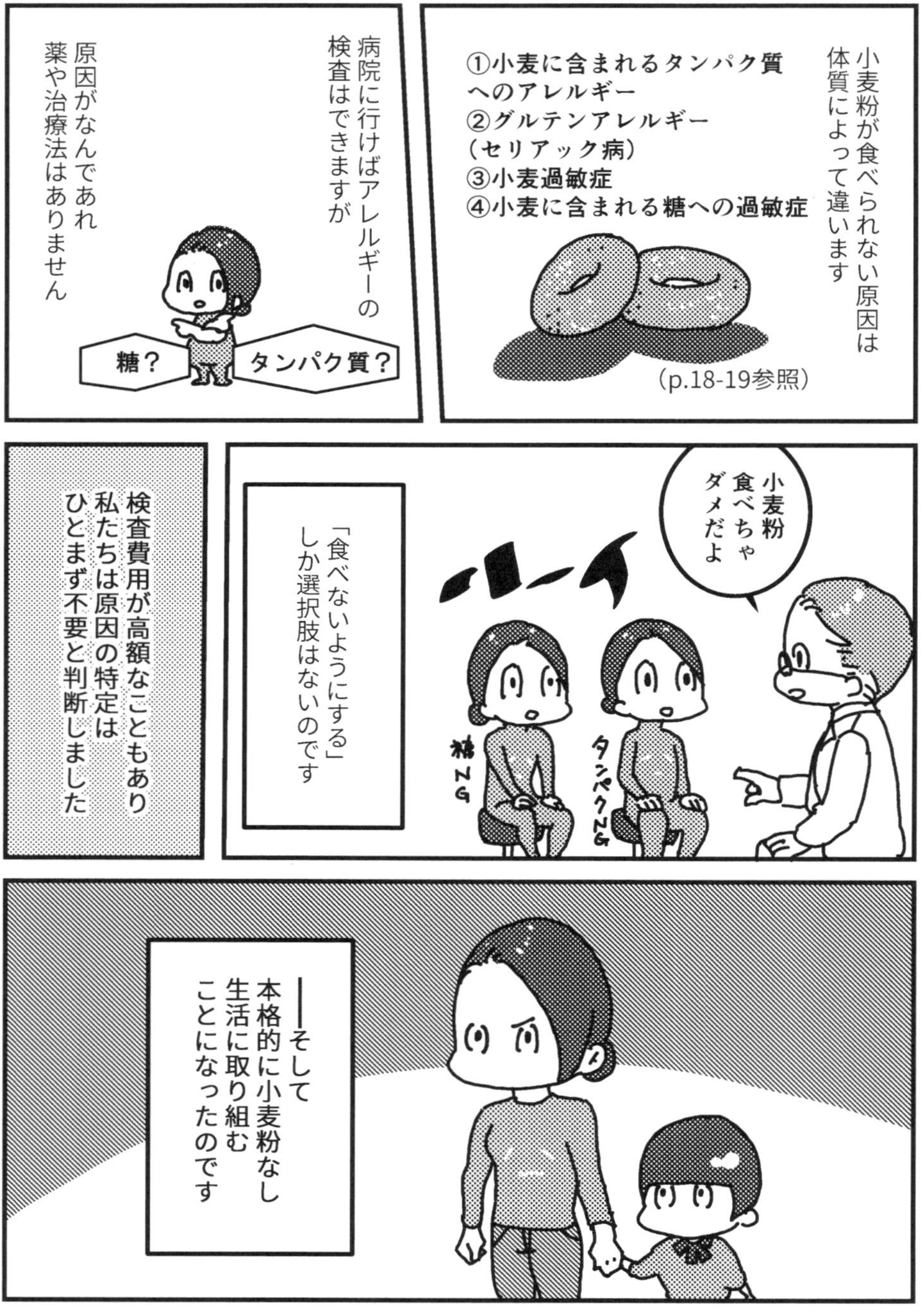

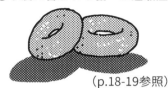

小麦粉が食べられない原因は体質によって違います
①小麦に含まれるタンパク質へのアレルギー
②グルテンアレルギー（セリアック病）
③小麦過敏症
④小麦に含まれる糖への過敏症
（p.18-19参照）
病院に行けばアレルギーの検査はできますが
原因がなんであれ薬や治療法はありません
タンパク質？
糖？
小麦粉食べちゃダメだよ
ハーイ
「食べないようにする」しか選択肢はないのです
タンパクNG
糖NG
検査費用が高額なこともあり私たちは原因の特定はひとまず不要と判断しました
――そして本格的に小麦粉なし生活に取り組むことになったのです

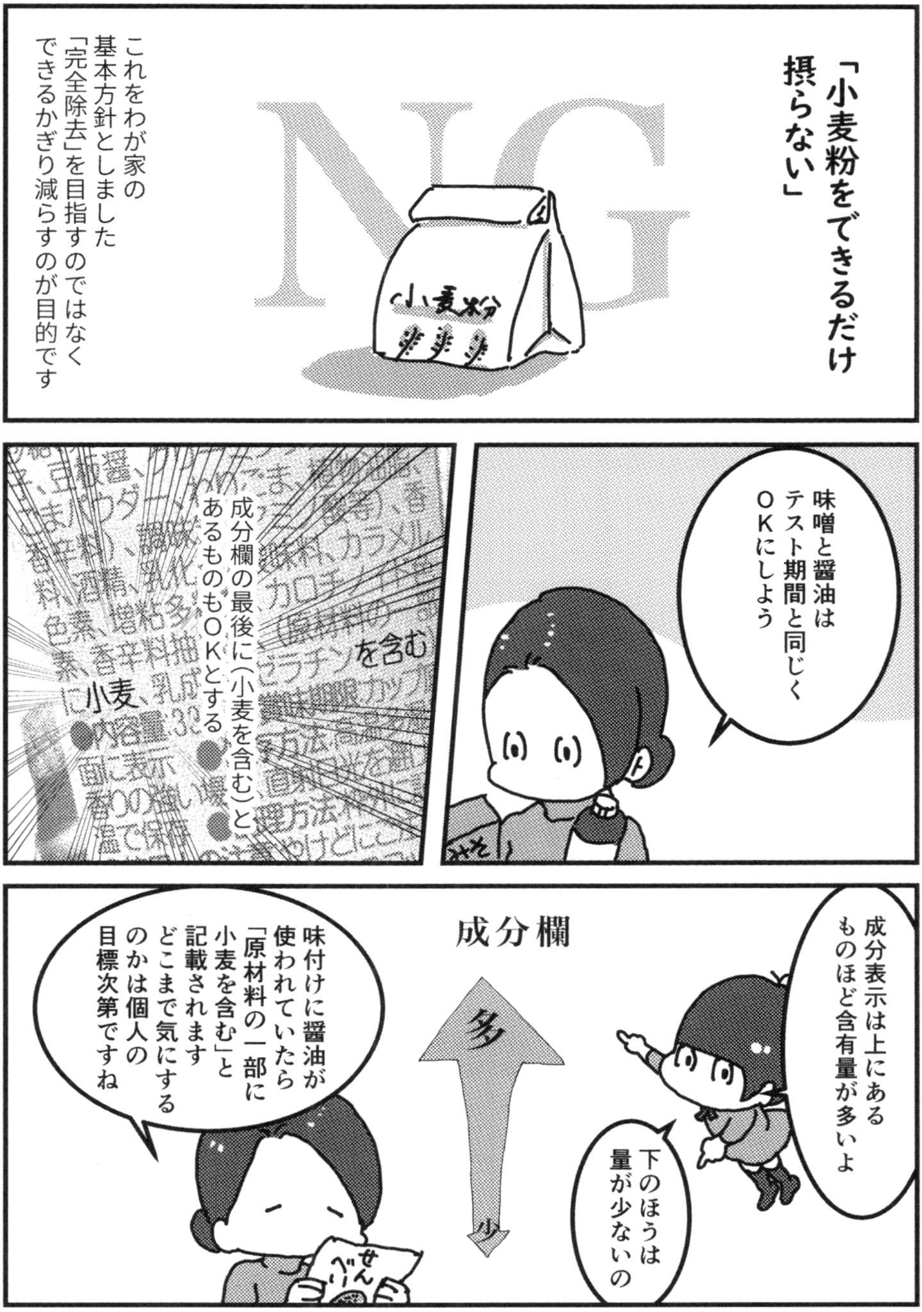
「小麦粉をできるだけ摂らない」
NG
小麦粉
これをわが家の基本方針としました
「完全除去」を目指すのではなくできるかぎり減らすのが目的です
味噌と醤油はテスト期間と同じくOKにしよう
みそ
成分欄の最後に（小麦を含む）とあるものもOKとする
小麦
を含む
成分表示は上にあるものほど含有量が多いよ
下のほうは量が少ないの
成分欄
多
少
味付けに醤油が使われていたら「原材料の一部に小麦を含む」と記載されます
どこまで気にするのかは個人の目標次第ですね
せんべい

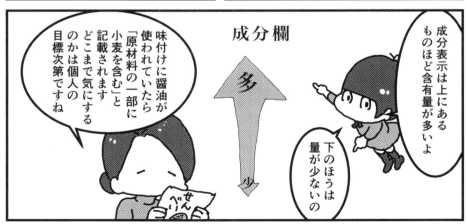

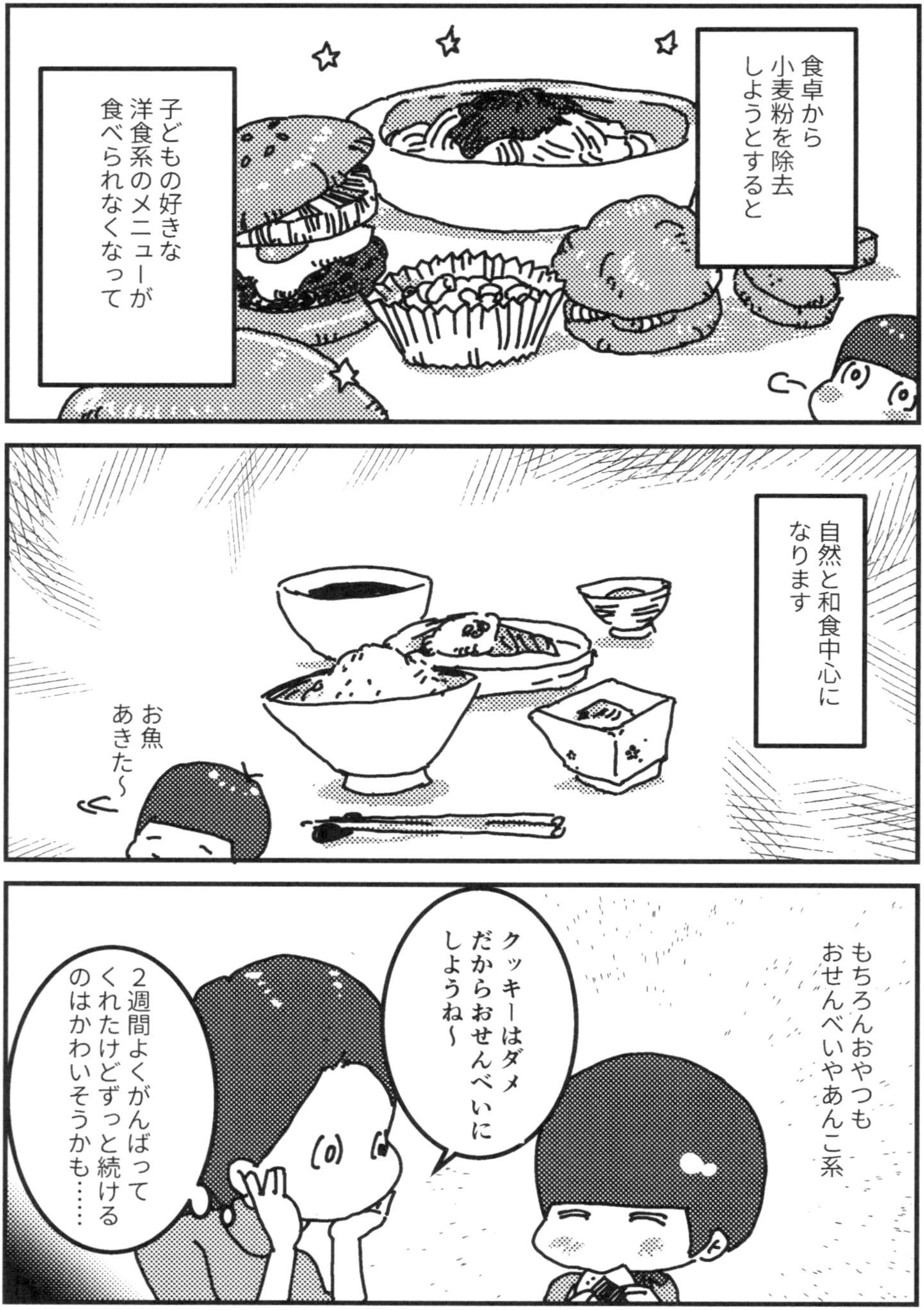
食卓から小麦粉を除去しようとすると
子どもの好きな洋食系のメニューが食べられなくなって
自然と和食中心になります
お魚あきた〜
もちろんおやつもおせんべいやあんこ系
クッキーはダメだからおせんべいにしようね〜
2週間よくがんばってくれたけどずっと続けるのはかわいそうかも……

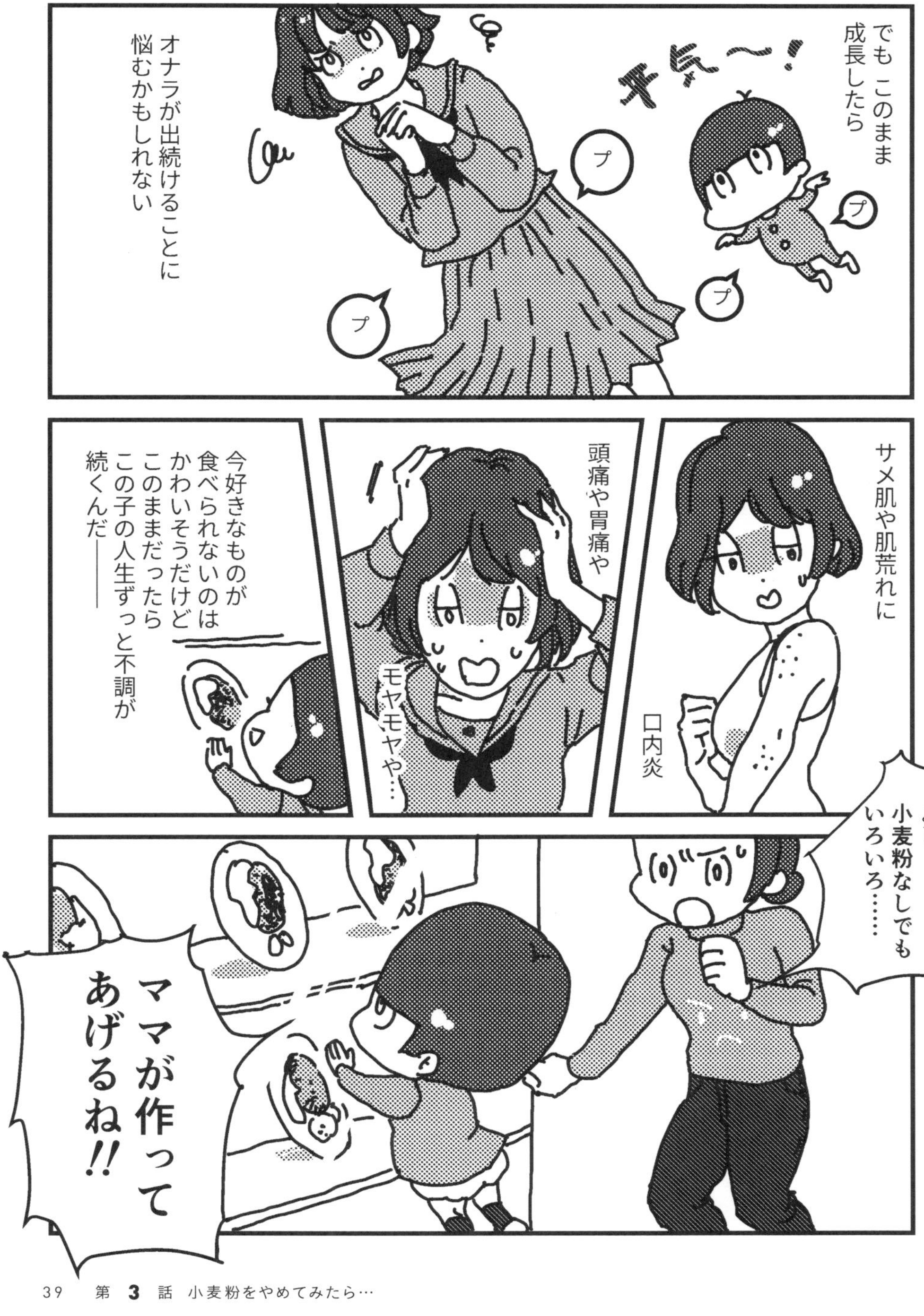
でも このまま
成長したら
平気〜!
プ
プ
プ
プ
オナラが出続けることに
悩むかもしれない
サメ肌や肌荒れに
口内炎
頭痛や胃痛や
モヤモヤや……
今好きなものが
食べられないのは
かわいそうだけど
このままだったら
この子の人生ずっと不調が
続くんだ――
よし!
小麦粉なしでも
いろいろ……
ママが作って
あげるね!!

幕内秀夫先生対談

1 カタカナ主食をやめてみる

自分の体に合わない食べ物を知らない人は多い

幕内　あなたの漫画を読みました。

小麦粉やグルテンで体調が悪くなっている人がいるということを世間に知ってもらうのはいい試みだと思う。これを読んではじめて、自分の体質に気が付く人もいるでしょう。

昔、私の事務所のスタッフにも、お正月になると毎年寝込んでいる女性がいました。正月なのでご馳走を食べ過ぎたからなのかと考えていたそうですが、実は「年越しそば」によるそばアレルギーの症状だったんです。そばアレルギーが今のように広く知られていなかった当時、彼女は自分がそうとは気付かずに年越しそばを食べて、原因もわからずにお正月から寝込んでいたんです。これは珍しいことではなく、自分の体に合わない食べ物を知らない人は意外と多いんじゃないかな。

相川　私自身も、生まれてから30年以上も、小麦が合わないことに気が付きませんでした。それどころか、体調不良の原因かもしれないと疑ったことすらありませんでした。

幕内　そういう人は多いのです。特に、日常的に食べているものこそ気が付きにくい。私は病院と診療所で約30年間、管理栄養士として食事相談を受けてきました。そこで最優先してきたのが「カタカナ主食」をやめよう、減らそうという指導です。カタカナ主食というのは、パン、パスタ、ピザ、ラーメンなど……。

相川　つまり、全部小麦粉が原料ですね。

幕内　そうなんです。しかし今の時代、カタカナ食を

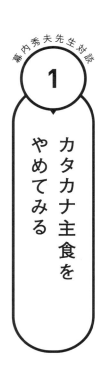

まったく食べるなと言うわけにはいかないので、そういう食事は日曜日のお楽しみということにして、平日はごはん食を勧めました。すると、特に、子宮筋腫や生理不順など、婦人科系の疾患がある女性の体調がよくなる例がたくさんありました。

相川　なぜ、婦人科系なのでしょうか？

幕内　私は婦人科系の病気は特に高脂肪、高糖質（砂糖）の食生活が悪影響を及ぼしていると考えているからです。長年食事指導をしていて、彼女たちの体調改善の理由は、脂肪と砂糖の摂取量が減るからだと思っていたけれど、今回、相川さんのこの作品を読んでみて、実はグルテンの影響もかなり大きいんじゃないかと思いました。女性の高脂肪の原因は焼肉やステーキよりも、カタカナ主食とスイーツによるものが多いのです。そこには、グルテンもたくさん含まれていますからね。

つまり、私は脂肪と砂糖にだけ注意をしていたのですが、結果的にグルテンを減らしたことが体によい影響を与えていた患者さんもいたかもしれない。

相川　なるほど。脂肪や砂糖を減らす目的であっても、それで洋食の回数が減れば、結果的にグルテンの摂取量はものすごく減りますからね。

特に、日本で日常的に食べる洋食やファストフードで、小麦粉を使っていないものというと……本当に少ないですね。ほとんどないと言っても過言ではないかもしれません。

幕内　だから、カタカナ主食をやめるというのは、グルテンフリーをするのに近いのです。完全ではないけれど、かなり減らすことができます。

相川　そうすると、自然に和食中心の食卓になりますし、小麦粉が体質的に特別合わないわけでなくとも、健康になる可能性はあると思います。

私は小麦に加え、牛乳や乳製品でもお腹を壊すので、それらも避けていますが、これも和食中心にすればそれほど難しいことではないです。

幕内　体調不良の原因を、「犯人はこれだ！」と、一つの食材に限定してしまうことは、かえって危ないと思います。「カタカナ主食」に含まれる高脂肪・高糖質のほかにグルテンという原因もあっただろう……ということです。

ただ、改めてグルテンに着眼して考えてみると、日本人のグルテン摂取量は、戦後、途方もなく増えていることに気が付きます。

こういう話をすると、「日本人も昔から小麦を食べていた」という反論が必ず出てくるのですが、それはその通りなのだけれど、今のように輸入小麦でなく、国産の小麦しかない昔から作られていたのは、主にうどんやそうめん、和菓子などです。それらの食品が、一年365日の朝食だという人はめったにいないでしょう。摂取量がそもそも少なかったのです。

相川　小麦が輸入されるようになり、安くておいしいパンが普及したことによって、「毎朝パン食」の人が増えたということですね。

幕内　今、日本で消費されている小麦粉の85％が輸入小麦[*1]になっています。また、国産小麦と輸入小麦の含有グルテン量を比較すると、国産小麦のほうがずっと少ないことがわかっています。

相川　グルテン量の多い輸入小麦のほうがパンに向いていますよね。グルテンの少ない国産小麦粉のパンはふくらみにくく、フワフワ感に欠けます。

幕内　日本人が同じ小麦粉でパンではなくうどんなどを作ってきたのは、それに向いていたからです。今でもある年齢以上の方は、小麦粉のことを「うどん粉」と呼びますからね。

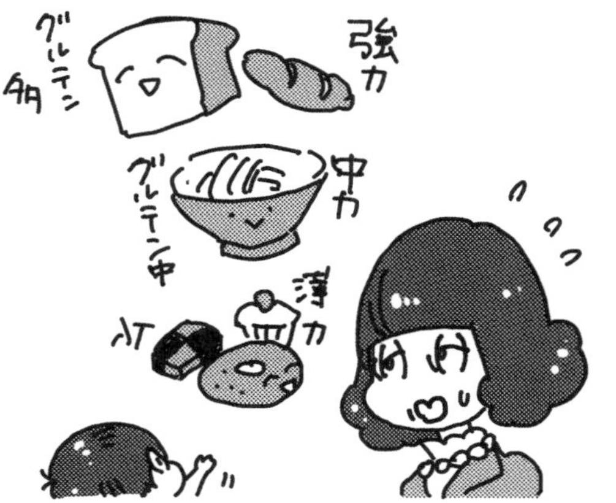

相川　小麦を輸入するのって、安くてボリュームが出ておいしいからなんですよね。外食業を営むにしても、小麦粉を使った料理をメインにすると利益を出しやすいと思います。

幕内　おっしゃる通り、輸入小麦は価格がべらぼうに安いんです。国産小麦農家を守るために輸入小麦には価格を上乗せしているけれど、それでも安い。パンやハンバーガー、ドーナツ、パスタ、ラーメン、ピザの店が爆発的に増えたのは、利益が大きいからです。

この漫画の中で、あなたのお母さんも小麦が合わない体質だと判明したというくだりがあったけど、もともとそういう体質だったとしても、体調が悪くなって寝込むようにまでなったのは、カタカナ主食が日常的になってからじゃないのかな。お母さんの世代から考えて、子どもの頃に、毎朝パンを食べて、お昼にパスタを食べて間食にクッキーやケーキを……という生活をしていたとは考えづらい。

相川　母は今、60代なのですが、30代の頃に婦人科系の病気をして以来、寝込むことが増えたように記憶しています。ちょうどその時期、私が子どもの頃なんですけれど、父の仕事の都合でアメリカに住んでいたんです。当然ながら、そのときに小麦の摂取量がぐっと増えて、体調に影響が出た可能性はあります。同時期に、日本でも小麦を使った食事が増えていったから、日本に帰ってからもその食生活が習慣化した……とも考えられます。

輸入小麦の増加、パン食の普及、小麦の品種改良に製粉技術の発達でグルテン摂取量は増加！

幕内　そして、グルテン過剰になった原因の3つ目は、小麦の品種改良と製粉技術の発達だと考えられます。パンに向くグルテンの含有量の多い小麦粉を作ったほうが、うどん用のグルテンの少ない小麦粉を作るよりもたくさん売れるから、グルテン含有量の多い小麦の品種改良が進むわけです。

相川　古代麦といわれるスペルト小麦には、グルテンがほとんど含まれていないと聞いたことがあります。

幕内　入っていなくはないけれど、改良種よりも少ないです。

相川　それが品種改良でどんどんグルテンが増えていったんですね。

幕内　同時に、製粉技術も上がっています。今は小麦1粒を30～50種類に振り分けられるようになって、ここは天ぷら用の薄力粉、ここはパン用の強力粉にというように「用途」が非常に細かくなっています。「パン用強力粉」などという非常にグルテンの多い商品まであります。つまり、小麦の品種改良、製粉技術の進歩、そしてパン食、洋菓子の増加……これらの要因が合わさってグルテンの摂取量が爆発的に増えていると考えられる。摂取量が増えると、体に負担もかかるから、相川さんのように体質的に合わないひとというのは増えているんじゃないかな。

相川　今の日本で、外食中心の生活で小麦を避けた食生活を送るのは難しいですものね。朝はパン、お昼は職場の近くでラーメンやファストフード、夜はイタリアンでピザやパスタ……となると、毎食違うものを食べているようなつもりでいても、その日の主食は全部小麦ということも少なくなさそうです。

幕内　アメリカやヨーロッパはパン食の回数が多いだけに、グルテン摂取量増加の影響も顕著だろうね。

相川　アメリカの有名な医療機関、メイヨークリニックの調査によれば、アメリカ人の100人に1人が、グルテンに対する自己免疫疾患のセリアック病に罹患《りかん》していると読んだことがあります。グルテンフリーフードもたくさん販売されていますし、認知度も高いです。以前、ドイツの方とお仕事でご一緒した際に、小麦過敏症なのだとお話ししたら、その方が、「妹が不妊治療で病院に行ったら、〝グルテン過敏症かもしれないからパンを食べるのをやめなさい〟と言われて治療しはじめてから妊娠したよ……」と話してくれたんです。医師から「グルテン過敏症かもしれない」という指摘が出てくるということにとても驚きました。日本ではありえない状況かと。医師から小麦過敏症を否定されることはあっても、「もしかしたら…」と指摘されたという話は聞いたことがありません。

幕内　まだまだ理解ある医師は少ないですね。当たり前の話ですが、日々の食事は、薬の副作用症状なんかと違って、因果関係が本当にわかりにくいのです。パンをやめて体調がよくなったとして、果たして、パンの何が問題だったのか……本人も医師も、正確には解明できないはずです。

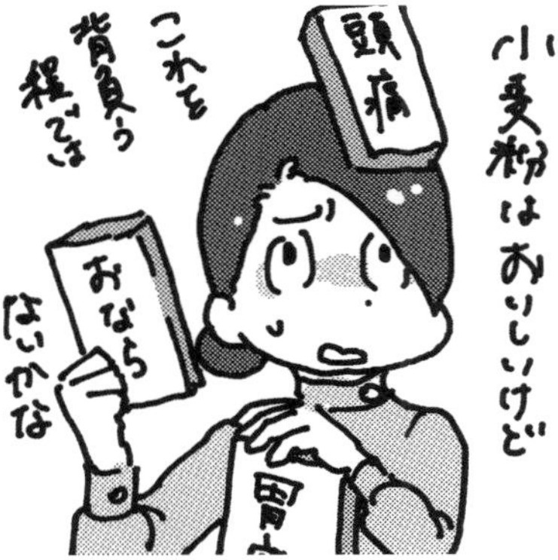
小麦粉はおいしいけど
頭痛
おなら
これを背負う程ではないかな

相川　ただ、食事は薬と違って、自分でコントロールして、体調の様子を見ることができます。

慢性的な体調不良から解放されると、QOLは段違いに上がる

幕内　グルテンの危険性について認知度の低い日本で、パンをやめてもいいと思っている人の中には、ポストハーベスト*2を気にしている人が多いんじゃないかな。

相川　そういえば、娘の学校の給食で麺が出る日に、代替としてお米の麺を持っていかせたいのだけれど、お米の麺は硬くなりやすいので、どうしたらいいのかアイデアをくださいとSNSで呼びかけたことがあるんですが、そのときにも「じゃあ北海道の小麦を試してみたら？」と言われたことがあります。

同じ小麦でも輸入小麦とは違う、と。その方は輸入小麦に使われているポストハーベストの問題だと考えていらっしゃったみたいです。

幕内　体調の悪さの原因を小麦だと仮定したところで、

小麦の何が悪いのかというと、グルテンなのか、農薬なのか、それともパン食と一緒に摂取することの多い牛乳や乳製品や油、パンに含まれる砂糖なのか……食品添加物なのか？　と指摘の仕方はいろいろあるからね。その中の「何が」と特定するのは難しいです。

相川　犯人が何であれ、原因不明の慢性的な体調不良に悩まれている方には、ぜひ一度「カタカナ主食を減らす生活」に挑戦してみてほしいと思います。完全にカタカナ主食を断つのは難しいですし、マンガで描いたように外食や人付き合いという面での不便もありますから、誰にでも勧められるわけではありませんが、もし体調がよくなったら……人生のクオリティは格段に上がると思います。

＊1　農林水産省の令和3年度「食料需給表」によると令和2年の小麦自給率は15％、つまり85％が外国産となっている。

＊2　収穫した農作物に使用する殺菌剤、防カビ剤などの農薬のこと。

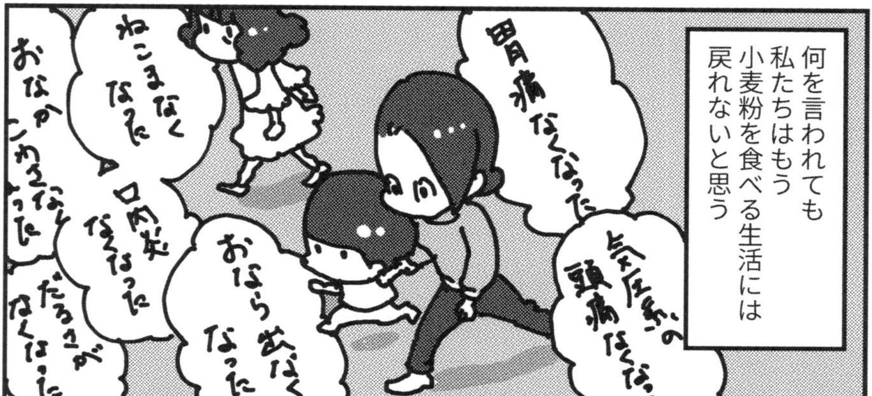
何を言われても
私たちはもう
小麦粉を食べる生活には
戻れないと思う
胃痛なくなった
気圧系の頭痛なくなった
おなら出なくなった
口内炎なくなった
ねこまなくなった
だるさがなくなった
おなかこわさなくなった

第4話

小麦粉の代わりに…

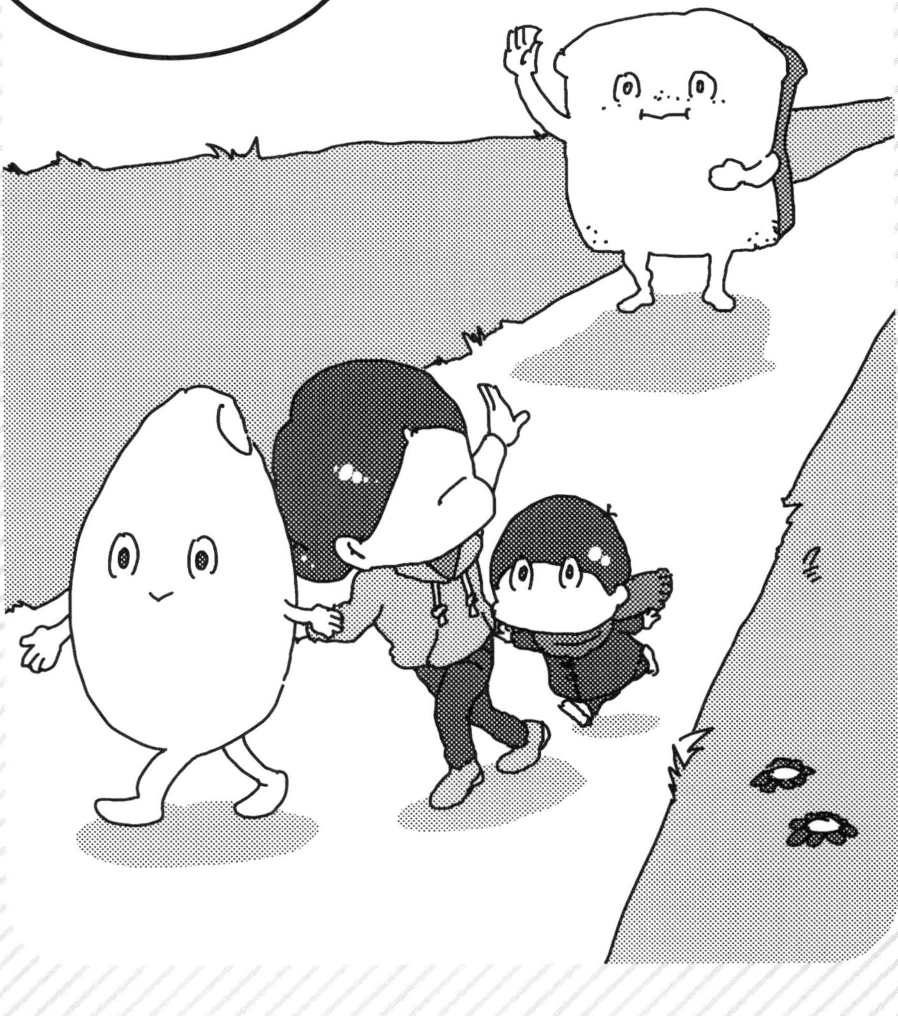

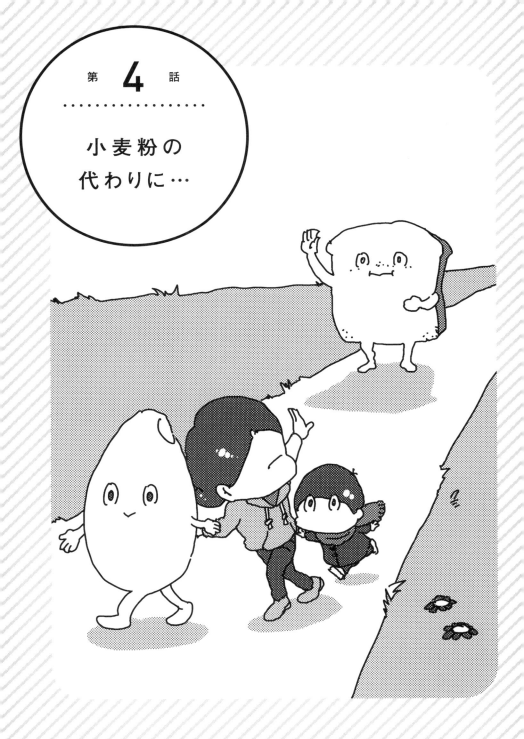

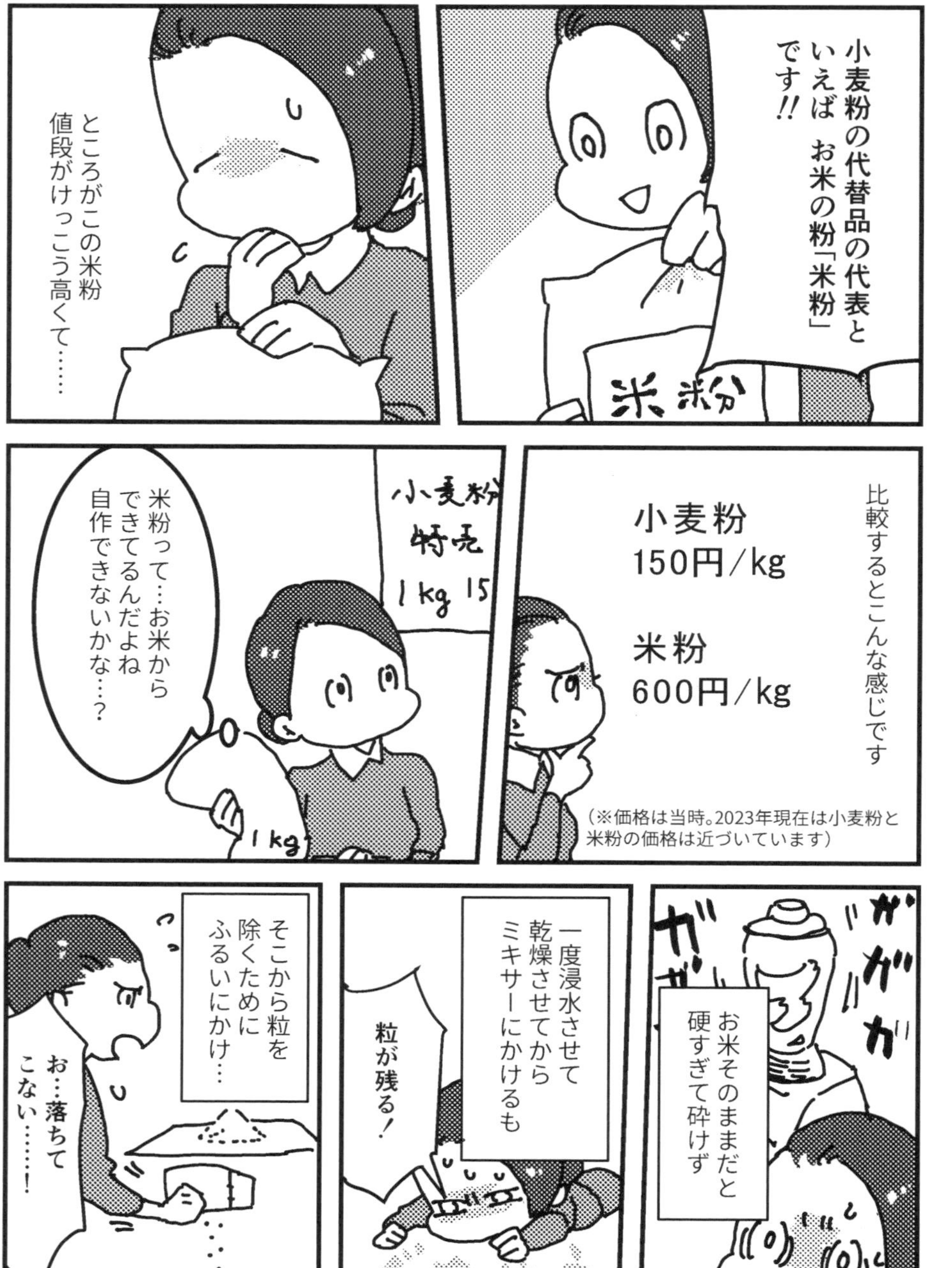
小麦粉の代替品の代表といえば　お米の粉「米粉」です!!
米粉
ところがこの米粉値段がけっこう高くて……
比較するとこんな感じです
小麦粉
150円/kg
米粉
600円/kg
(※価格は当時。2023年現在は小麦粉と米粉の価格は近づいています)
小麦粉
特売
1kg 15
米粉って…お米からできてるんだよね自作できないかな…?
1kg
ガガガ
ガガガ
お米そのままだと硬すぎて砕けず
一度浸水させて乾燥させてからミキサーにかけるも
粒が残る!
そこから粒を除くためにふるいにかけ…
お…落ちてこない……!

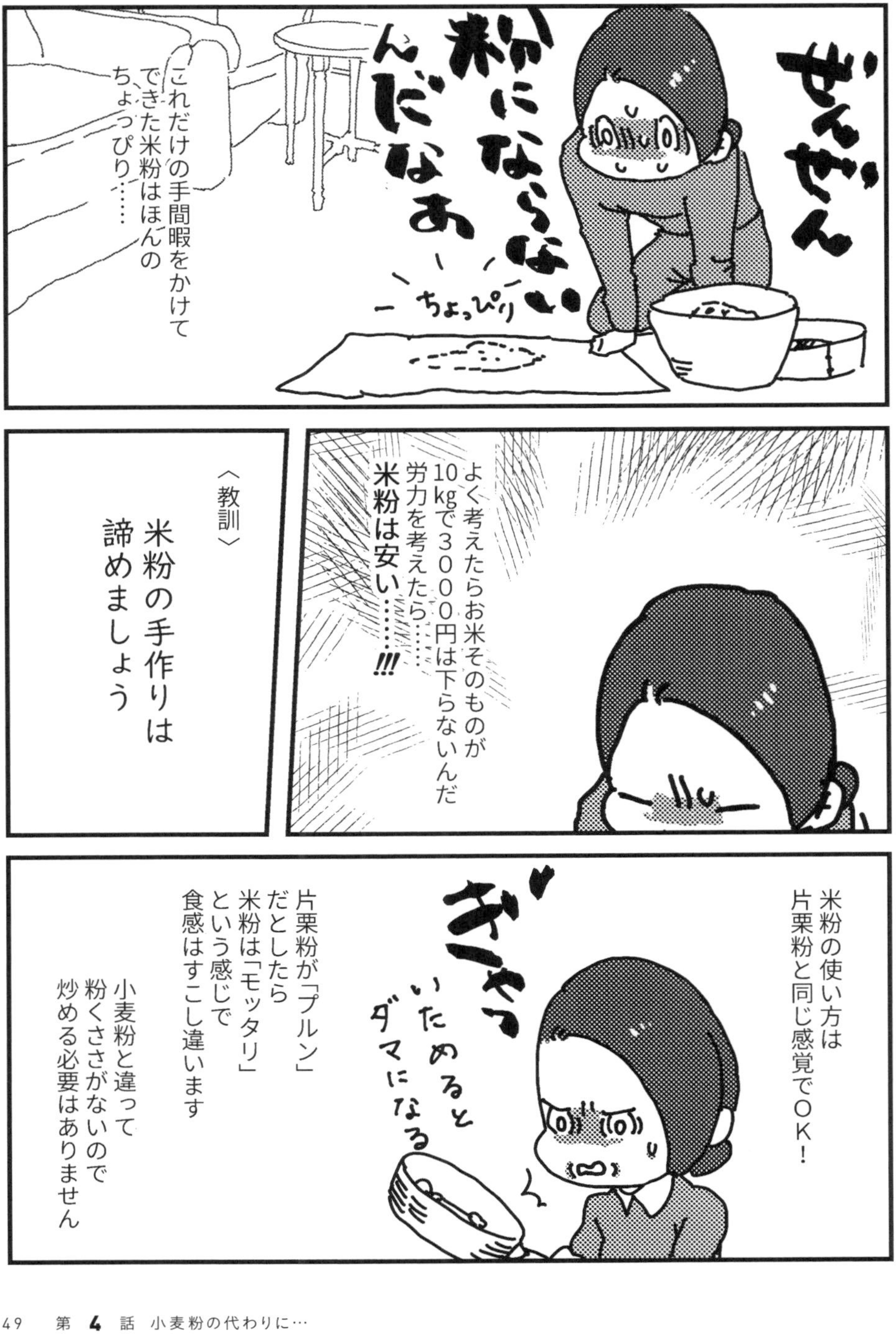
ぜんぜん
粉にならないんだなあ
ちょっぴり
これだけの手間暇をかけてできた米粉はほんのちょっぴり……
よく考えたらお米そのものが10kgで3000円は下らないんだ
労力を考えたら……
米粉は安い……!!!
〈教訓〉
米粉の手作りは諦めましょう
米粉の使い方は片栗粉と同じ感覚でOK!
おやっ
いためるとダマになる
片栗粉が「プルン」だとしたら米粉は「モッタリ」という感じで食感はすこし違います
小麦粉と違って粉くささがないので炒める必要はありません

外食先で出てきた食べ物やインスタント食品など……
「とろっ」としていたら小麦粉かも…？
とろっ
「カリッ」としているのも小麦粉かも……？
カリッ
これを米粉で再現するには水溶き米粉を入れて加熱します
これを米粉で再現するには米粉を肉などにまぶして揚げます
「とろっ」と「カリッ」はこれで小麦粉がなくてもなんとかなります
子どもが好きなメニューも作れます！

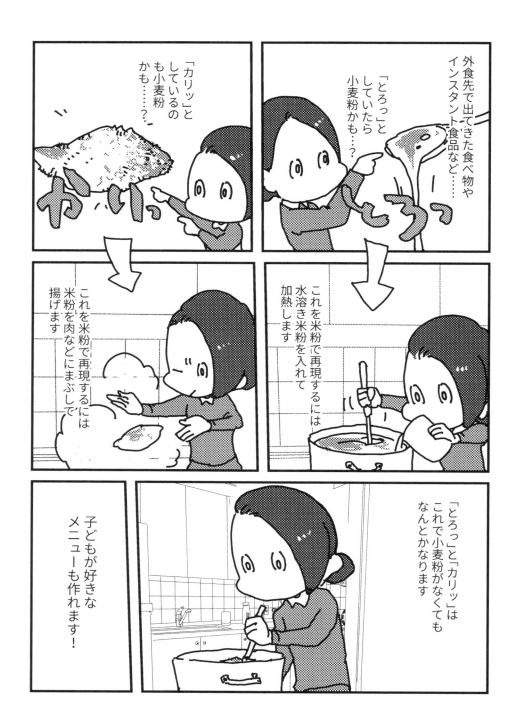

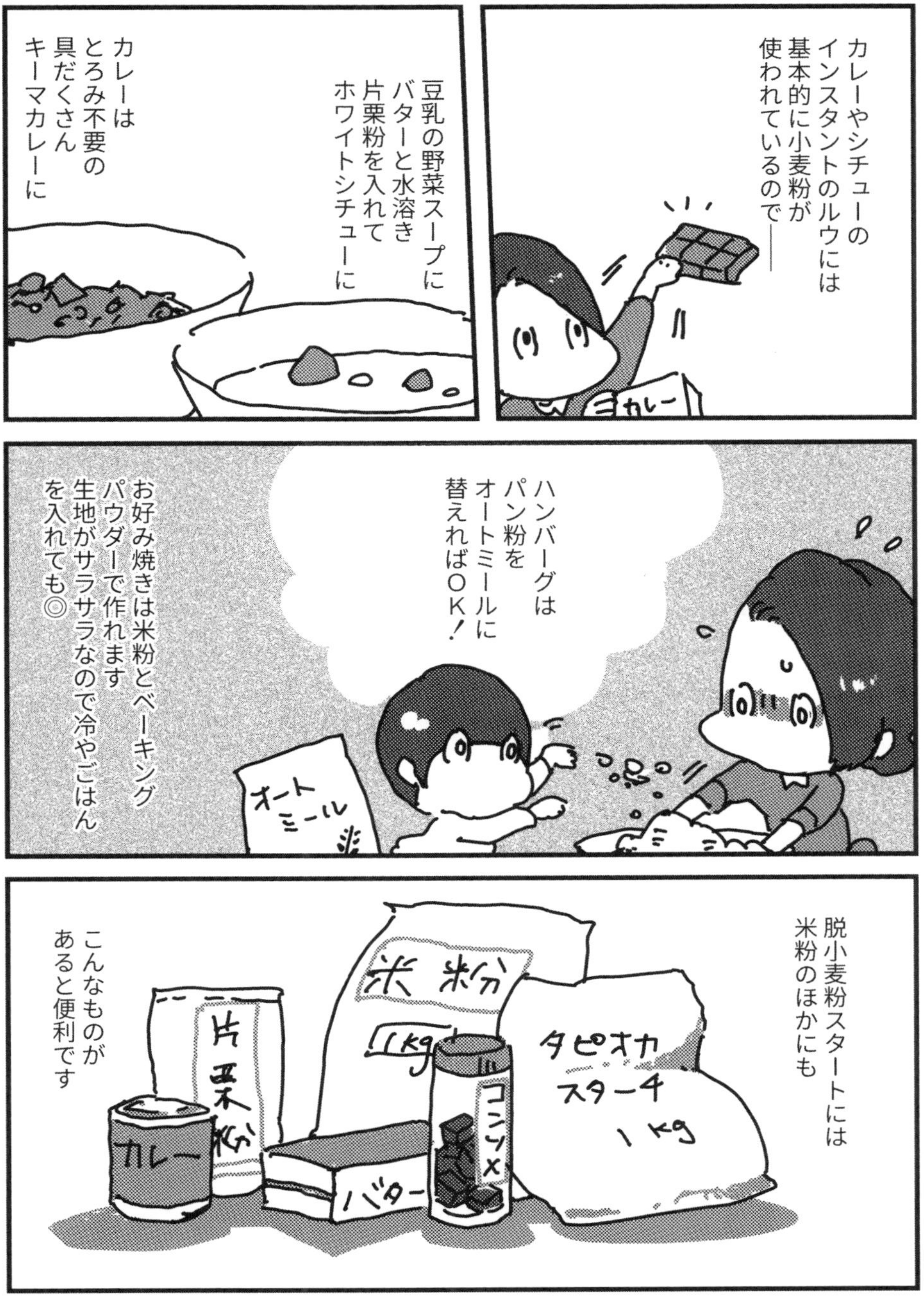
カレーやシチューのインスタントのルウには基本的に小麦粉が使われているので――
カレー
豆乳の野菜スープにバターと水溶き片栗粉を入れてホワイトシチューに
カレーはとろみ不要の具だくさんキーマカレーに
ハンバーグはパン粉をオートミールに替えればＯＫ！
お好み焼きは米粉とベーキングパウダーで作れます生地がサラサラなので冷やごはんを入れても◎
オートミール
脱小麦粉スタートには米粉のほかにも
米粉
1kg
タピオカスターチ
1kg
コンソメ
バター
片栗粉
カレー
こんなものがあると便利です

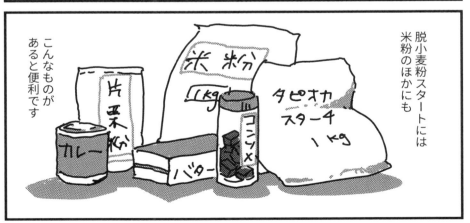

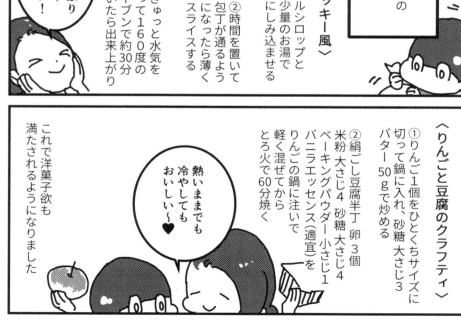

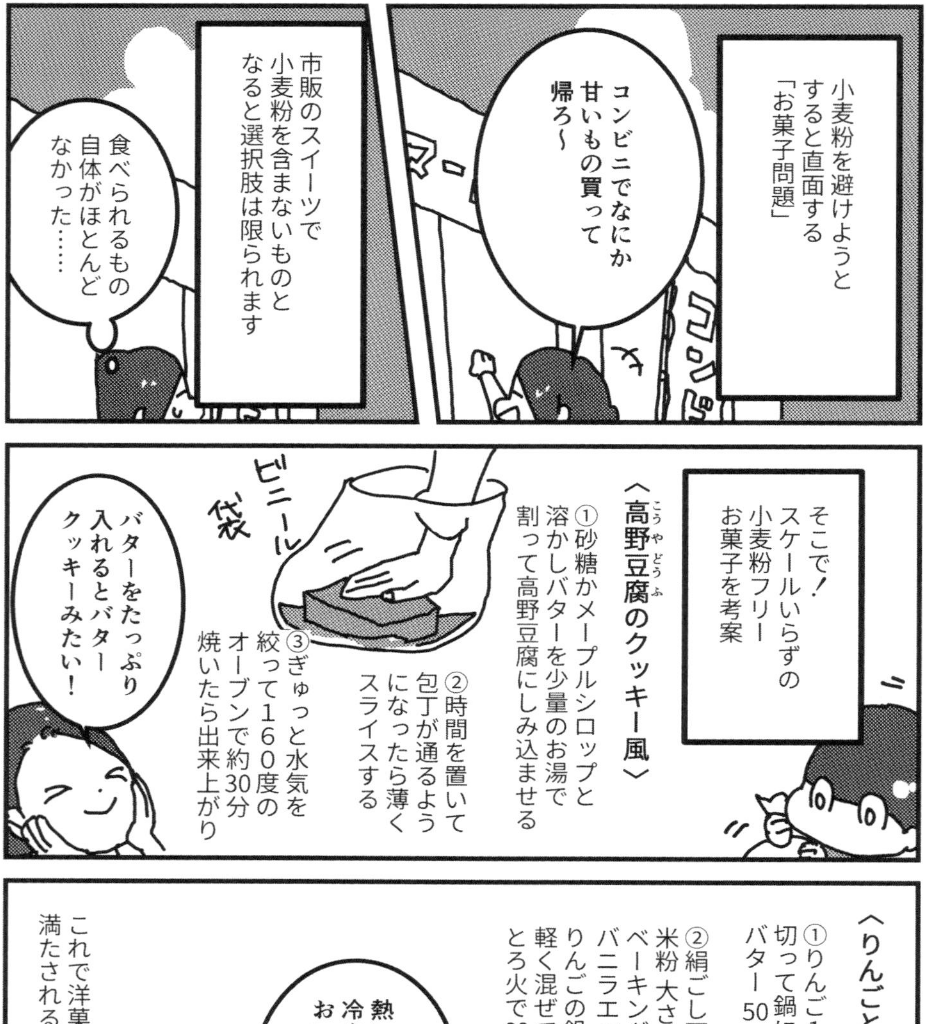
小麦粉を避けようとすると直面する「お菓子問題」
コンビニでなにか甘いもの買って帰ろ～
コンビ
市販のスイーツで小麦粉を含まないものとなると選択肢は限られます
食べられるもの自体がほとんどなかった……
そこで！スケールいらずの小麦粉フリーお菓子を考案
〈高野《こうや》豆腐《どうふ》のクッキー風〉
①砂糖かメープルシロップと溶かしバターを少量のお湯で割って高野豆腐にしみ込ませる
ビニール袋
②時間を置いて包丁が通るようになったら薄くスライスする
③ぎゅっと水気を絞って160度のオーブンで約30分焼いたら出来上がり
バターをたっぷり入れるとバタークッキーみたい！
〈りんごと豆腐のクラフティ〉
①りんご1個をひとくちサイズに切って鍋に入れ、砂糖 大さじ3 バター 50gで炒める
②絹ごし豆腐半丁 卵3個 米粉 大さじ4 砂糖 大さじ4 ベーキングパウダー小さじ1 バニラエッセンス(適宜)をりんごの鍋に注いで軽く混ぜてからとろ火で60分焼く
熱いままでも冷やしてもおいしい～♥
これで洋菓子欲も満たされるようになりました

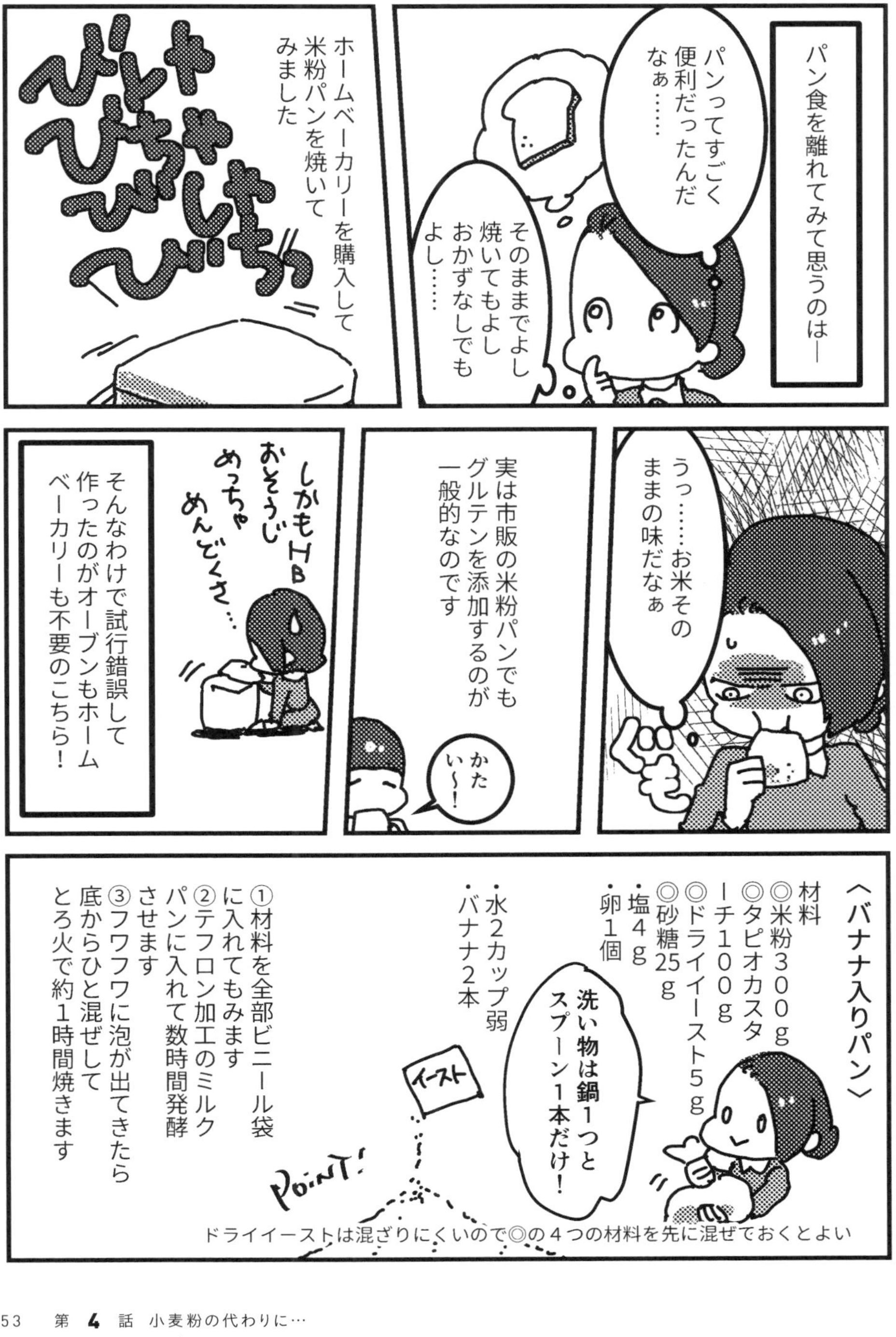
パン食を離れてみて思うのは―
パンってすごく便利だったんだなぁ……
そのままでよし焼いてもよしおかずなしでもよし……
ホームベーカリーを購入して米粉パンを焼いてみました
うっ……お米そのままの味だなぁ
実は市販の米粉パンでもグルテンを添加するのが一般的なのです
かたい～！
しかもHBおそうじめっちゃめんどくさ…
そんなわけで試行錯誤して作ったのがオーブンもホームベーカリーも不要のこちら！
〈バナナ入りパン〉
材料
◎米粉300g
◎タピオカスターチ100g
◎ドライイースト5g
◎砂糖25g
・塩4g
・卵1個
・水2カップ弱
・バナナ2本
洗い物は鍋1つとスプーン1本だけ！
イースト
POINT!
ドライイーストは混ざりにくいので◎の4つの材料を先に混ぜておくとよい
①材料を全部ビニール袋に入れてもみます
②テフロン加工のミルクパンに入れて数時間発酵させます
③フワフワに泡が出てきたら底からひと混ぜしてとろ火で約1時間焼きます

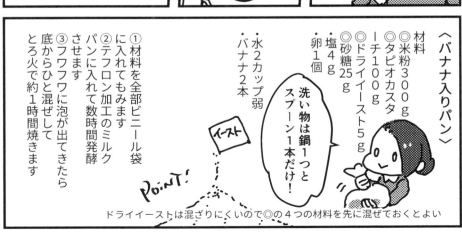

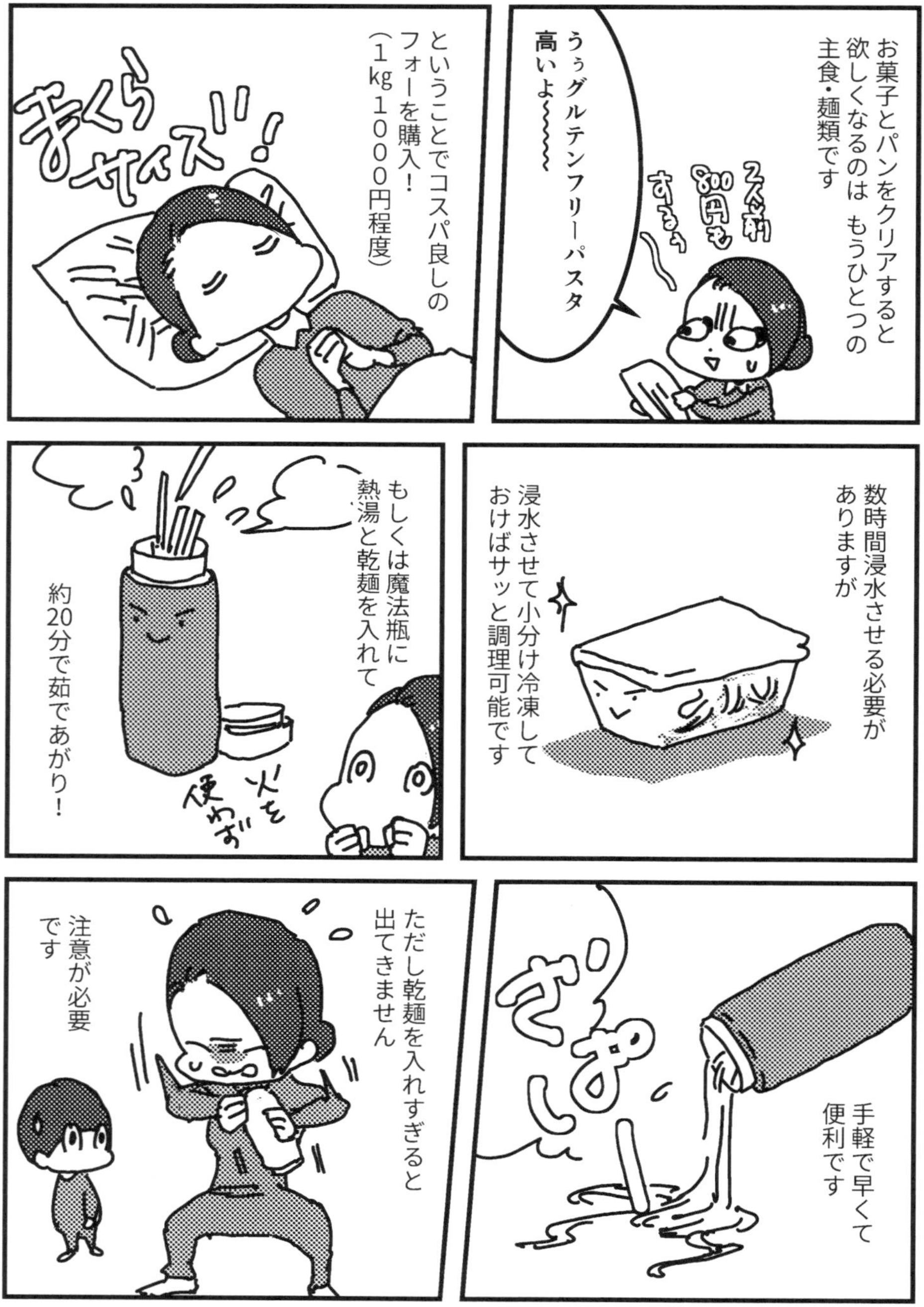
お菓子とパンをクリアすると欲しくなるのは もうひとつの主食・麺類です
2人前800円もするぅ〜
うぅグルテンフリーパスタ高いよ〜〜〜
ということでコスパ良しのフォーを購入！（1kg1000円程度）
まくらサイズ!!
数時間浸水させる必要がありますが
浸水させて小分け冷凍しておけばサッと調理可能です
もしくは魔法瓶に熱湯と乾麺を入れて
約20分で茹であがり！
火を使わず
手軽で早くて便利です
ただし乾麺を入れすぎると出てきません
注意が必要です

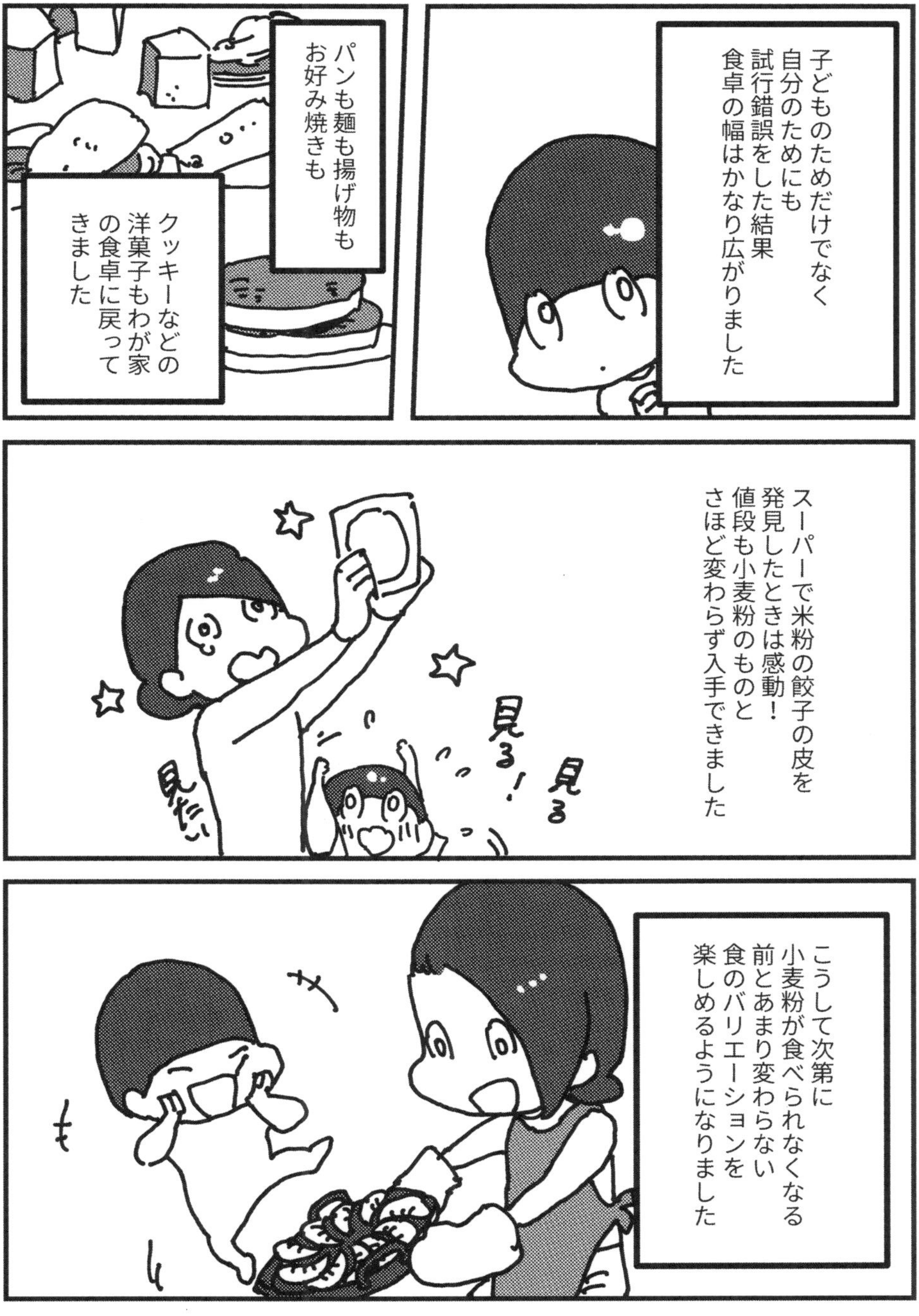
子どものためだけでなく
自分のためにも
試行錯誤をした結果
食卓の幅はかなり広がりました
パンも麺も揚げ物も
お好み焼きも
クッキーなどの
洋菓子もわが家
の食卓に戻って
きました
スーパーで米粉の餃子の皮を
発見したときは感動！
値段も小麦粉のものと
さほど変わらず入手できました
見る
見る！
見たい
こうして次第に
小麦粉が食べられなくなる
前とあまり変わらない
食のバリエーションを
楽しめるようになりました

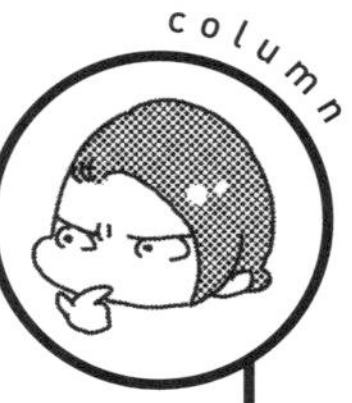

災害備蓄

一般的な非常食は小麦粉であることが多い。
食べると避難所の共用トイレを占領してしまうことになりかねないし、
体力も削がれるので、できるだけ備えておきたい！
私が備えているのはこれ！

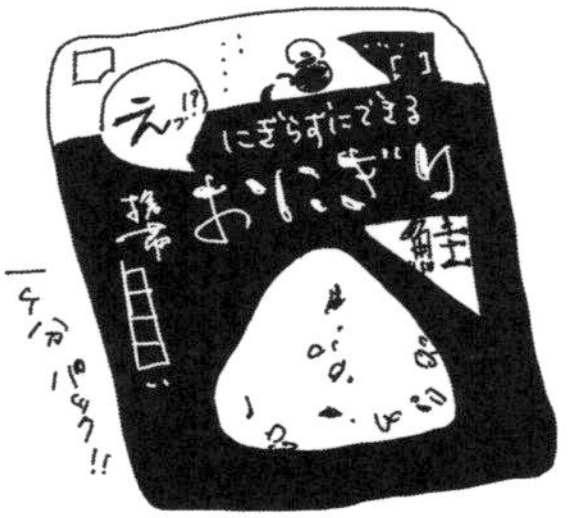

尾西《おにし》食品
長期保存対応 携帯おにぎり

お湯か水を注いで食べられるアルファ米
（5年間保存）

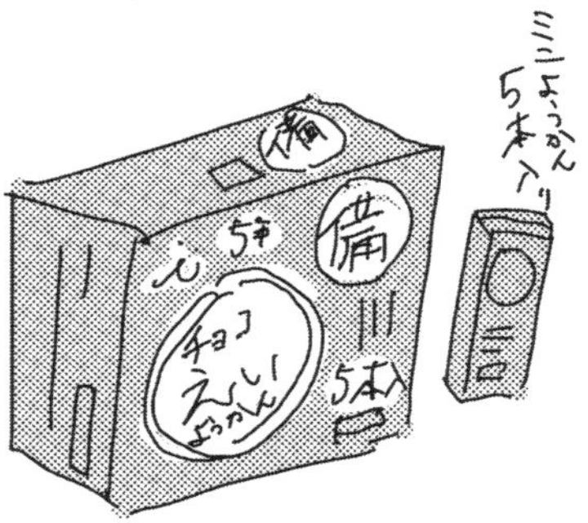

井村屋
えいようかん

あずき味、チョコ味あり
（5年6か月間保存）

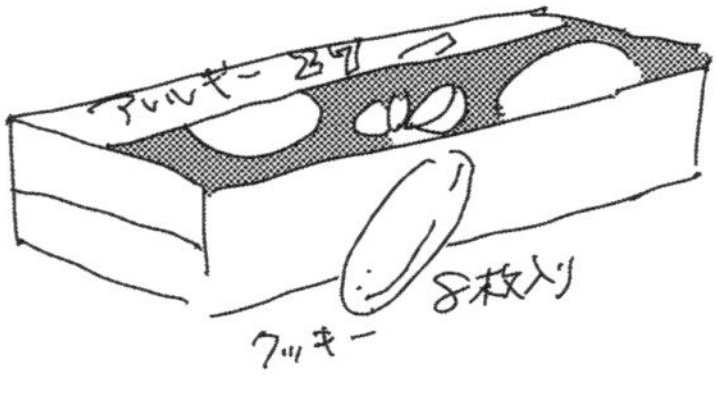

尾西食品
ライスクッキー

特定アレルゲン全28種中、27種クリア！（アーモンド以外）
卵も乳も安心！（5年間保存）

熱中症で寝込んだときに全部食べてしまった！
おいしすぎる!! おすすめです。

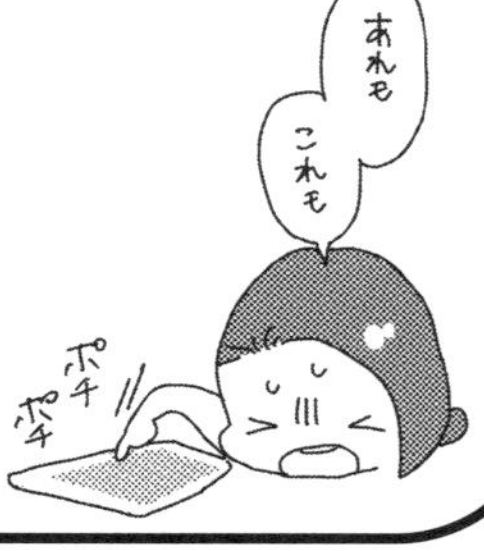

第5話

私も小麦粉をやめてみようかしら？

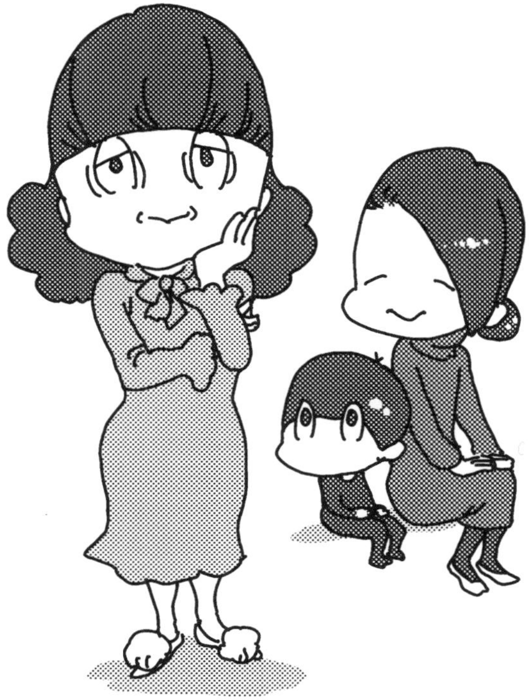

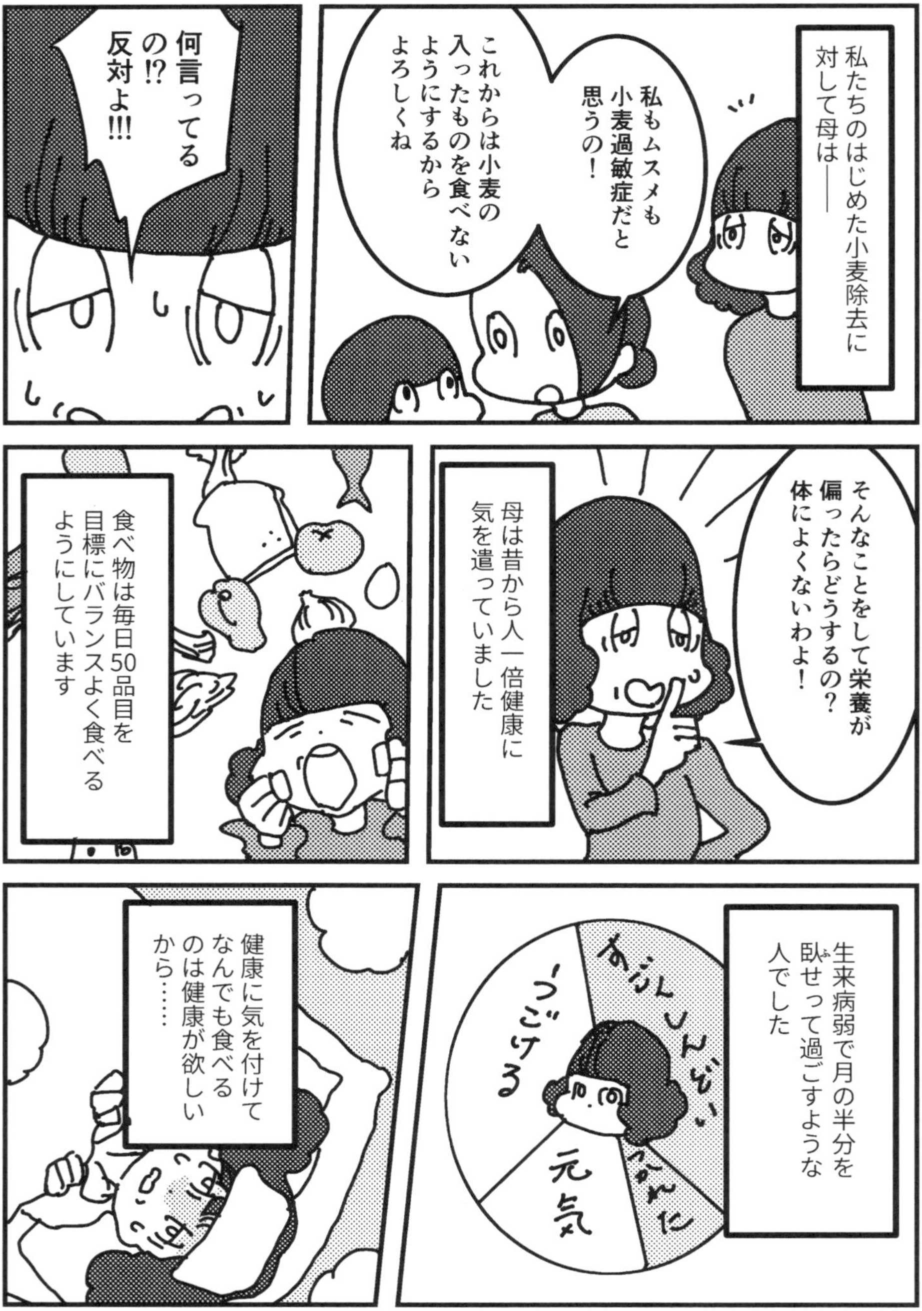
私たちのはじめた小麦除去に対して母は――
私もムスメも小麦過敏症だと思うの！
これからは小麦の入ったものを食べないようにするからよろしくね
何言ってるの⁉反対よ!!!
そんなことをして栄養が偏ったらどうするの？体によくないわよ！
母は昔から人一倍健康に気を遣っていました
食べ物は毎日50品目を目標にバランスよく食べるようにしています
生来病弱で月の半分を臥《ふ》せって過ごすような人でした
元気
健康に気を付けてなんでも食べるのは健康が欲しいから……

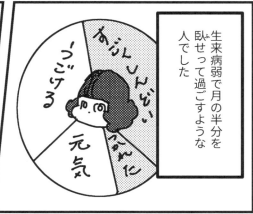

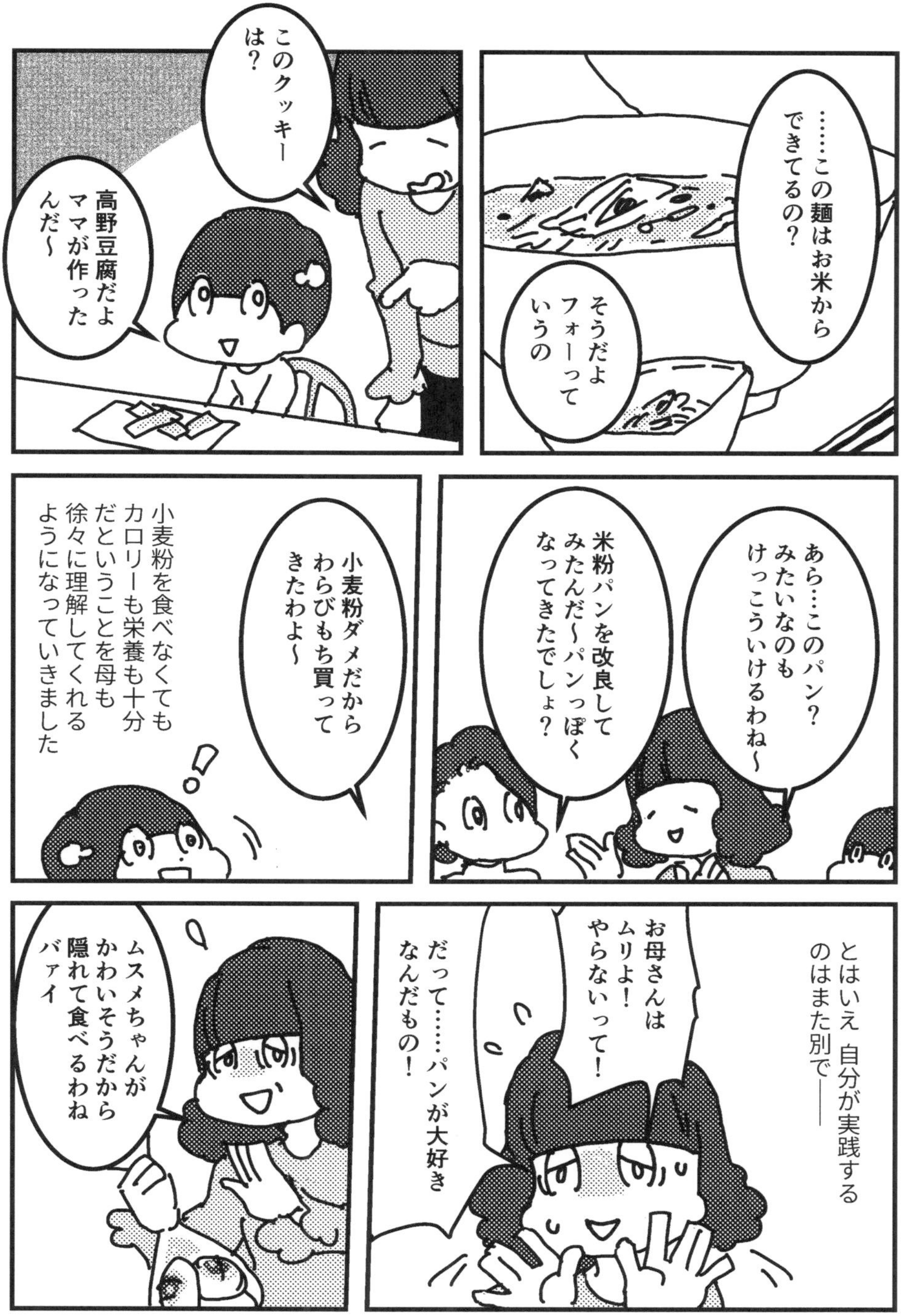
……この麺はお米からできてるの？
そうだよ フォーっていうの
このクッキーは？
高野豆腐だよ ママが作ったんだ～
あら…このパン？みたいなのもけっこういけるわね～
米粉パンを改良してみたんだ～パンっぽくなってきたでしょ？
小麦粉ダメだからわらびもち買ってきたわよ～
！
小麦粉を食べなくてもカロリーも栄養も十分だということを母も徐々に理解してくれるようになっていきました
とはいえ 自分が実践するのはまた別で——
お母さんはムリよ！やらないって！
だって……パンが大好きなんだもの！
ムスメちゃんがかわいそうだから隠れて食べるわねバァイ

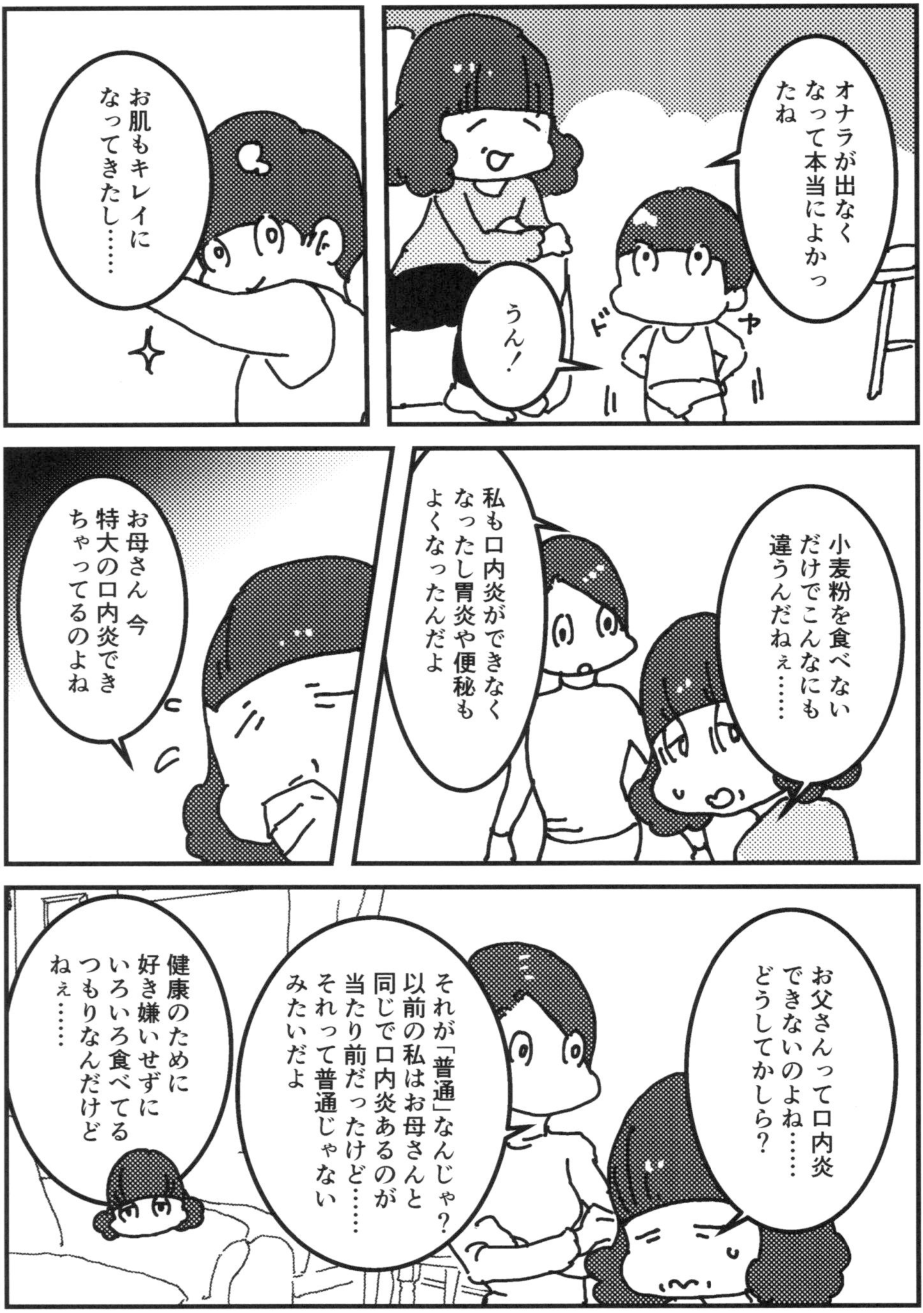
オナラが出なくなって本当によかったね
ドヤ
うん!
お肌もキレイになってきたし……
小麦粉を食べないだけでこんなにも違うんだねぇ……
私も口内炎ができなくなったし胃炎や便秘もよくなったんだよ
お母さん 今特大の口内炎できちゃってるのよね
お父さんって口内炎できないのよね……どうしてかしら?
それが「普通」なんじゃ?以前の私はお母さんと同じで口内炎あるのが当たり前だったけど……それって普通じゃないみたいだよ
健康のために好き嫌いせずにいろいろ食べてるつもりなんだけどねぇ……

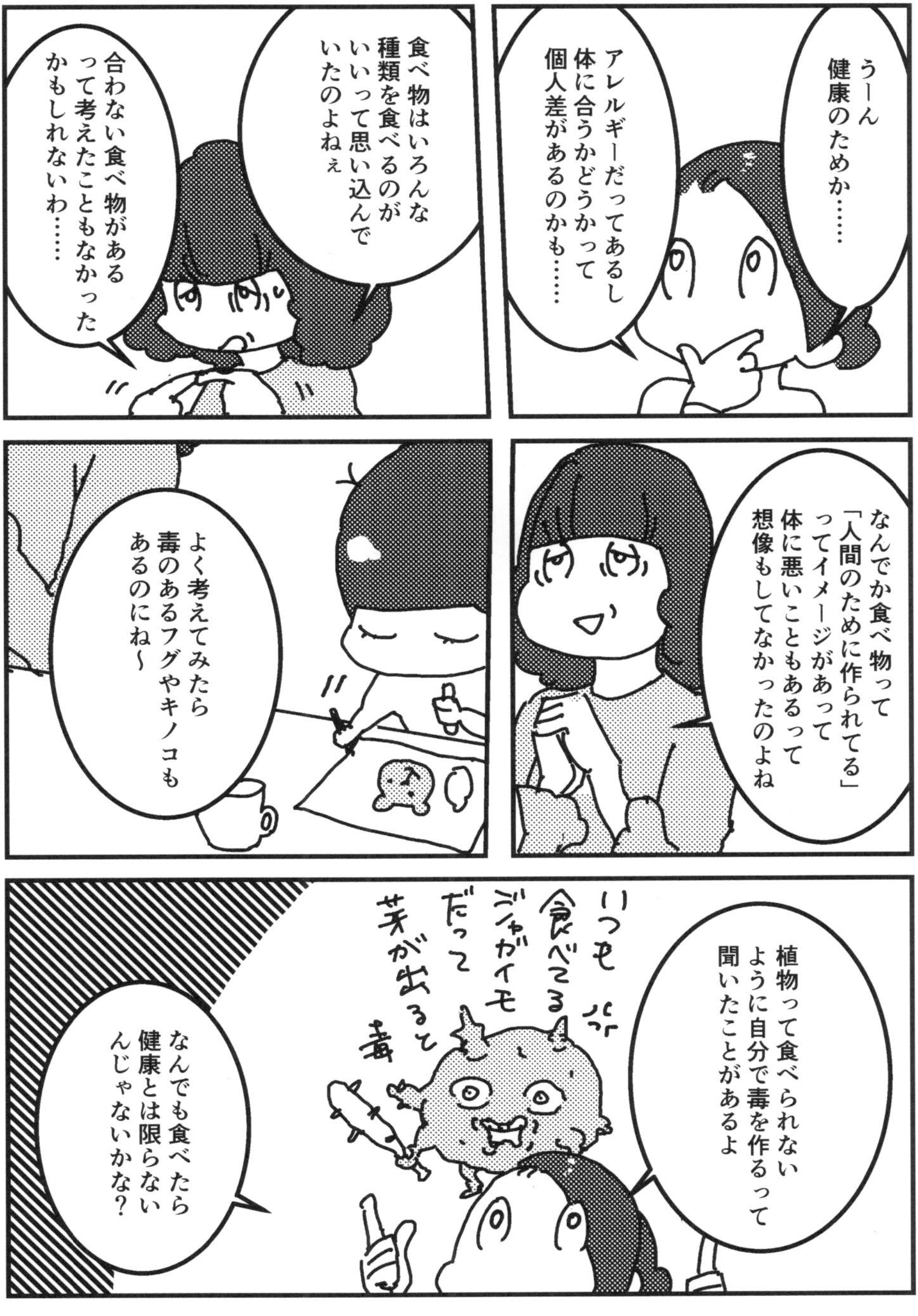
うーん
健康のためか……
アレルギーだってあるし
体に合うかどうかって
個人差があるのかも……
食べ物はいろんな
種類を食べるのが
いいって思い込んで
いたのよねぇ
合わない食べ物がある
って考えたこともなかった
かもしれないわ……
なんでか食べ物って
「人間のために作られてる」
ってイメージがあって
体に悪いこともあるって
想像もしてなかったのよね
よく考えてみたら
毒のあるフグやキノコも
あるのにね〜
植物って食べられない
ように自分で毒を作るって
聞いたことがあるよ
いつも
食べてる
ジャガイモ
だって
芽が出ると
毒
なんでも食べたら
健康とは限らない
んじゃないかな？

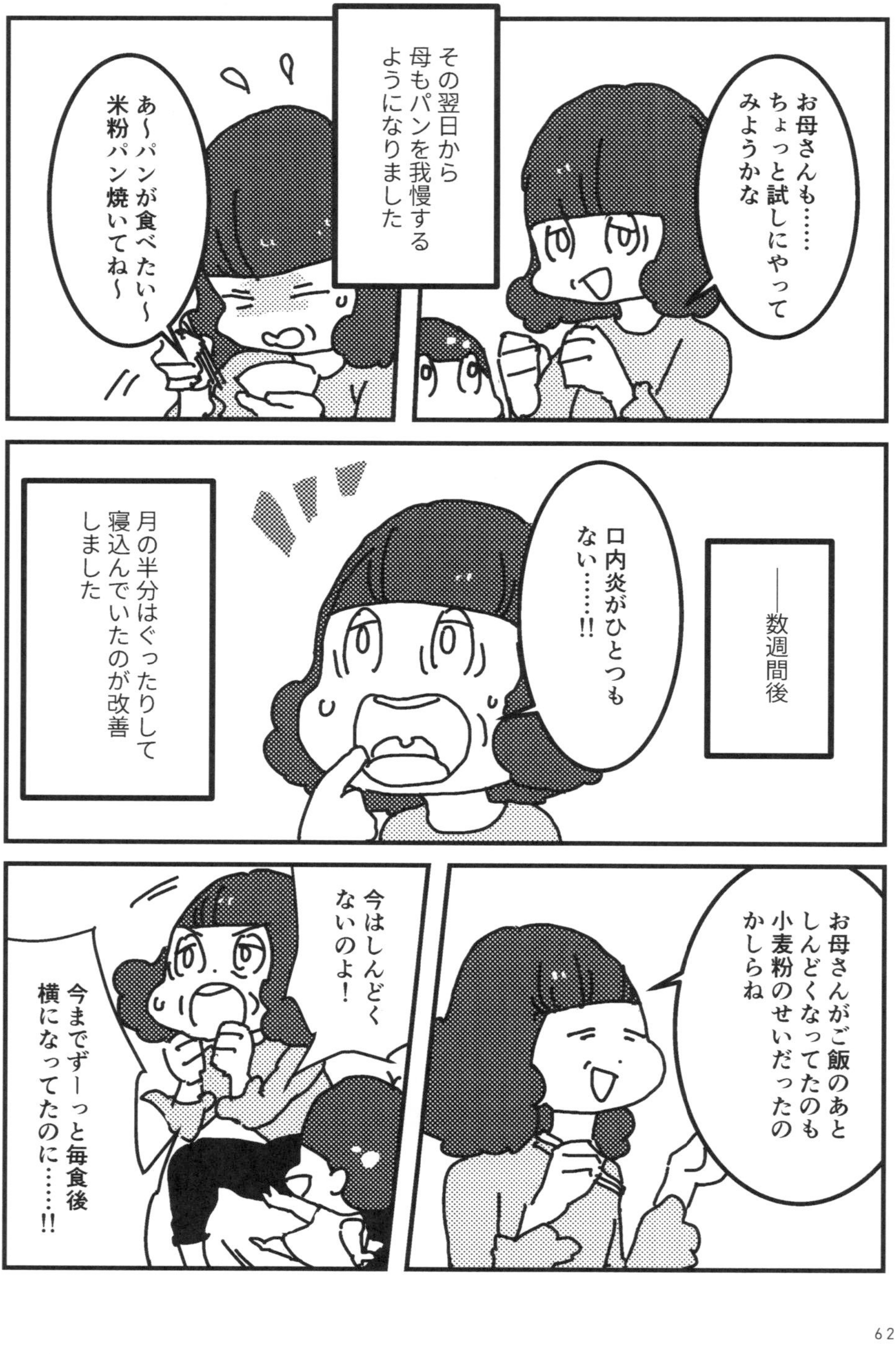
お母さんも……
ちょっと試しにやって
みようかな
その翌日から
母もパンを我慢する
ようになりました
あ〜パンが食べたい〜
米粉パン焼いてね〜
——数週間後
口内炎がひとつも
ない……!!
月の半分はぐったりして
寝込んでいたのが改善
しました
お母さんがご飯のあと
しんどくなってたのも
小麦粉のせいだったの
かしらね
今はしんどく
ないのよ!
今までずーっと毎食後
横になってたのに……!!

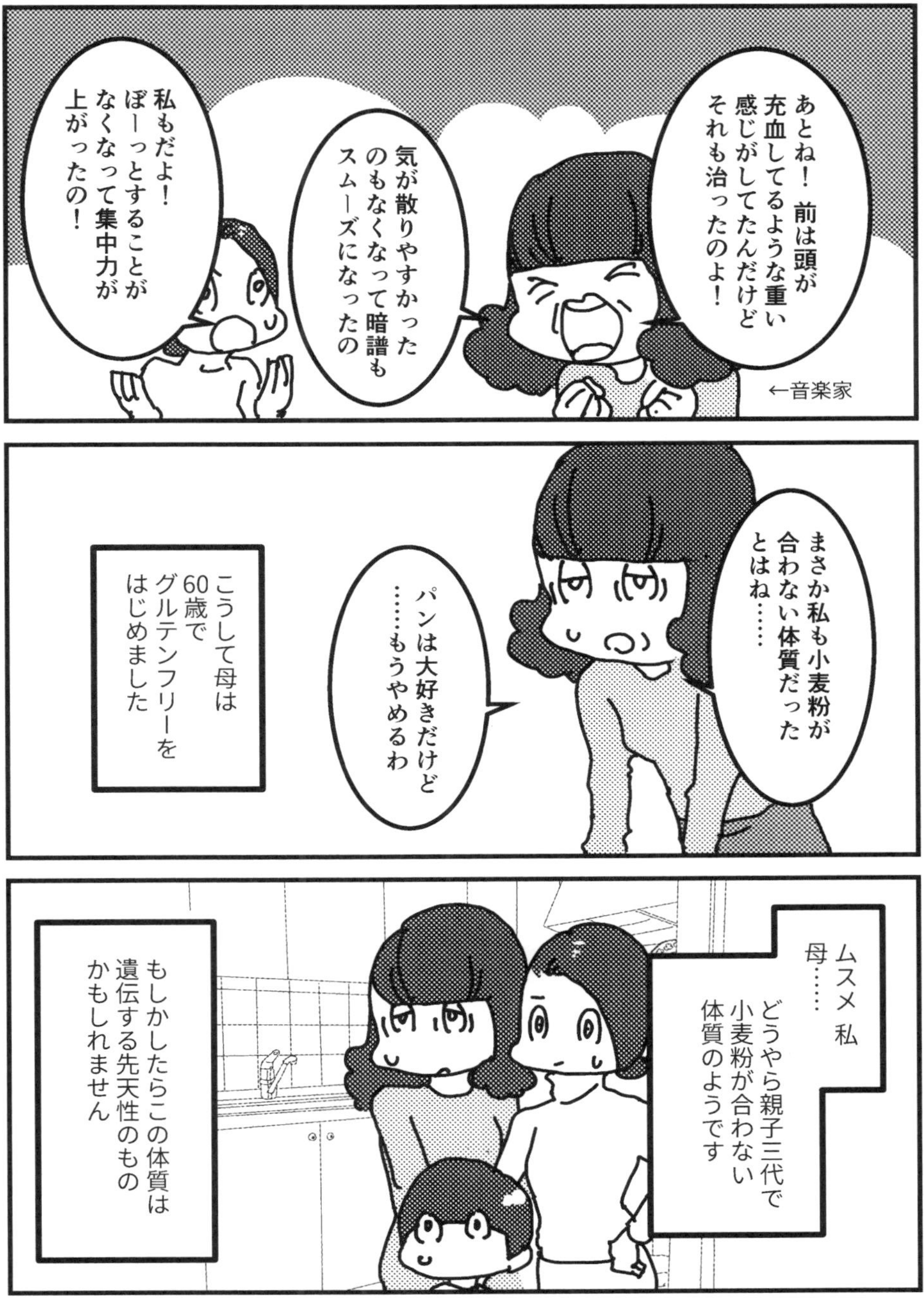
あとね！前は頭が充血してるような重い感じがしてたんだけどそれも治ったのよ！
←音楽家
気が散りやすかったのもなくなって暗譜もスムーズになったの
私もだよ！ぼーっとすることがなくなって集中力が上がったの！
まさか私も小麦粉が合わない体質だったとはね……
パンは大好きだけど……もうやめるわ
こうして母は60歳でグルテンフリーをはじめました
ムスメ 私 母……
どうやら親子三代で小麦粉が合わない体質のようです
もしかしたらこの体質は遺伝する先天性のものかもしれません

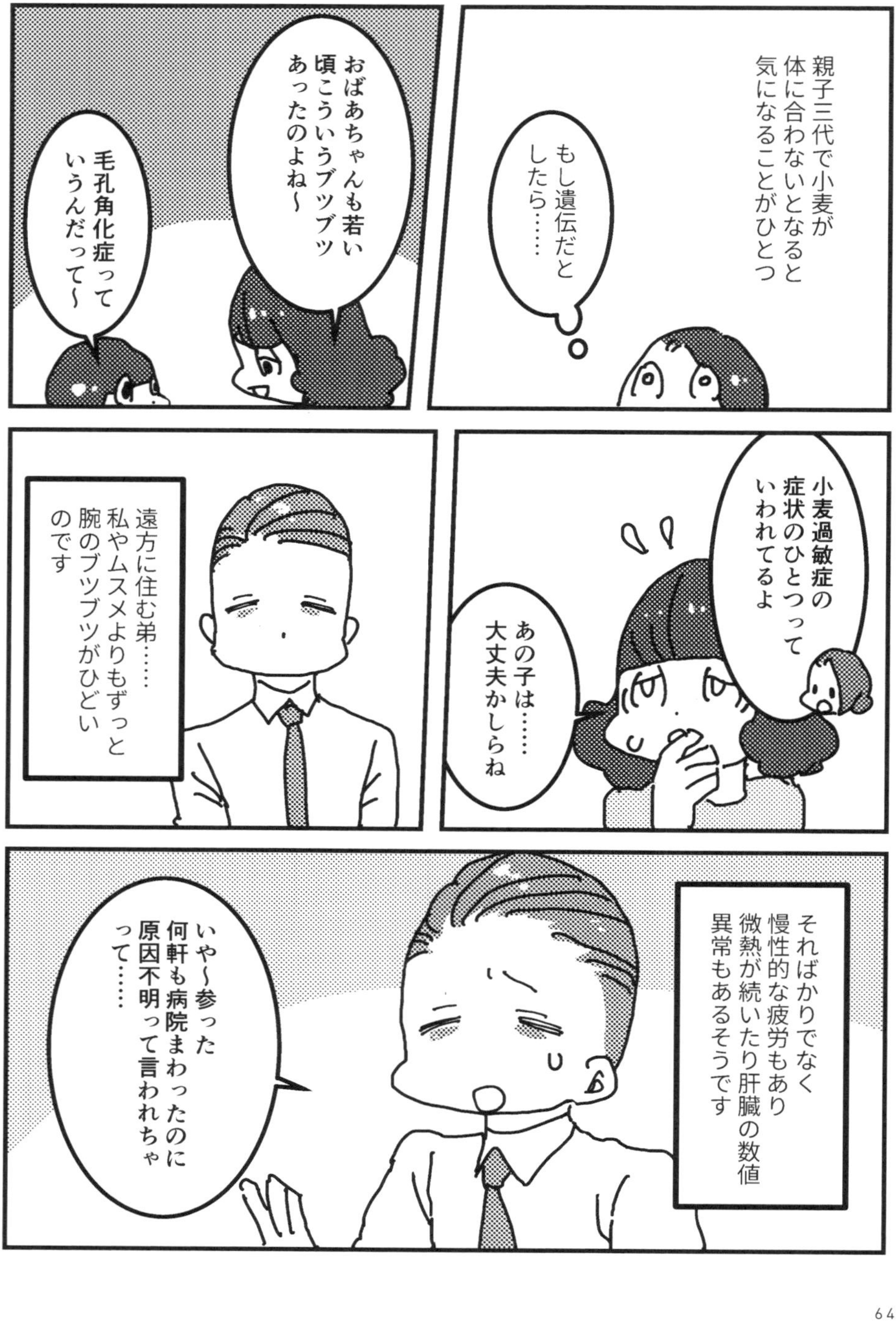

親子三代で小麦が体に合わないとなると気になることがひとつ
もし遺伝だとしたら……
おばあちゃんも若い頃こういうブツブツあったのよね～
毛孔角化症っていうんだって～
小麦過敏症の症状のひとつっていわれてるよ
あの子は……大丈夫かしらね
遠方に住む弟……私やムスメよりもずっと腕のブツブツがひどいのです
そればかりでなく慢性的な疲労もあり微熱が続いたり肝臓の数値異常もあるそうです
いや～参った何軒も病院まわったのに原因不明って言われちゃって……

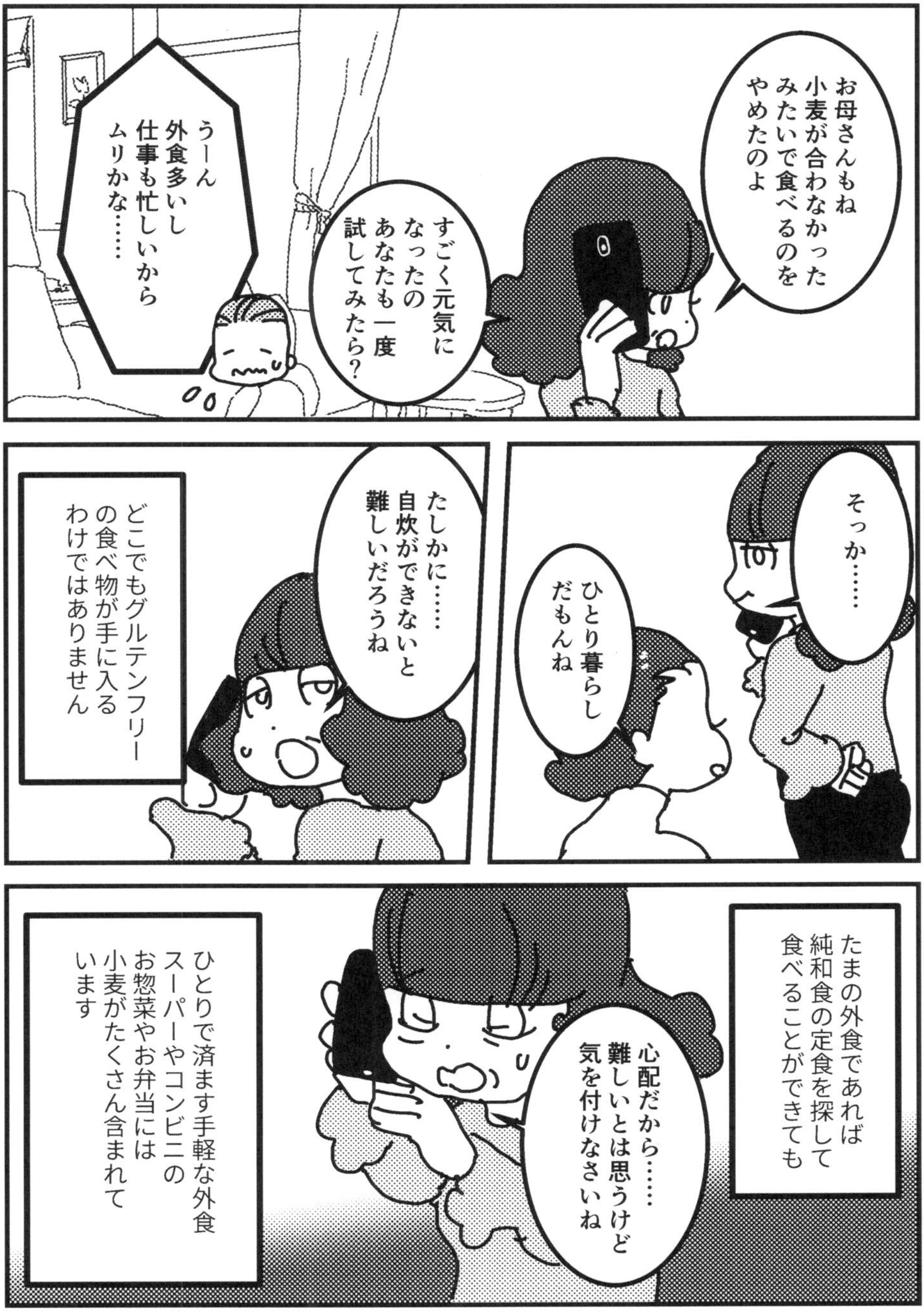
お母さんもね小麦が合わなかったみたいで食べるのをやめたのよ
すごく元気になったのあなたも一度試してみたら?
うーん外食多いし仕事も忙しいからムリかな……
そっか……
ひとり暮らしだもんね
たしかに……自炊ができないと難しいだろうね
どこでもグルテンフリーの食べ物が手に入るわけではありません
たまの外食であれば純和食の定食を探して食べることができても
心配だから……難しいとは思うけど気を付けなさいね
ひとりで済ます手軽な外食スーパーやコンビニのお惣菜やお弁当には小麦がたくさん含まれています

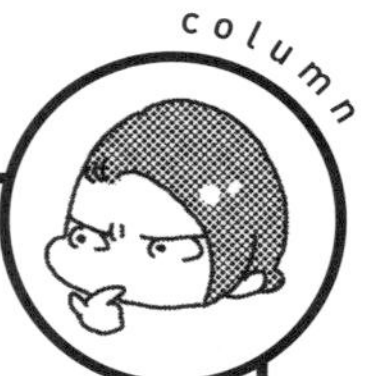

パンと私

一時期パン作りに疲れて遠ざかっていましたが、
最近またパンを焼くようになりました。
それは、オオバコ（サイリウムハスク）を入れることで
ふわふわのパンが焼けるようになったから!

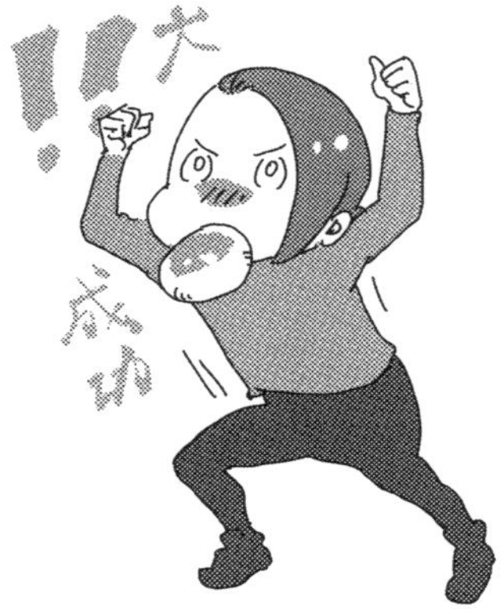

〈材料〉

米粉　300g	油脂　25g
砂糖　18g	オオバコ　9g
塩　4g	ぬるま湯　250cc
ドライイースト　6g	卵　1個

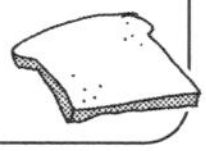

発酵したらフライパンで焼く。

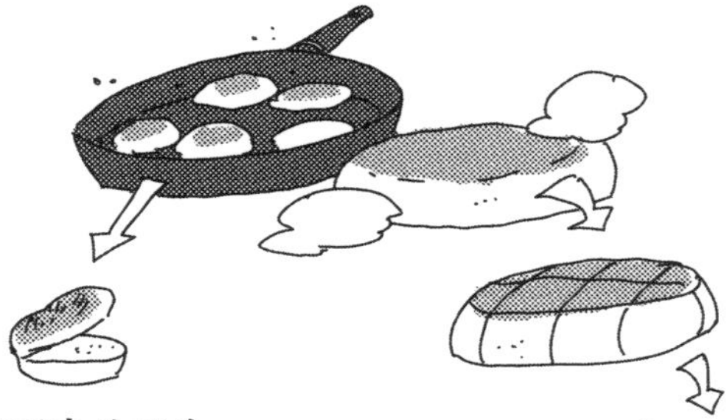

小分けで丸めても
フライパンにそのまま流し
入れて焼いてもいい!

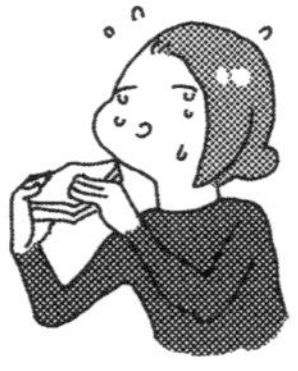

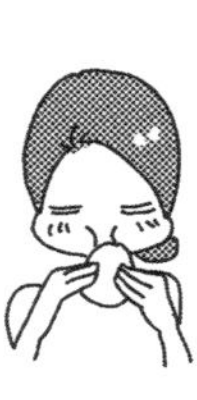

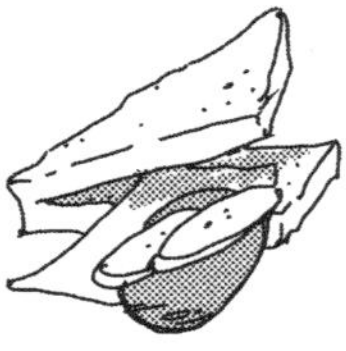

もっちりしているので
サンドイッチもできる!

第 6 話

「食べられないものがある」ということ

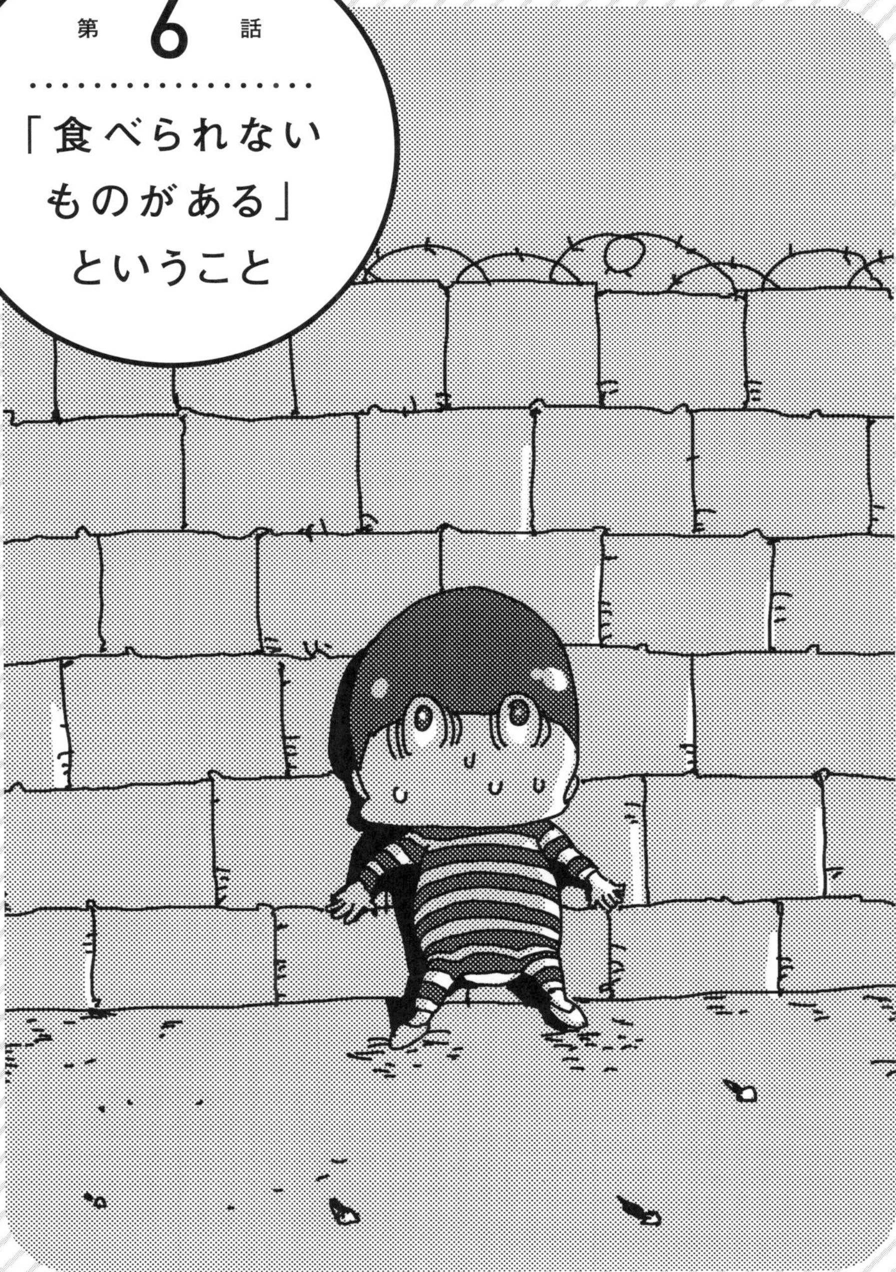

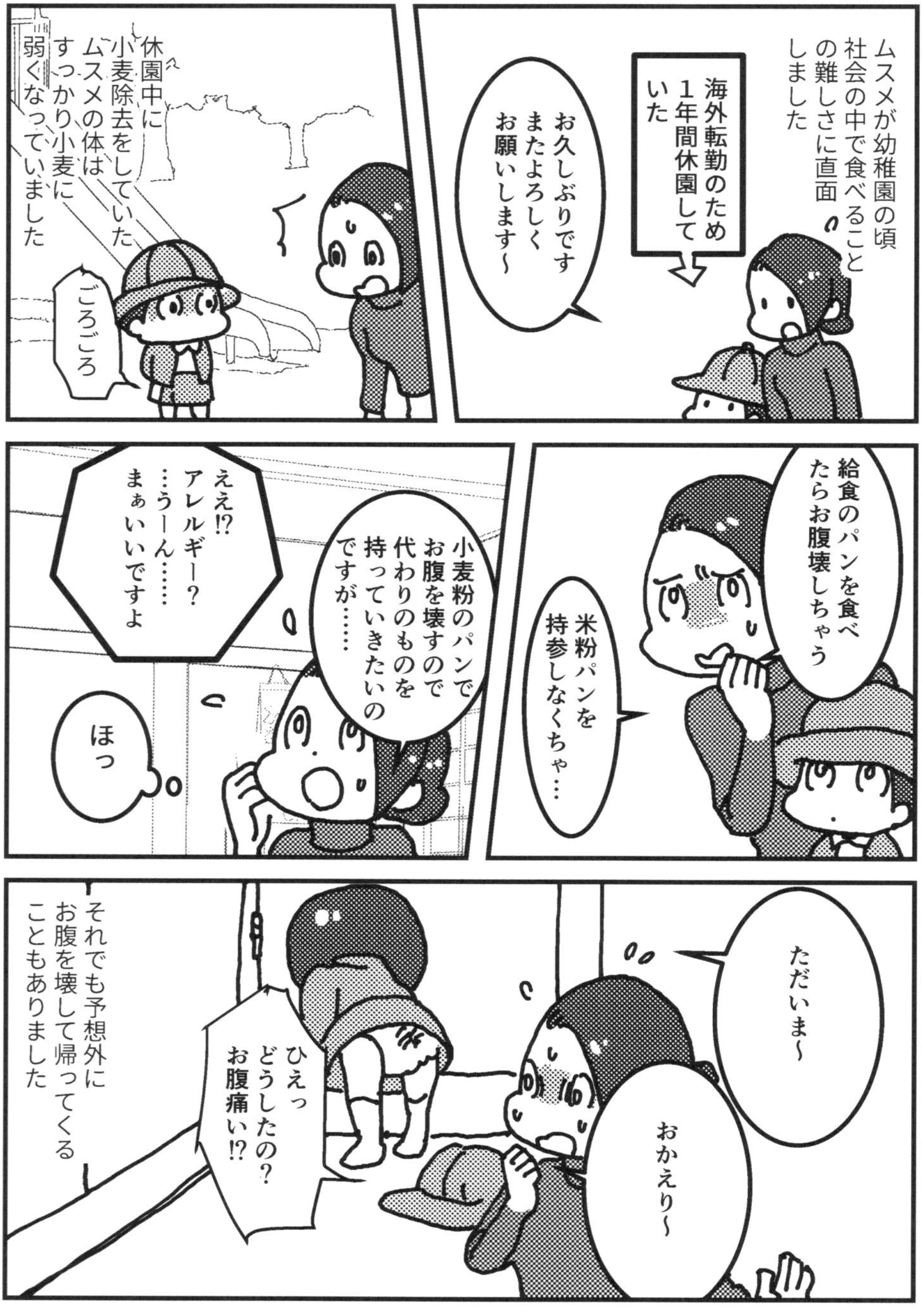

ムスメが幼稚園の頃
社会の中で食べること
の難しさに直面
しました
海外転勤のため
1年間休園して
いた
お久しぶりです
またよろしく
お願いします〜
休園中に
小麦除去をしていた
ムスメの体は
すっかり小麦に
弱くなっていました
ごろごろ
給食のパンを食べ
たらお腹壊しちゃう
米粉パンを
持参しなくちゃ…
小麦粉のパンで
お腹を壊すので
代わりのものを
持っていきたいの
ですが……
ええ!?
アレルギー?
…うーん……
まぁいいですよ
ほっ
ただいま〜
おかえり〜
ひえっ
どうしたの?
お腹痛い!?
それでも予想外に
お腹を壊して帰ってくる
こともありました

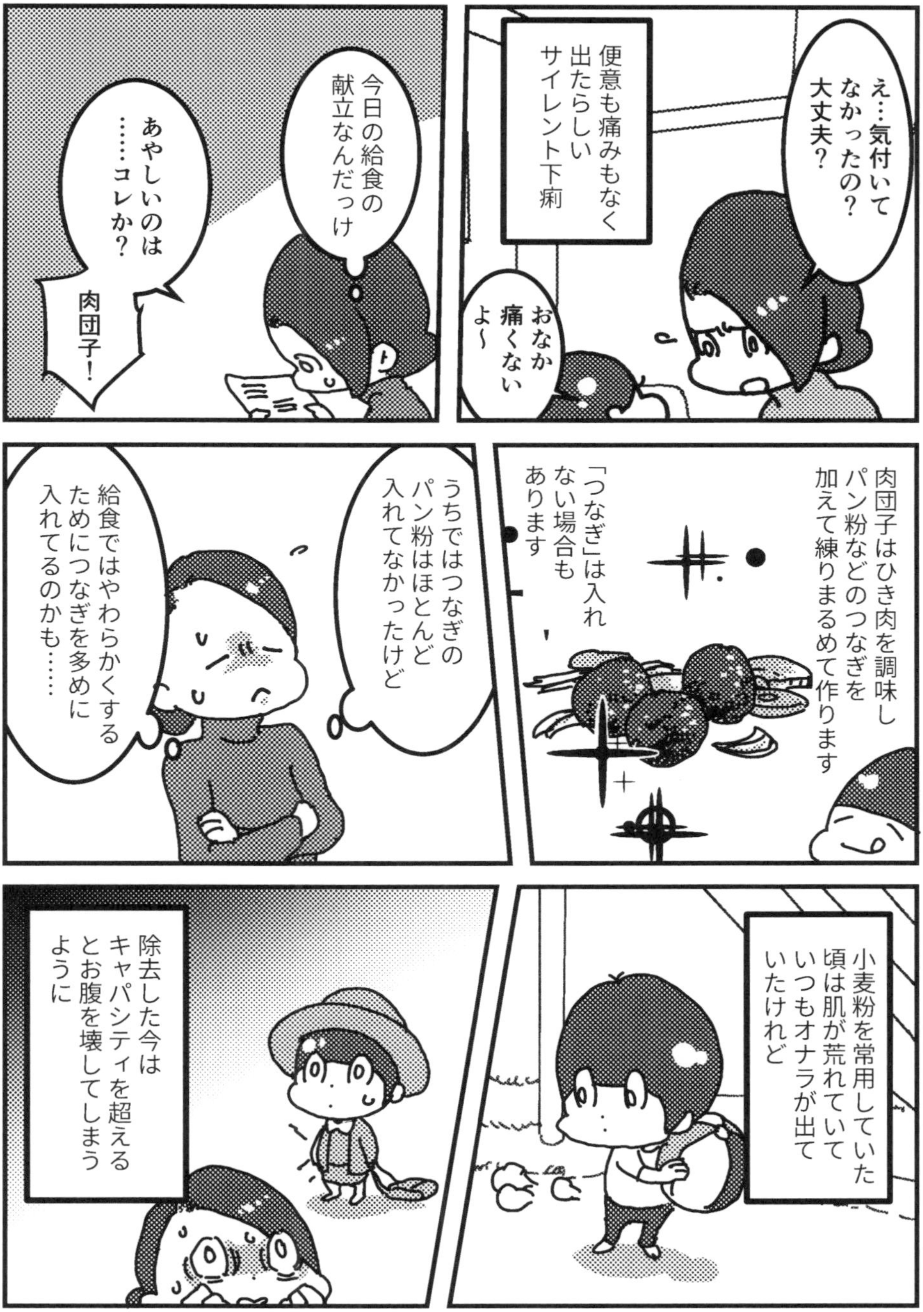

え…気付いてなかったの？大丈夫？
便意も痛みもなく出たらしいサイレント下痢
おなか痛くないよ～
今日の給食の献立なんだっけ
あやしいのは……コレか？
肉団子！
肉団子はひき肉を調味しパン粉などのつなぎを加えて練りまるめて作ります
「つなぎ」は入れない場合もあります
うちではつなぎのパン粉はほとんど入れてなかったけど
給食ではやわらかくするためにつなぎを多めに入れてるのかも……
小麦粉を常用していた頃は肌が荒れていていつもオナラが出ていたけれど
除去した今はキャパシティを超えるとお腹を壊してしまうように

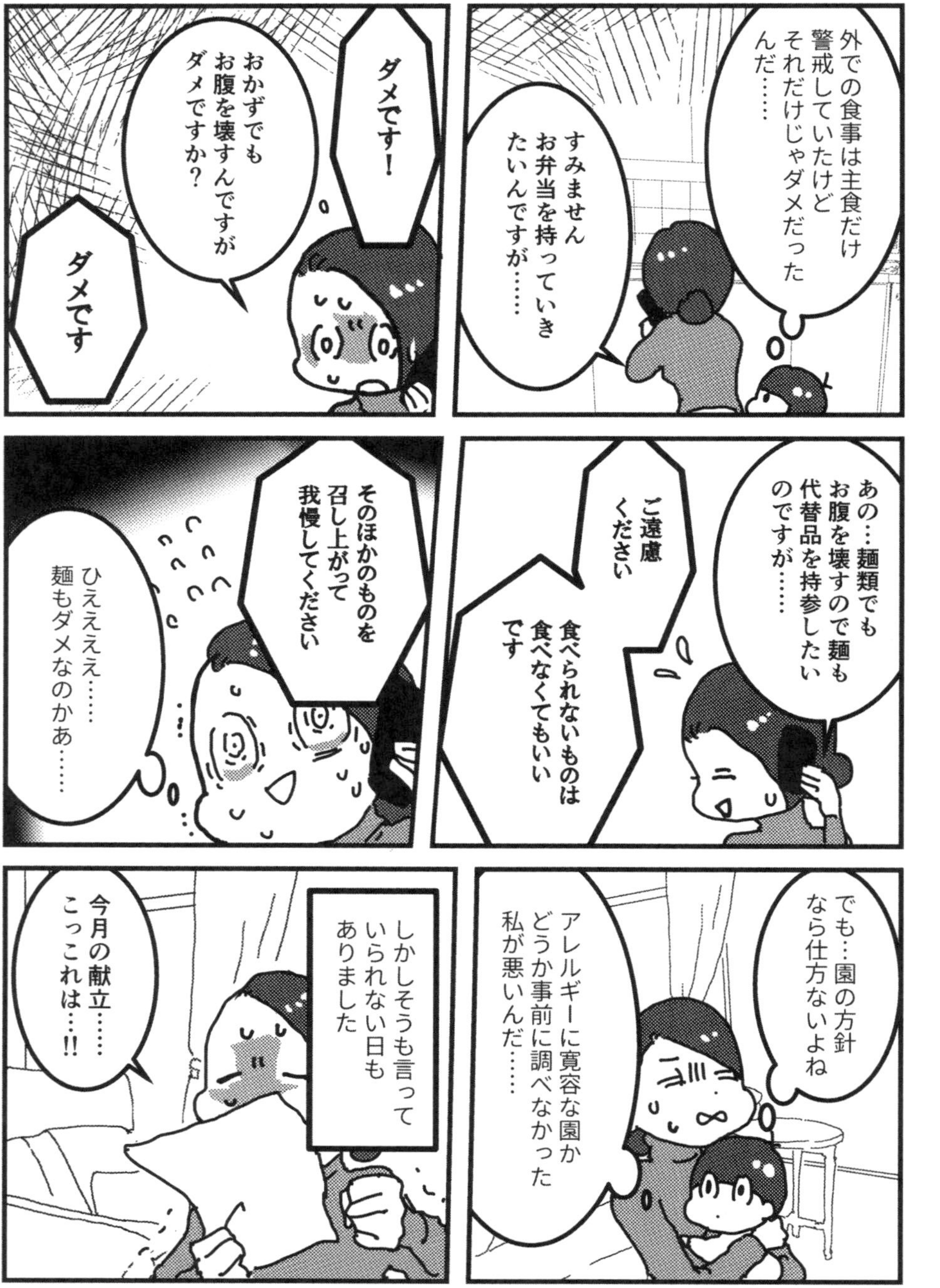
外での食事は主食だけ警戒していたけどそれだけじゃダメだったんだ……
すみませんお弁当を持っていきたいんですが……
ダメです！
おかずでもお腹を壊すんですがダメですか?
ダメです
あの…麺類でもお腹を壊すので麺も代替品を持参したいのですが……
ご遠慮ください
食べられないものは食べなくてもいいです
そのほかのものを召し上がって我慢してください
ひえええええ……麺もダメなのかあ……
でも…園の方針なら仕方ないよね
アレルギーに寛容な園かどうか事前に調べなかった私が悪いんだ……
しかしそうも言っていられない日もありました
今月の献立……こっこれは…!!

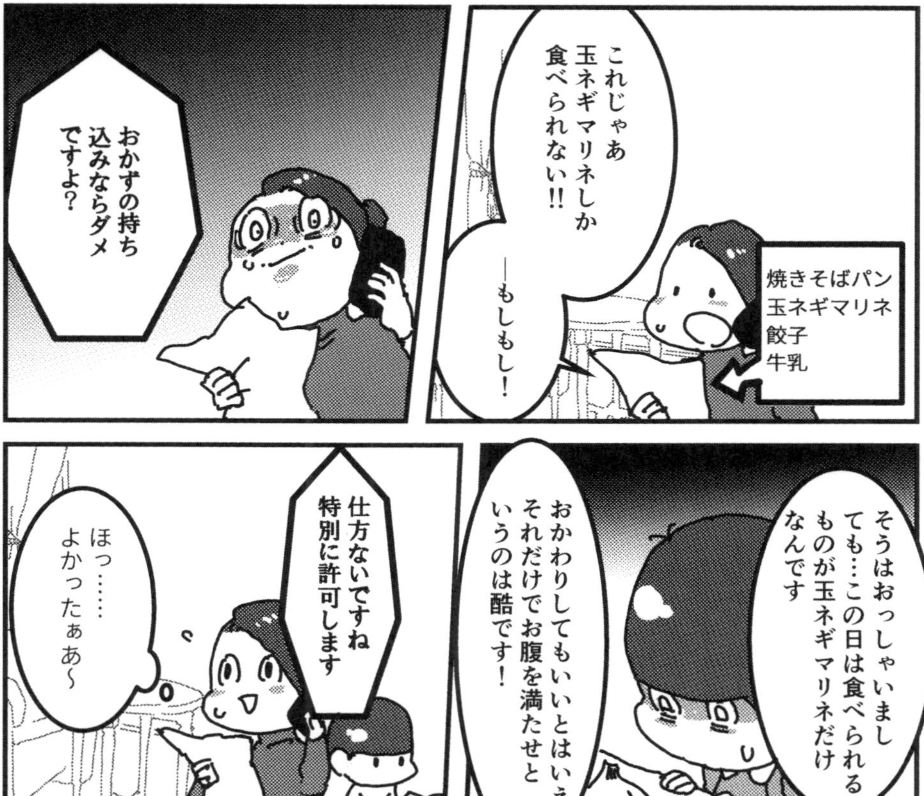
これじゃあ玉ネギマリネしか食べられない!!
──もしもし！
焼きそばパン
玉ネギマリネ
餃子
牛乳
おかずの持ち込みならダメですよ？
そうはおっしゃいましても…この日は食べられるものが玉ネギマリネだけなんです
おかわりしてもいいとはいえそれだけでお腹を満たせというのは酷です！
仕方ないですね特別に許可します
ほっ……よかったぁあ〜
焼きそば作ろう米《こめ》麺《めん》でモヤシと人参とちくわと…
もしもし？今日の焼きそばですけれど……
献立表通り人参とキャベツと豚肉で作ってもらわないと困ります
ちくわなんて載ってないですよね？

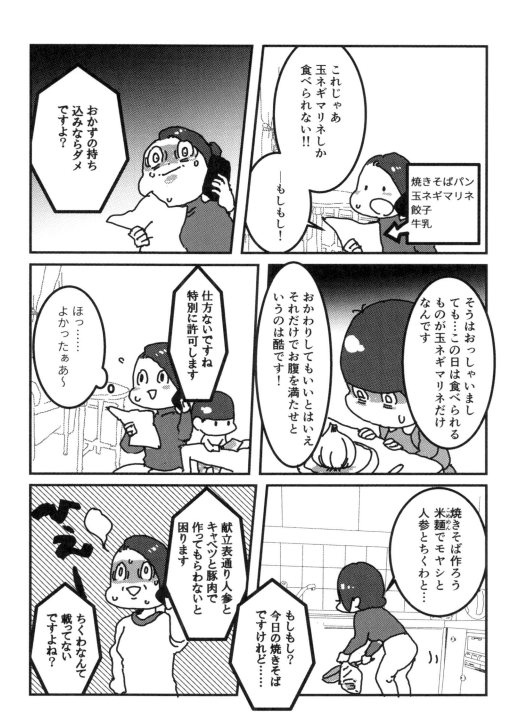

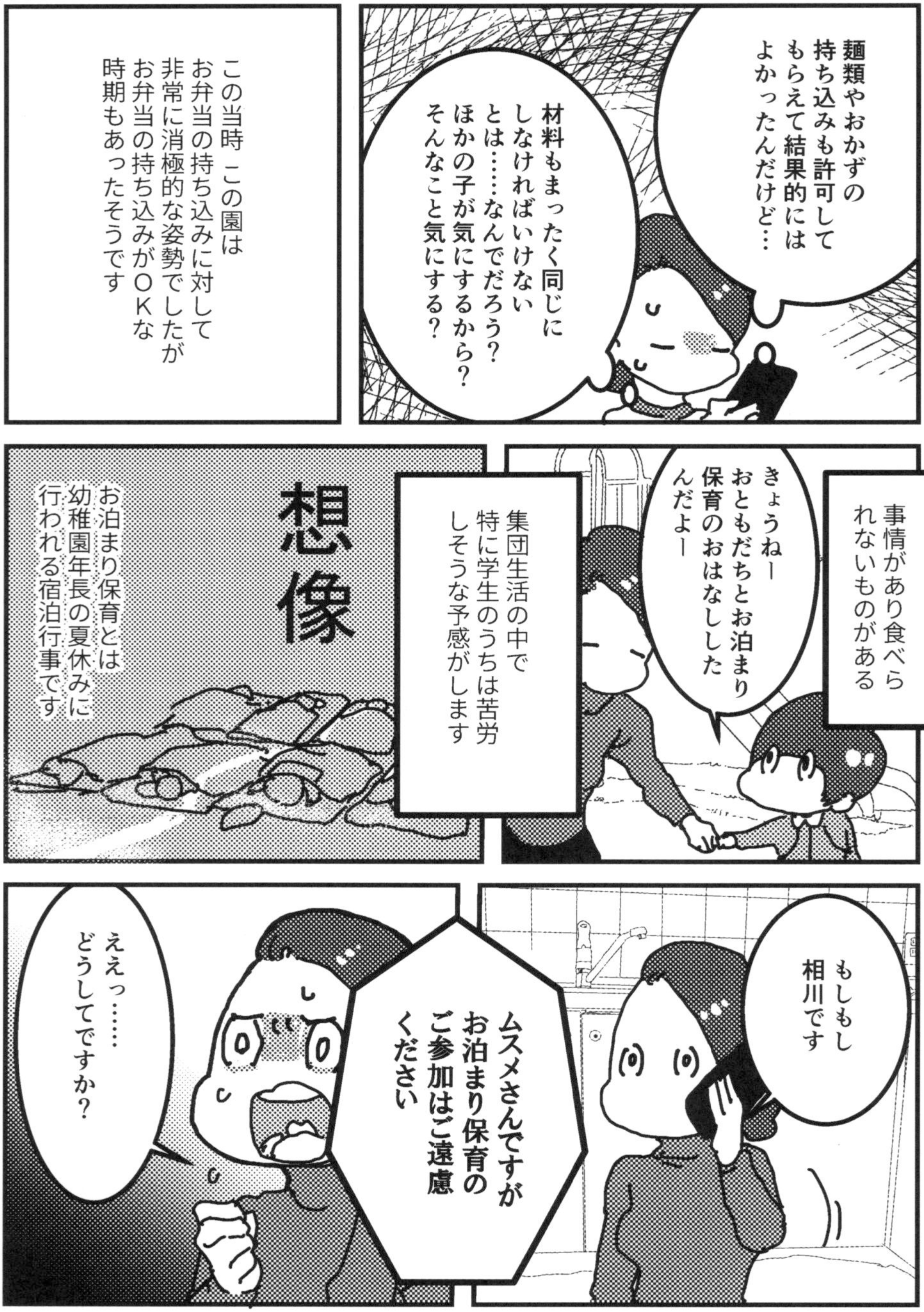

麺類やおかずの持ち込みも許可してもらえて結果的にはよかったんだけど…
材料もまったく同じにしなければいけないとは……なんでだろう？ほかの子が気にするから？そんなこと気にする？
この当時 この園はお弁当の持ち込みに対して非常に消極的な姿勢でしたがお弁当の持ち込みがOKな時期もあったそうです
事情があり食べられないものがある
きょうねーおともだちとお泊まり保育のおはなししたんだよー
集団生活の中で特に学生のうちは苦労しそうな予感がします
想像
お泊まり保育とは幼稚園年長の夏休みに行われる宿泊行事です
もしもし相川です
ムスメさんですがお泊まり保育のご参加はご遠慮ください
ええっ……どうしてですか？

ご購入作品名

■この本をどこでお知りになりましたか？

□書店（書店名 ）

□新聞広告 □ネット広告 □その他（ ）

■年齢 歳

■性別 男 ・ 女

■ご職業

□学生（大・高・中・小・その他） □会社員 □公務員

□教員 □会社経営 □自営業 □主婦

□その他（ ）

ご意見、ご感想などありましたらぜひお聞かせください。

ご感想を広告等、書籍のPRに使わせていただいてもよろしいですか？

□実名で可 □匿名で可 □不可

一般書共通

ご協力ありがとうございました。

郵便はがき

おそれいりますが
切手を
お貼りください

102-8519

東京都千代田区麹町4−2−6
株式会社ポプラ社
一般書事業局　行

お名前	フリガナ	
ご住所	〒　　-	
E-mail	@	
電話番号		
ご記入日	西暦　　年　　月　　日	

上記の住所・メールアドレスにポプラ社からの案内の送付は必要ありません。□

※ご記入いただいた個人情報は、刊行物、イベントなどのご案内のほか、お客さまサービスの向上やマーケティングのために個人を特定しない統計情報の形で利用させていただきます。

※ポプラ社の個人情報の取扱いについては、ポプラ社ホームページ（www.poplar.co.jp）内プライバシーポリシーをご確認ください。

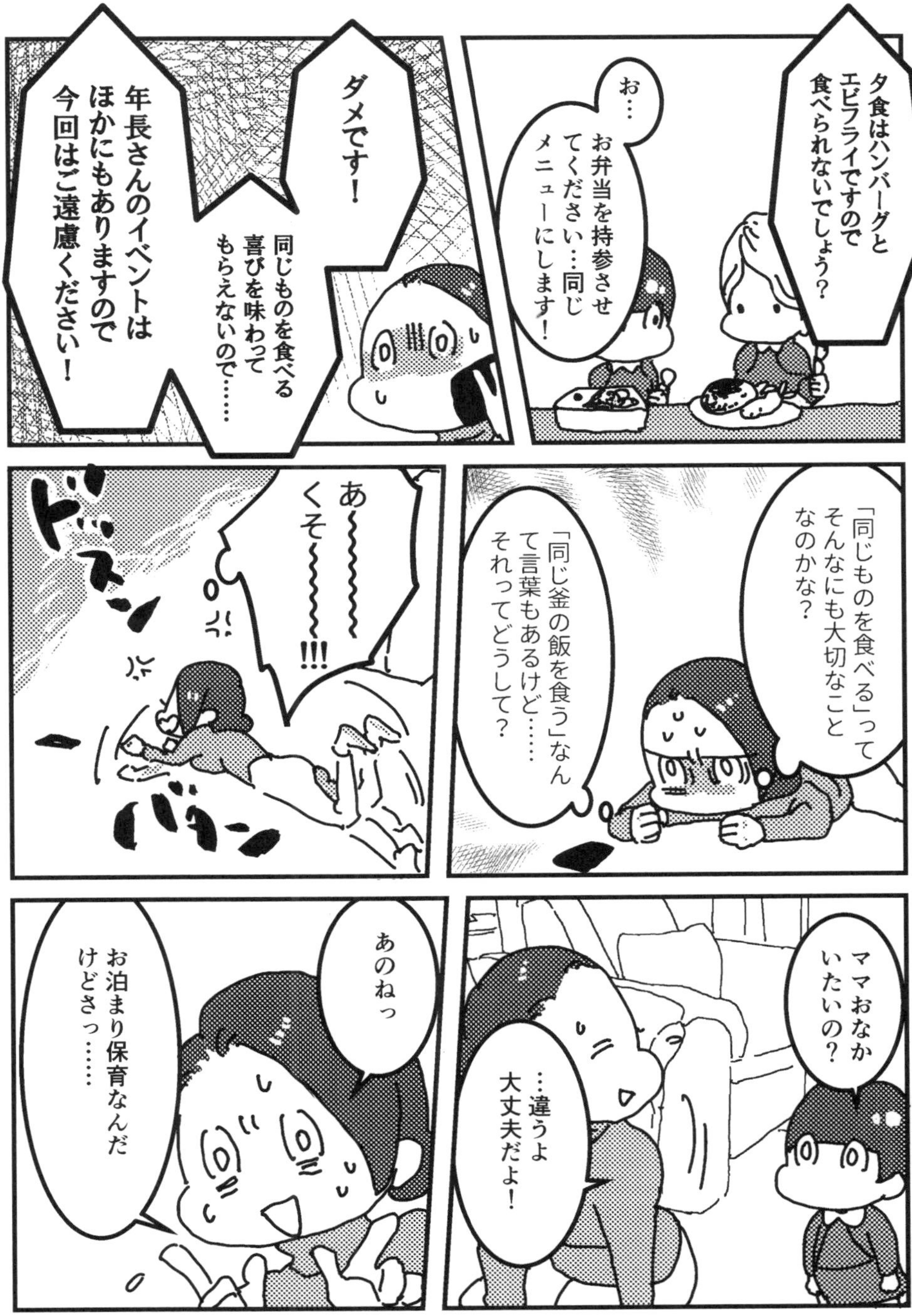
夕食はハンバーグとエビフライですので食べられないでしょう？
お…
お弁当を持参させてください…同じメニューにします！
ダメです！
同じものを食べる喜びを味わってもらえないので……
年長さんのイベントはほかにもありますので今回はご遠慮ください！
「同じものを食べる」ってそんなにも大切なことなのかな？
「同じ釜の飯を食う」なんて言葉もあるけど……それってどうして？
あ〜〜〜くそ〜〜〜!!!
ドスン
バタン
ママおなかいたいの？
…違うよ大丈夫だよ！
あのねっ
お泊まり保育なんだけどさっ……

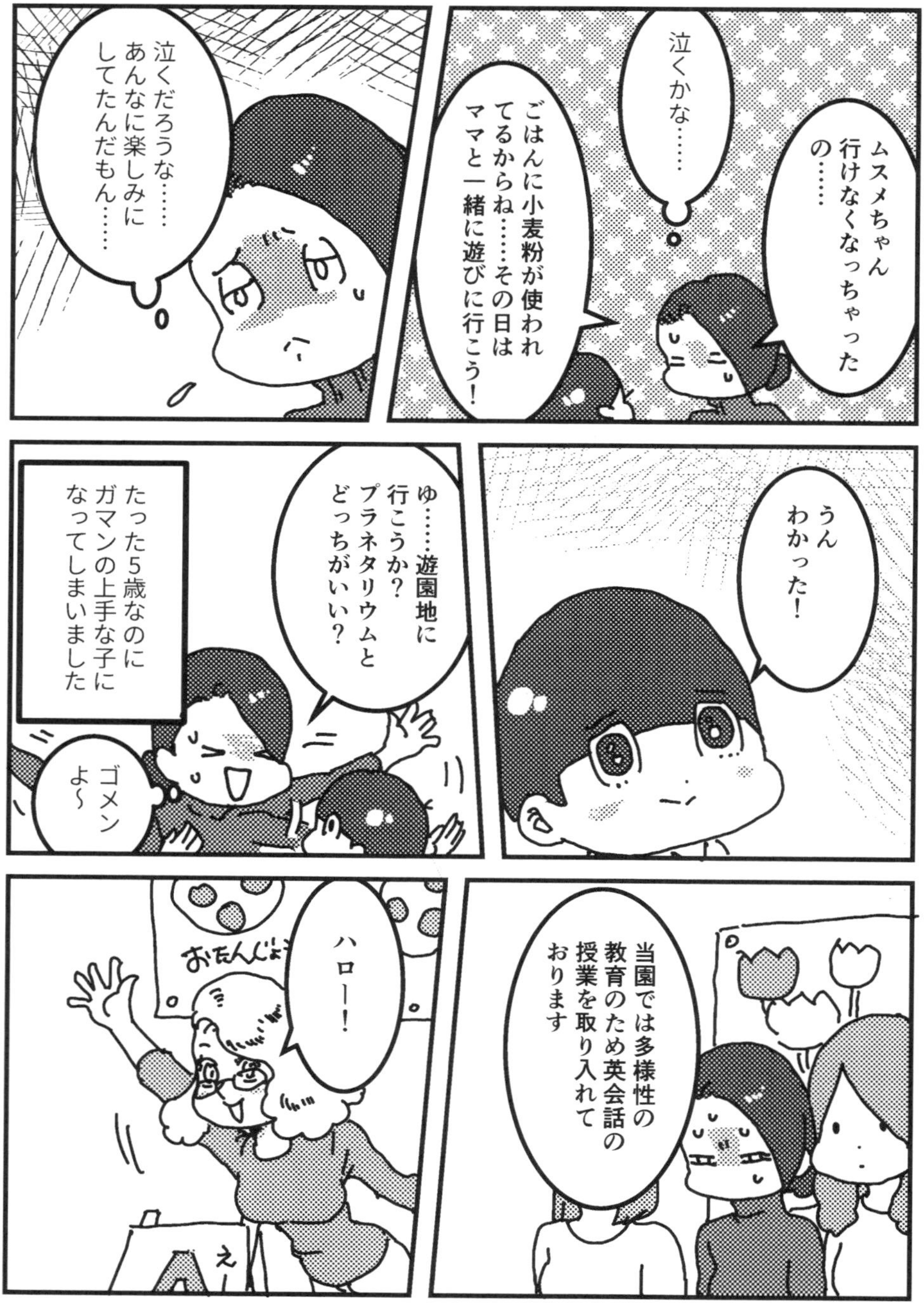
ムスメちゃん行けなくなっちゃったの……
泣くかな……
ごはんに小麦粉が使われてるからね……その日はママと一緒に遊びに行こう!
泣くだろうな……あんなに楽しみにしてたんだもん……
うん わかった!
ゆ……遊園地に行こうか? プラネタリウムとどっちがいい?
たった5歳なのにガマンの上手な子になってしまいました
ゴメンよ〜
当園では多様性の教育のため英会話の授業を取り入れております
ハロー!

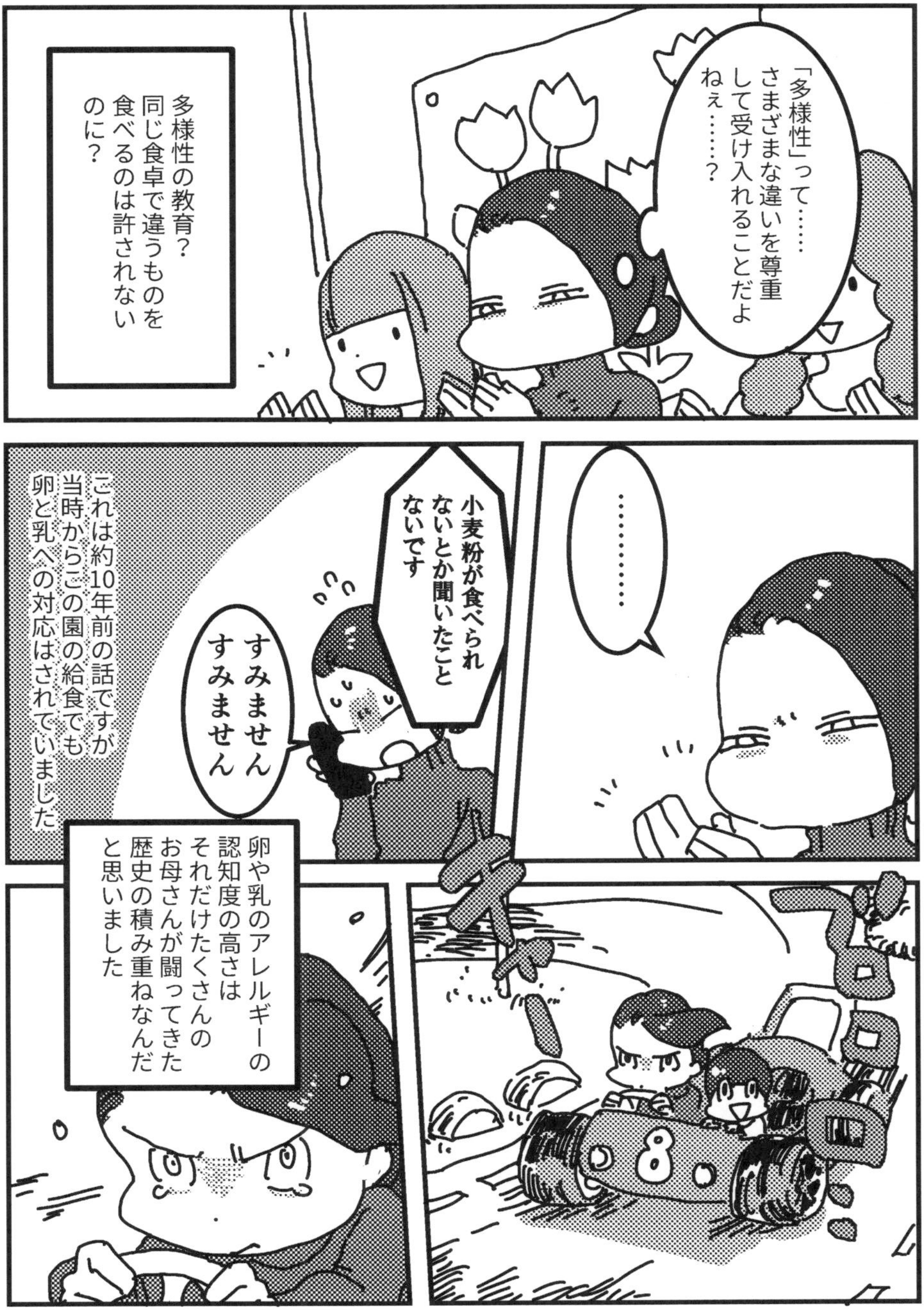
「多様性」って……さまざまな違いを尊重して受け入れることだよねぇ……？
多様性の教育？同じ食卓で違うものを食べるのは許されないのに？
…………
小麦粉が食べられないとか聞いたことないです
すみませんすみません
これは約10年前の話ですが当時からこの園の給食でも卵と乳への対応はされていました
卵や乳のアレルギーの認知度の高さはそれだけたくさんのお母さんが闘ってきた歴史の積み重ねなんだと思いました

幕内秀夫先生対談

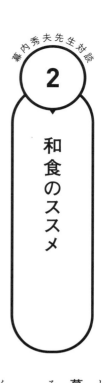

2 和食のススメ

「子どもはカレーやハンバーグが好き」——なわけではない!?

相川　小麦粉断ちをするまでは忙しいときは冷凍うどんやお好み焼きを作ったり、とんかつやコロッケを買ってきたりしていたのですが、そういったことができなくなって、仕事と育児を両立しながらどうやって毎日の食事を準備したらいいのか、わからなくなりました。

私の頭の中に、食卓のイメージというか、食事はこうでないといけないという思い込みのようなものがあったんです。ごはんがあって、ある程度ボリュームのあるメインの料理があって、汁物、副菜があって……という、いわゆる一汁二菜というか。

幕内　真面目なお母さんほど、あなたと同じように悩みます。ごはんと味噌汁と焼き魚でいいんですよ。

第3話の「小麦粉をやめてみたら…」の中で、娘さんが、「お魚あきた〜」と言っていますね。もしかすると、これは相川さんご自身の声じゃない？

相川　いえ、このときはたしかに娘も、飽きたと言っていました。ただ、「お魚に飽きた」というよりは、唐揚げやシチューなどのパンチの利いた高脂肪の献立がほとんどなくなり、煮物や焼き魚、煮魚など淡白なものが増えたので、物足りなかったという可能性はあります。当時4歳の子が言語化したことなので。

幕内　そのすぐあとのコマで、洋食・洋菓子が食べられないことに対して相川さんが「ずっと続けるのはかわいそうかも」と言っていた。もちろんそういう気持ちもあるでしょう。否定はできません。ただ、あれもね、子どもじゃなくて相川さんご自身の価値観が大きいんです。親が子どもを同一視して、「子どももそうなんだ」と思うことは食事のことであってもそうでなくても、大変危険なことだと思いますよ。

私は保育園やこども園の給食のアドバイスもしています。毎日のおやつはほとんどおにぎりにし、菓子類は特別な日だけにします。そうすると、保育士さんから「毎日おにぎりではかわいそうだ」という声が上がることがあります。その場合、保育士さんには別にお菓子を出すようにします。そうすると、「子どもがかわいそうだ」という声は出なくなります。子どもが言ってるんじゃない。保育士さんの本音なんです。

相川 そういうものでしょうか。子ども向けのアニメや絵本にも、オムライスやカレー、パン、ドーナツ、ケーキなどがたくさん登場します。娘も4歳の時点で、そういうものが好きでした。

幕内 「好きか嫌いか」と言ったら、お子様ランチを見てもわかるように子どもは高脂肪、高糖質（砂糖）の食べ物は大好きです。娘さんがそういうものが好きだったのは、早い段階でそういう味を教えちゃったからですよ。親が子どもに教えなければ、日常的にパンやパスタが食べられないことはかわいそうでもなんでもないです。

「子どもはこういうものが好きなはず」と思って、小さい頃にそういった油と砂糖のたくさん入った食事を与えているから好きになる。これは、お母さんの価値観で子どもを巻き添えにしているようなものです。もし、実際に好きだとしても、子どもはある一定の期間を超えれば乗り越えられるし、すぐに慣れます。

相川 たしかに、今、娘は和食が続いても、パン食がしばらく出なくても大丈夫になっています。

幕内 「和食」と肩肘張らずに、ごはん中心の食生活にすればいいことなんです。ごはんが食べられないお子さんはめったにいませんから、難しい話ではありません。でも、たまには、パンやパスタも食べたい。そのときは、米粉などで代替の料理を作ってやればいいんです。ただし、その手間やお金がかかりすぎるようなら作りすぎです。グルテンを除くのはいいですが、結果的に砂糖や油まみれの食事を続けることになってしまうので別の健康問題に繋がる可能性があります。

相川　なるほど……。小さい頃から、日常的にそうした食べ物が出なければ、「特別な日に食べるもの」だと思えるでしょうね。

幕内　グルテンの問題は、直接的な問題があるから重要です。できればもう一歩踏み込んで、お子さんの全身の健康への影響も考えることが大事だと思います。

砂糖は酒やたばこと同じ依存性の強い「麻薬」のようなもの

相川　私は今、40代前半ですので、私の子どもの頃にはすでにオムライスやカレーなどの洋食は、ハレの日の食事ではなく、日常の食事として食卓に並ぶようになっていました。パンもそうですね。

マンガにも登場する60代の私の母、またこの世代の人としてはハイカラなんですけれども、80代の祖母も昔からパンが大好きでした。だからでしょうか、私がパンを食べないようにすると言ったとき、母は「栄養バランスが偏る」「私はパンが好きだからいくら健康のためと言われてもやめられない」と言っていました。

幕内　相川さんもおばあちゃんも、お酒とたばこ、やらないでしょう？

相川　はい、どちらもまったく嗜《たしな》みません。

幕内　長年多くの人の食事相談をしていた経験から言えば、お酒とたばこをやらない人のほうが、パン好きなことが圧倒的に多いのです。

理由は簡単で、パンには砂糖がたくさん含まれているから。お酒やたばこをやる人は、それが日々の快楽になっていますが、やっていない人にとっては、砂糖の入ってるパン食が日々の楽しみ、スイーツとなるのです。米が主食の日本でこれだけパン食が普及した理由は、価格的なことももちろんあるけれど、それよりも、味覚的なことでしょう。お米と違って、砂糖が多いから、依存的になるのです。「いくら健康のためと言われてもやめられない」というのはまさにアルコールやたばこがやめられない人の話と同じなんです。

相川　パンそのものに依存性があるのですね。

幕内　ほとんどの人は気付かずに食べていると思うけど、パンに使われる砂糖の量は、どんどんスイーツと変わらなくなっています。

パンを自分で焼く人はその理由を知っているはずです。パンは小麦粉だけでも発酵して膨らみますが、砂糖を使うとより発酵が進みやすくなるんです。また、砂糖は保湿剤としての働きもあります。最近のパンがしっとりしているのも、砂糖の働きが大きいんです。メイラード効果といって、パンを焼いたときに香ばしい風味と焼き色をつけるのにも砂糖は重要な役割をします。ですから、食事として扱われている食パンやバターロール、クロワッサンなどは、スイーツ好きの人の免罪符になっていると思うのです。これらを毎日食べている人が、急に本気で全部断とうとしたら禁断症状が出る可能性があります。

相川さんの年代ではそういう人は少なくないと思います。だから、最近は「やめましょう」ではなく、「常食はやめましょう」と言わざるを得なくなっています。

相川　私はアメリカに長く住んでいたのですが、向こうのパンって、酸っぱいようなしょっぱいような味でした。だから帰国してからは、日本のパンはなんておいしいんだろう！　と思っていましたが、砂糖の分量が違うのでしょうね。

幕内　マクドナルドやサブウェイなどの世界的にチェーン展開している店のメニューも、日本で販売するパンはやわらかめにしているそうです。

日本でも、私が子どもの頃の学校給食のコッペパンには砂糖が入っていませんでした。だからジャムやピーナッツバターをつけないと喉を通りにくかったんです。

それが、どんどんパンに含まれる砂糖の量が増え、今やスイーツと区別がないほどふわふわで、何もつけなくても甘い。スーパーやコンビニではジャムの売り場は昔より縮小されています。

相川　たしかに。アメリカ人は必ずと言っていいほどピーナッツバターやジャムと一緒にパンを食べていました。ＰＢ＆Ｊ（ピーナッツバターとジャムのサンドイッチ）はアメリカの定番人気メニューです。

現代人を蝕む、「情報過食症」という病気

幕内　38ページの1コマ目に描かれている、お子様ランチのような食事も、砂糖と油がたっぷりですからね。

相川　小麦断ちをはじめてからもう10年ほどになるので、今はそういった選択肢がないことにも慣れて、お野菜の煮物でボリュームを出すことも覚えたんですが、そのときに幕内先生が推薦されている、「ごはんと、丁寧におだしを引いたそれひとつで満足できるお味噌汁とお漬物」という食事のイメージが頭にあれば、食事の切り替えがスムーズにいったんじゃないかと思いました。

それまで持っていた「毎日違うものを作らなければ」「たくさん食べてもらうために味を変えなければ」という固定観念。月曜が和食だったら火曜は洋食、ときどき中華も入れて……というようなバリエーションを持たせないといけないというのは、レシピ本やテレビの料理番組の影響も大きいと思います。内なる欲望というよりは、外からの影響によって「イメージ」が作られていったというか……。

幕内　その通りです。「情報過食症」と私は呼んでいるのですが、その最大の要因は、教育にあります。もちろん本やテレビの影響もあるでしょう。毎日ごはんと味噌汁を紹介していたら成り立たないから目新しいものがどんどん出てきます（笑）。

ただ、それらは、あとから出てきたもので、その根っこにあるのは「教育」です。昭和30年頃からはじまった「栄養改善普及運動」。その象徴が昭和33年に提唱されるようになった「6つの基礎食品」です。そこから若いお母さん方は、子どもにいろいろな食品を食

べさせなければならないと考えるようになり、苦労するようになりました。私は昭和28年生まれですから、母親はこの影響をほとんど受けておらず「バランス」なんて考えませんから、そんなに苦労はしていません。

学校給食は本当に理想的なのか？

相川　私が最初にＳＮＳで、小麦粉を避けて生活しているということを書いたときに、「そのせいで子どもが栄養バランスのいい給食が食べられなくなるのは問題なんじゃないか」という意見をいただいたんです。給食＝バランスのいい食事というイメージをお持ちの方が多いんでしょうね。だから、給食でよく出てくるパンを食べないというのは健康に悪い……と。

幕内　以前、私が『変な給食』（２００９年）という本で、パンを減らしてごはん中心の給食にしようと提案したときにも、いちばん多かった反論が「ごはんばかりでパンを食べないと栄養バランスが悪くなる」というものでした。

ある時期、文部省（当時）がこれからは国際化の時代だからと各国の食文化を給食に取り入れようと言ったことがありました。いろんな国の食べ物を食べることは、いろんな国への理解を深めることに繋がると。ただし、「自国の食文化も語れない子どもを育てることのどこが国際化なのか？」という批判を受けるようになって最近は耳にしなくなってきましたね。私は先の本で、菓子パンやラーメンを食べさせることのどこが国際化なんだと批判をしました。

朝もパン食の子が多いわけで、下手すると１日３食小麦食になってしまう子どもがいるからです。あれから10年以上が経って、随分、米飯給食は増えてきました。特に、保育園、こども園は変わってきています。

相川　給食に対して、過剰なほどの信頼を持っている人がいますよね。お肉、お魚、炭水化物、野菜……ひとつひとつの食材をばらして考えていけば、各国のテイストを取り入れずに毎日ごはんの和食献立でも、栄養バランスはとれるはずです。幕内先生の本には、一日に何品目、野菜何g摂ればいいと言うが、本当に人間にどれくらい必要なのかは実はわかっていない旨が書かれていましたね。なのに、野菜を食べさせなさいと言われるし、小麦が食べられないだけで栄養が偏ると言われる。私たちの場合、小麦を食べないことで健康が得られこそすれ、不健康になってはいないので、小麦が食べられないことがそんなに大層なことなのかな、とも思いますね。

幕内　先に紹介した『変な給食』を出した際も、「一主婦ですが」と言う業界の声がありましたね。

栄養改善普及運動が盛んになったのは昭和30年代です。官民学が一体となってその運動を進めてきて、今の60～70代は、特にその教育を強く受けているから、根深いのです。

また、その世代に育てられた子ども……つまり、相川さん世代にもその考えから離れられない人がいてもおかしくはないわけです。当時の定説だった、母乳より粉ミルクがいい、断乳のすすめ（乳離れは早いほうがいい）からはじまって、月齢別離乳食、果汁・牛乳などの離乳準備食などが勧められてきました。今や、そのほとんどを厚生労働省は否定しています。しかし、こうした教育を受けて、この通りに子どもを育ててきた母親が山ほどいるわけですから、その呪縛から解放されるには時間がかかります。小麦をはじめとして、何かを食べないことへの批判は、このあたりの間違った教育が背景にあるのでしょう。

「子どもの食事」などいらない

相川　私は小麦をやめて体調がよくなったので、不健康になるという心配はしなかったのですが、娘が、「ほかの子と同じものを食べられない」ことは気がかりでした。だから積極的に代替品を作ったのですけれど、やはり手間がかかるし大変ですから、パンやケーキを作るのは、今は本当に稀です。私は本職が通訳ですので、あちこちに出張に出ます。2週間以上にも及ぶ長い出張から帰ってきたときに、よく頑張ったね、ご褒美だよ……と米粉パンを焼くことはあります。あとは誕生日やクリスマスくらいですね。そういう意味では、幕内先生のおっしゃる「日常の食事」と「たまの楽しみ」が自然と作られていったように思います。

幕内　似たような話があります。「子どもの食事なんて苦労しなかったわよ」と言うお母さんがいます。聞いてみると、子どもが5人もいるから、離乳食、離乳準備食だ、バランスだなんて、考える暇がなかったというんですね。相川さんも仕事があったから、結果的に「いい加減」になっていたんだと思いますね。

相川　小麦断ちをはじめたとき、4歳だった娘は現在（2023年）は14歳です。和食中心の献立にはもうすっかり慣れて、かつては頻繁に食べたがった洋食も「たまの楽しみ」で満足しているようです。

幕内　私は昭和28年生まれだから、あなたのご両親と同じくらいかな。スーパーマーケットもコンビニもない時代です。野菜は八百屋、魚は魚屋、肉は肉屋に買いに行く。電気炊飯器も家庭用冷蔵庫もない。その頃に子どもの食事に悩み、苦労したお母さんなんていませんでした。なぜなら「子どもの食事」なんて概念がなかったから。子どもは、親が作ったものの中から食べられるものを食べていただけなんです。春先になると、山菜やたけのこなどあくの強い野菜が増えるから、それが苦手な子どもは食べられない。じゃあ、ごはんと味噌汁を食べよう。それに対して、親はなんとも思わなかった。空腹さえ満たせればいい。それが当たり前だったんです。家電製品の普及、高度成長期の家庭の在り方、栄養改善普及運動、雑誌やテレビの影響などがあって、食事に対する考え方はこの数十年でガラリと変わったといえるでしょうね。

相川　日本の女性の睡眠時間ってすごく短いっていいますよね。ある調査によれば、世界で最も眠れていないとか。それくらい、日本の女性は忙しい。にもかかわらず、食事はバランスを考えないといけない。一頃は、「1日30品目食べよう」といわれていたり。朝食もお弁当もちゃんと作らないといけないから早起きする。専業主婦はほんのひとにぎりで、仕事もしなきゃいけなくて、睡眠を削るしかない……と。

幕内　昔は子どもの弁当だって、おにぎりだけ持たせるのが当たり前、中に鮭や梅干しが入っていれば十分でした。それが、弁当箱に小さいおにぎりや色とりどりのおかずを入れ……しまいには「キャラ弁」まで登場しました。

私が食事についてアドバイスしているこども園には、週3回はNOおかずデーとして、おにぎりだけの日を設けているところがあります。弁当作りにお母さんが疲弊していると園長から相談され、「週1回でもいいから、おにぎりだけのおかずなし弁当の日を作りなさい」とアドバイスしたんです。

その結果、NOおかずデーの日でも子どもたちは元気いっぱい。なんの問題も起きていません。そして、家庭の食事もシンプルに変わってきたといいます。

ただ、私が言いたいのは、お母さんがラクをするための提案ではないということ。あくまでも、「子どもの食事というのはこういうものでいいんだよということを知ってもらうための取り組み」です。全国でかなり実施する施設が増えてきました。

相川　小麦断ちをはじめてから、自分が正しい食事だと思っていたものが根拠のない思い込みからきていたんだと知りましたが、今回こうしてお話をして、改めて「栄養バランスってなんなのか？」と考えるようになりました。

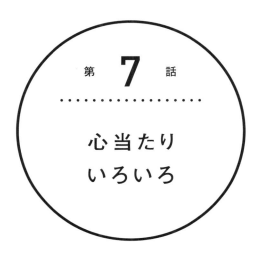

第7話

心当たりいろいろ

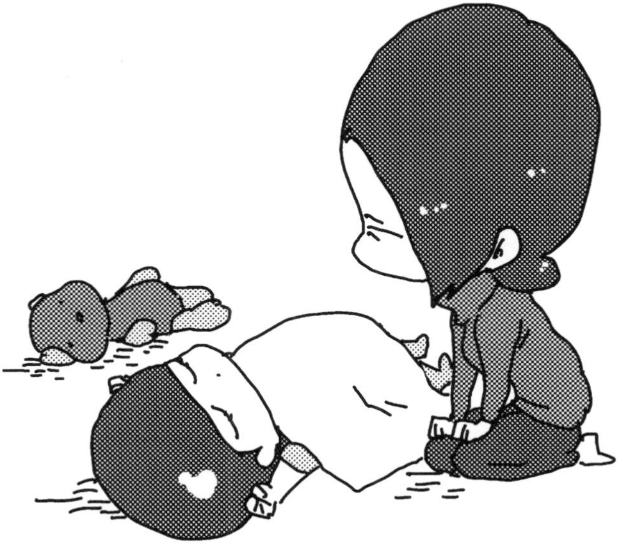

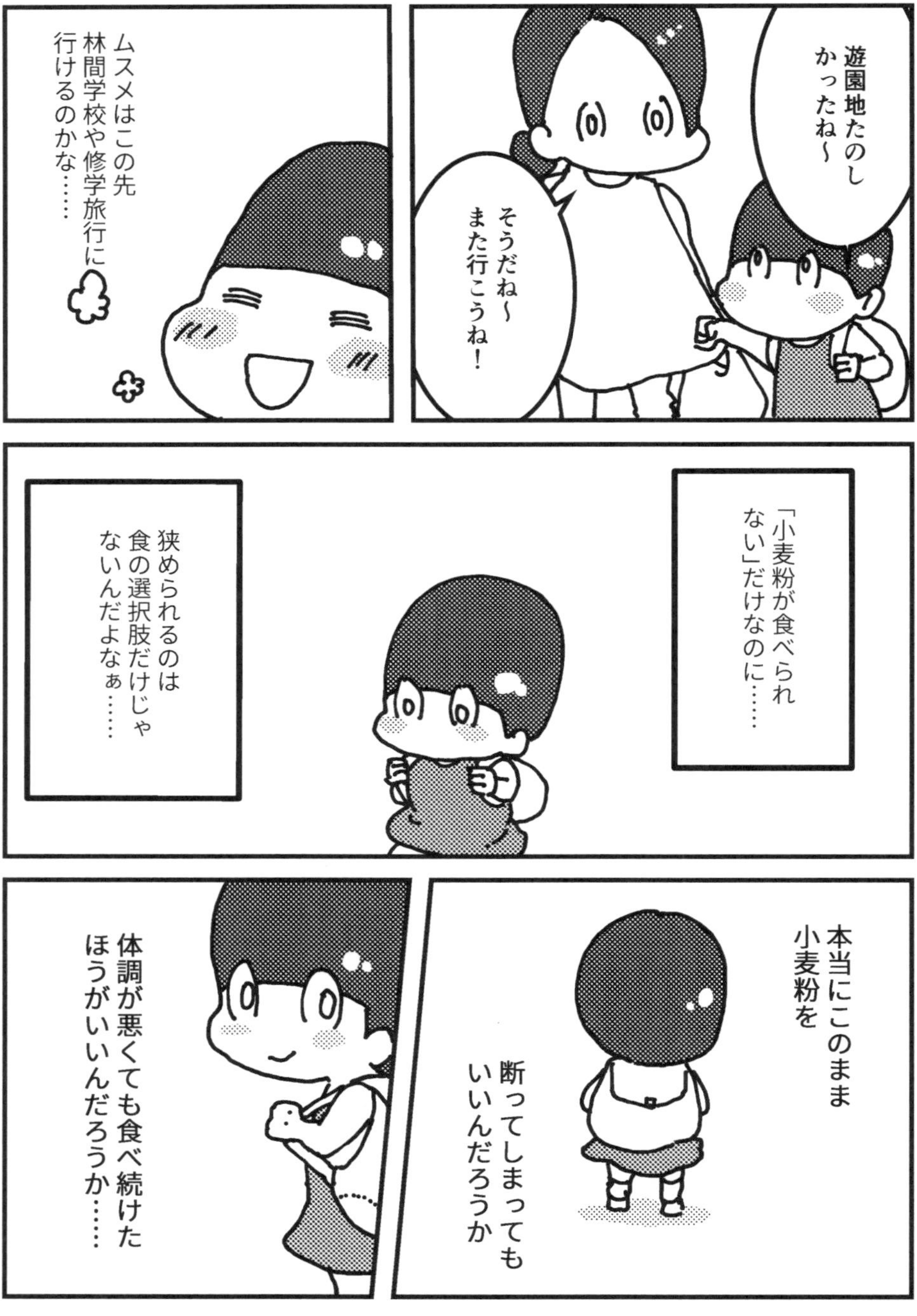
遊園地たのしかったね～
そうだね～また行こうね！
ムスメはこの先林間学校や修学旅行に行けるのかな……
「小麦粉が食べられない」だけなのに……
狭められるのは食の選択肢だけじゃないんだよなぁ……
本当にこのまま小麦粉を
断ってしまってもいいんだろうか
体調が悪くても食べ続けたほうがいいんだろうか……

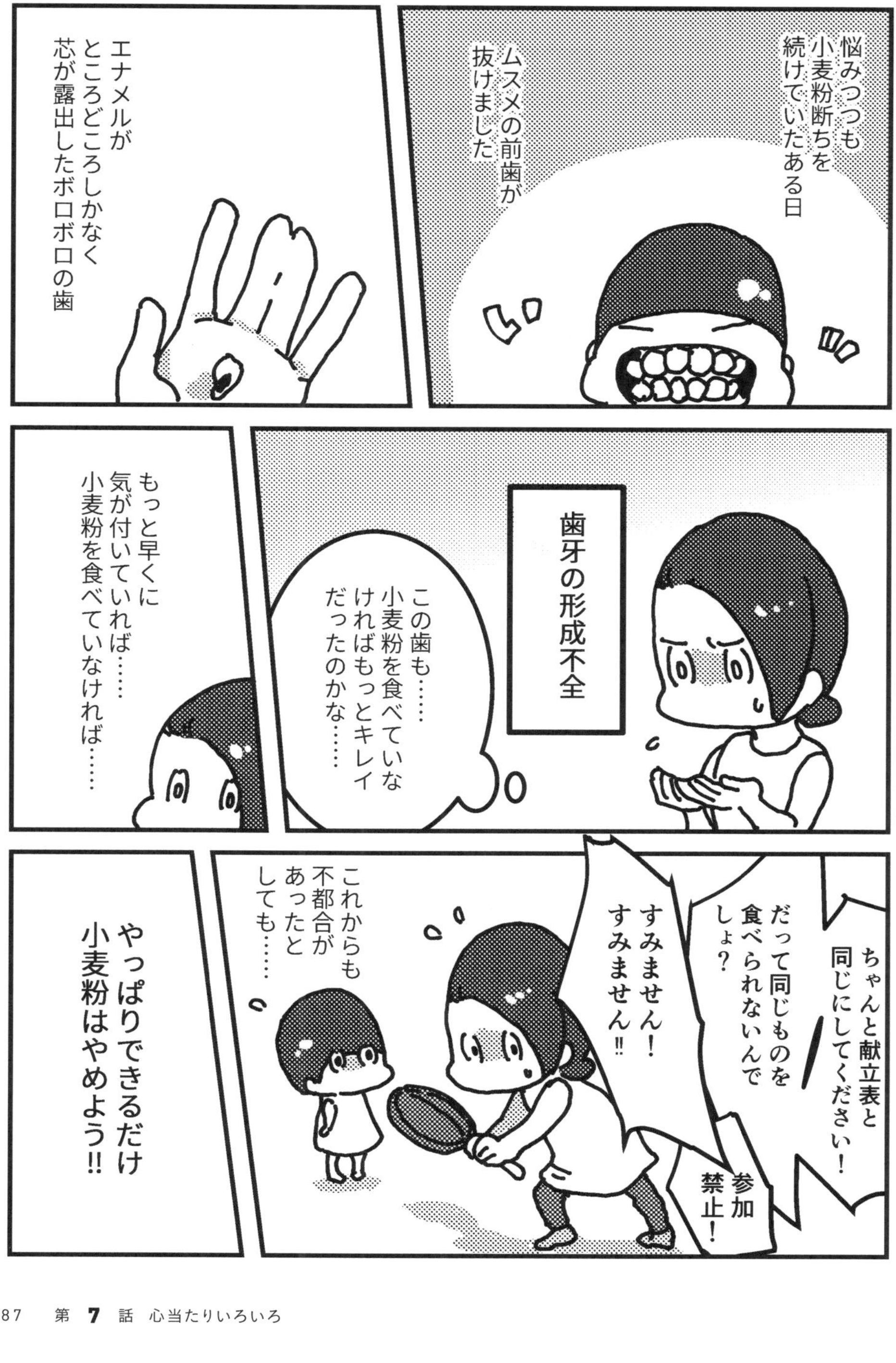
悩みつつも小麦粉断ちを続けていたある日
ムスメの前歯が抜けました
エナメルがところどころしかなく芯が露出したボロボロの歯
歯牙の形成不全
この歯も……小麦粉を食べていなければもっとキレイだったのかな……
もっと早くに気が付いていれば……小麦粉を食べていなければ……
ちゃんと献立表と同じにしてください!
だって同じものを食べられないんでしょ?
参加禁止!
すみません!すみません!!
これからも不都合があったとしても……
やっぱりできるだけ小麦粉はやめよう!!

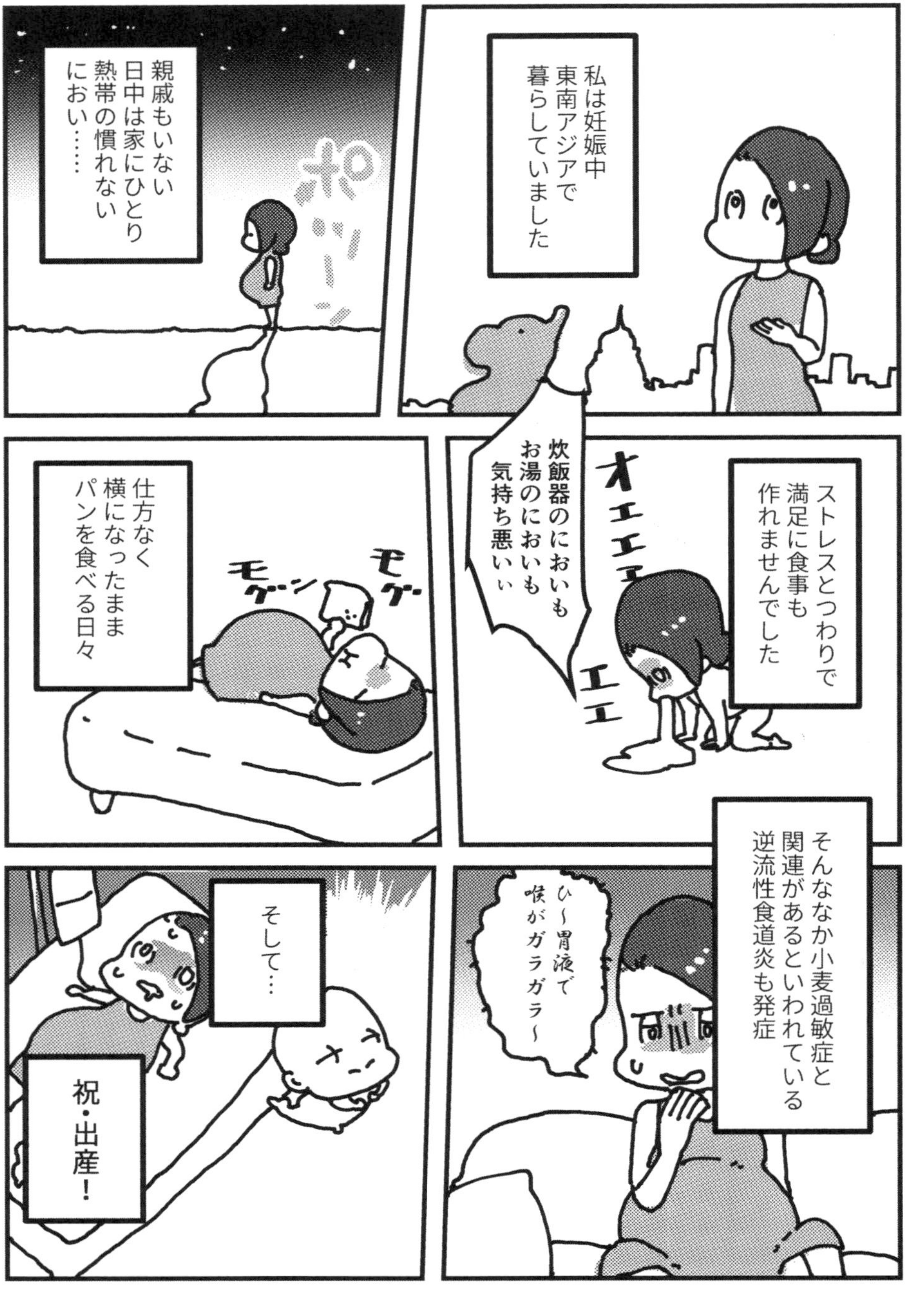
私は妊娠中
東南アジアで
暮らしていました
親戚もいない
日中は家にひとり
熱帯の慣れない
においい……
ストレスとつわりで
満足に食事も
作れませんでした
オエエエエ
エエ
炊飯器のにおいも
お湯のにおいも
気持ち悪いぃ
仕方なく
横になったまま
パンを食べる日々
そんななか小麦過敏症と
関連があるといわれている
逆流性食道炎も発症
ひ～胃液で
喉がガラガラ～
そして…
祝・出産！

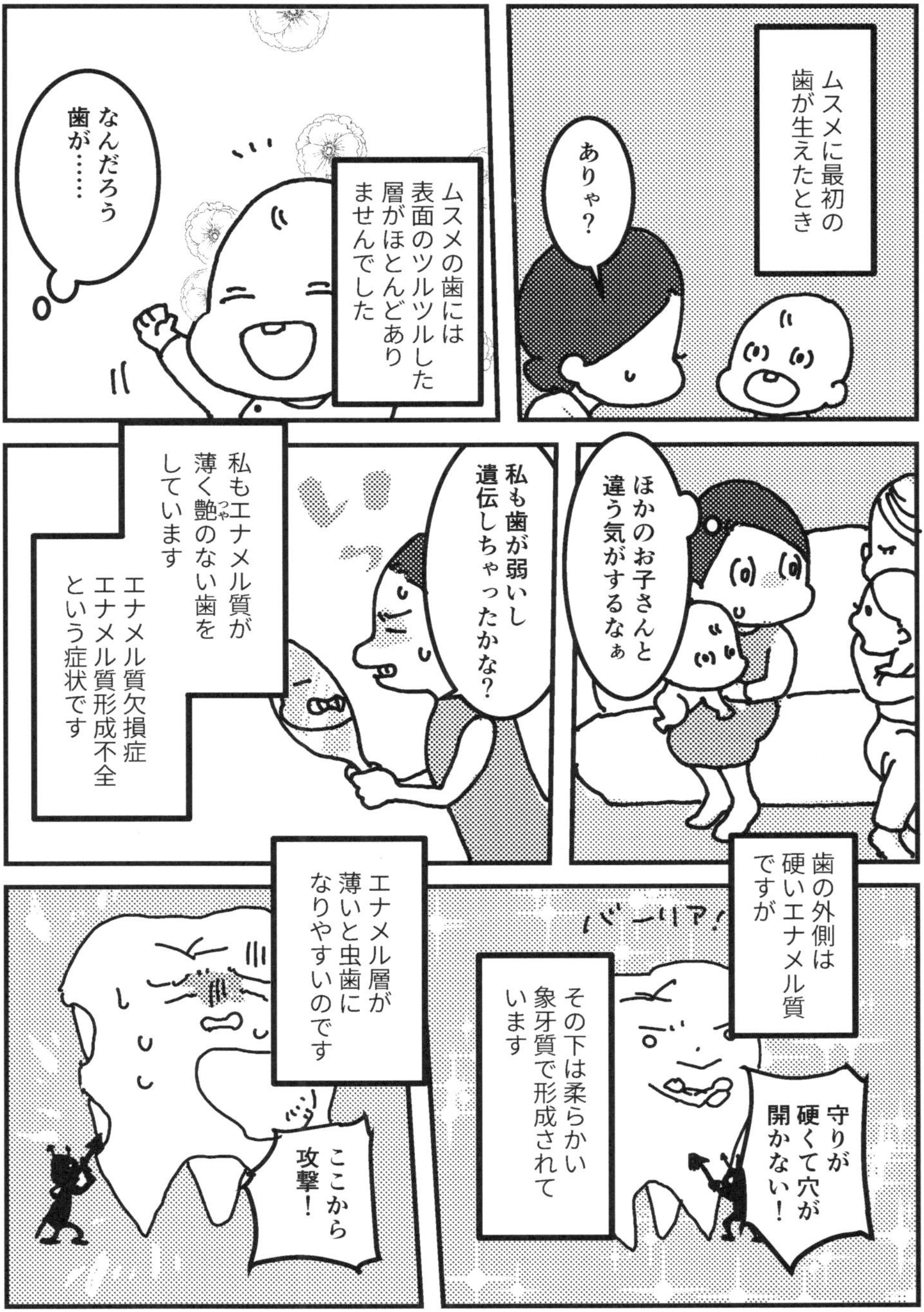

ムスメに最初の歯が生えたとき
ありゃ?
ムスメの歯には表面のツルツルした層がほとんどありませんでした
なんだろう歯が……
ほかのお子さんと違う気がするなぁ
私も歯が弱いし遺伝しちゃったかな?
私もエナメル質が薄く艶《つや》のない歯をしています
エナメル質欠損症 エナメル質形成不全という症状です
歯の外側は硬いエナメル質ですが
バーリア!
その下は柔らかい象牙質で形成されています
守りが硬くて穴が開かない!
エナメル層が薄いと虫歯になりやすいのです
ここから攻撃!

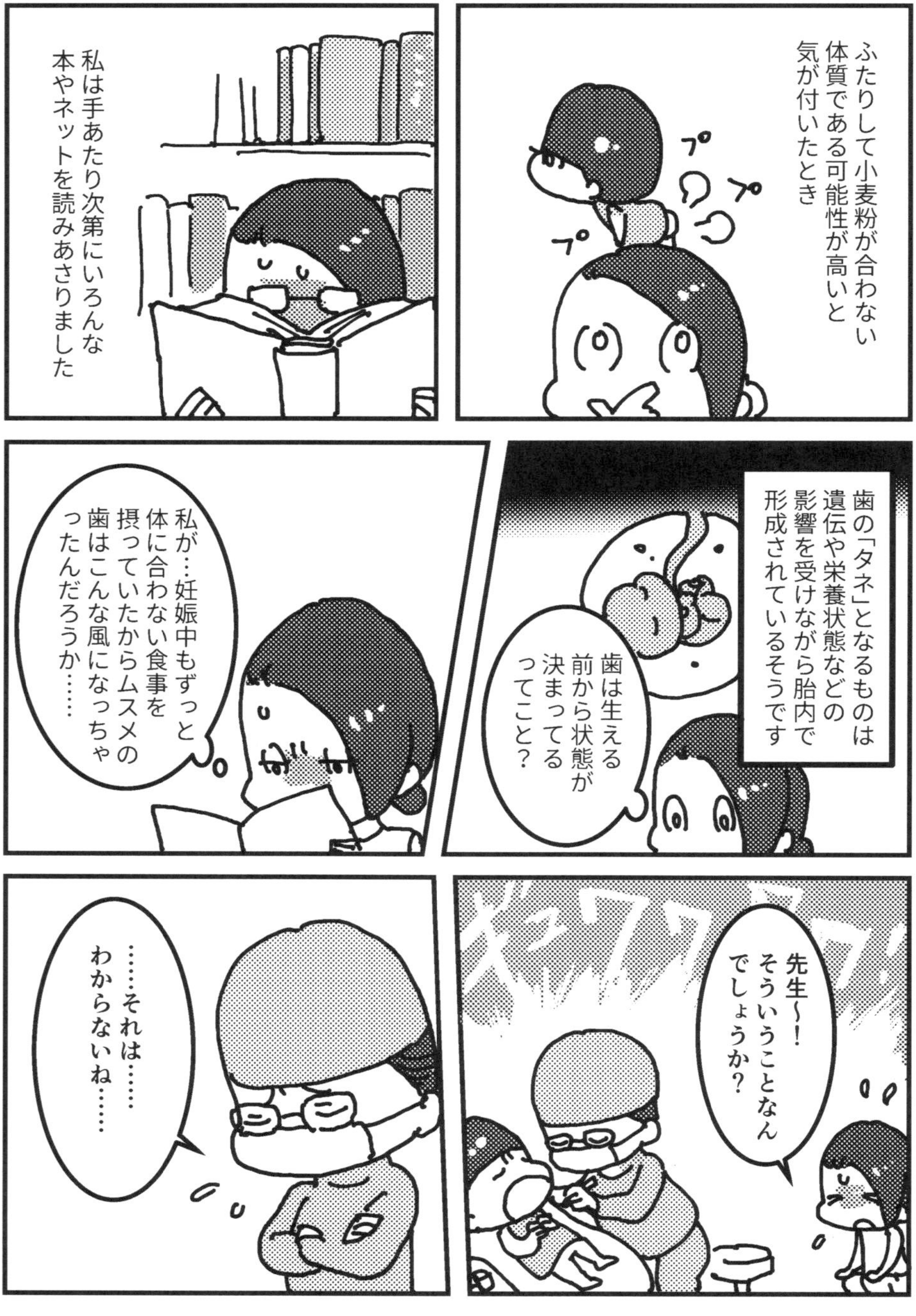
ふたりして小麦粉が合わない体質である可能性が高いと気が付いたとき
プ
プ
プ
私は手あたり次第にいろんな本やネットを読みあさりました
歯の「タネ」となるものは遺伝や栄養状態などの影響を受けながら胎内で形成されているそうです
歯は生える前から状態が決まってるってこと？
私が…妊娠中もずっと体に合わない食事を摂っていたからムスメの歯はこんな風になっちゃったんだろうか……
先生〜！そういうことなんでしょうか？
……それは……わからないね……

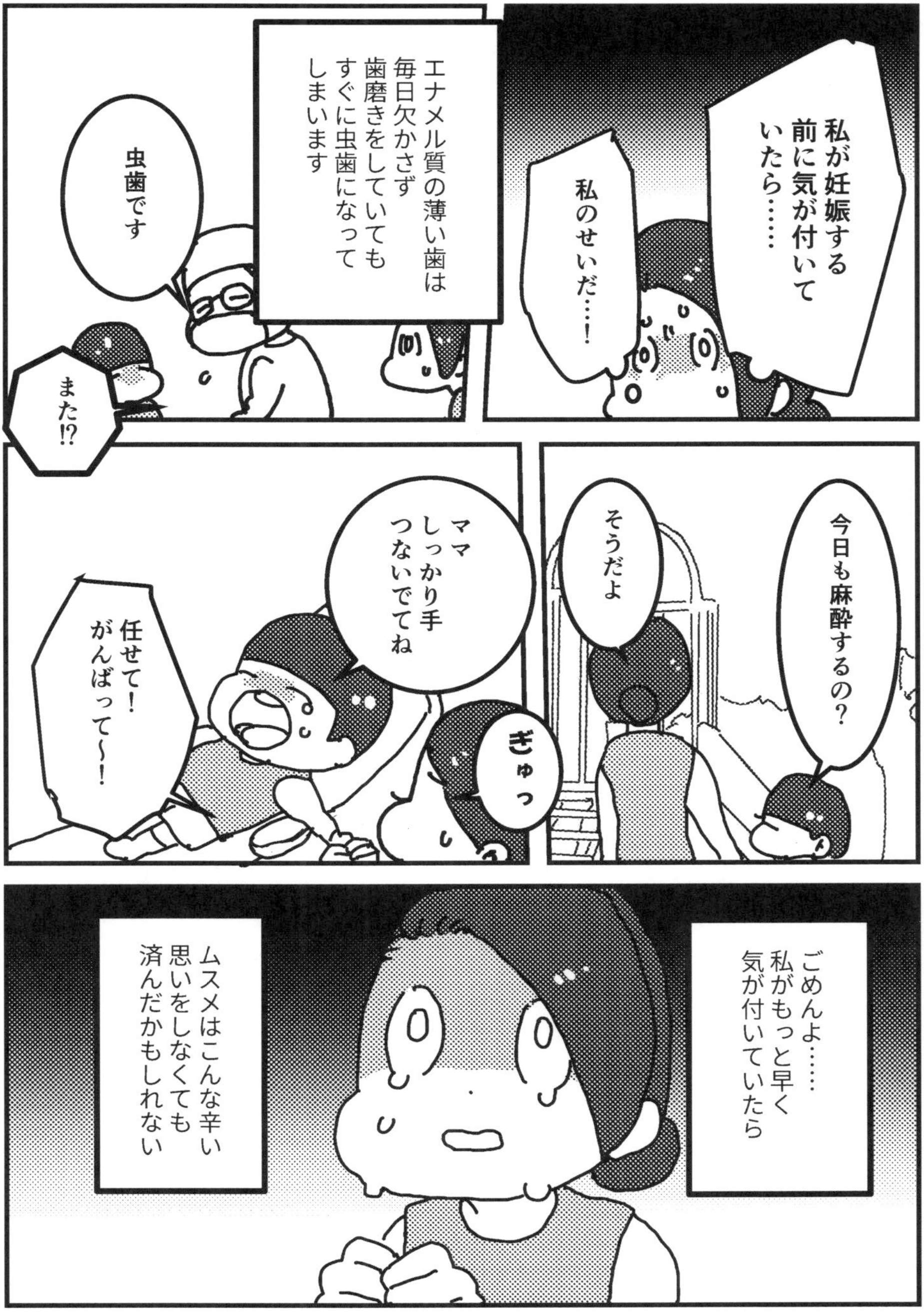
私が妊娠する前に気が付いていたら……
私のせいだ……!
エナメル質の薄い歯は毎日欠かさず歯磨きをしていてもすぐに虫歯になってしまいます
虫歯です
また!?
今日も麻酔するの?
そうだよ
ママしっかり手つないでてね
ぎゅっ
任せて!がんばって〜!
ごめんよ……私がもっと早く気が付いていたら
ムスメはこんな辛い思いをしなくても済んだかもしれない

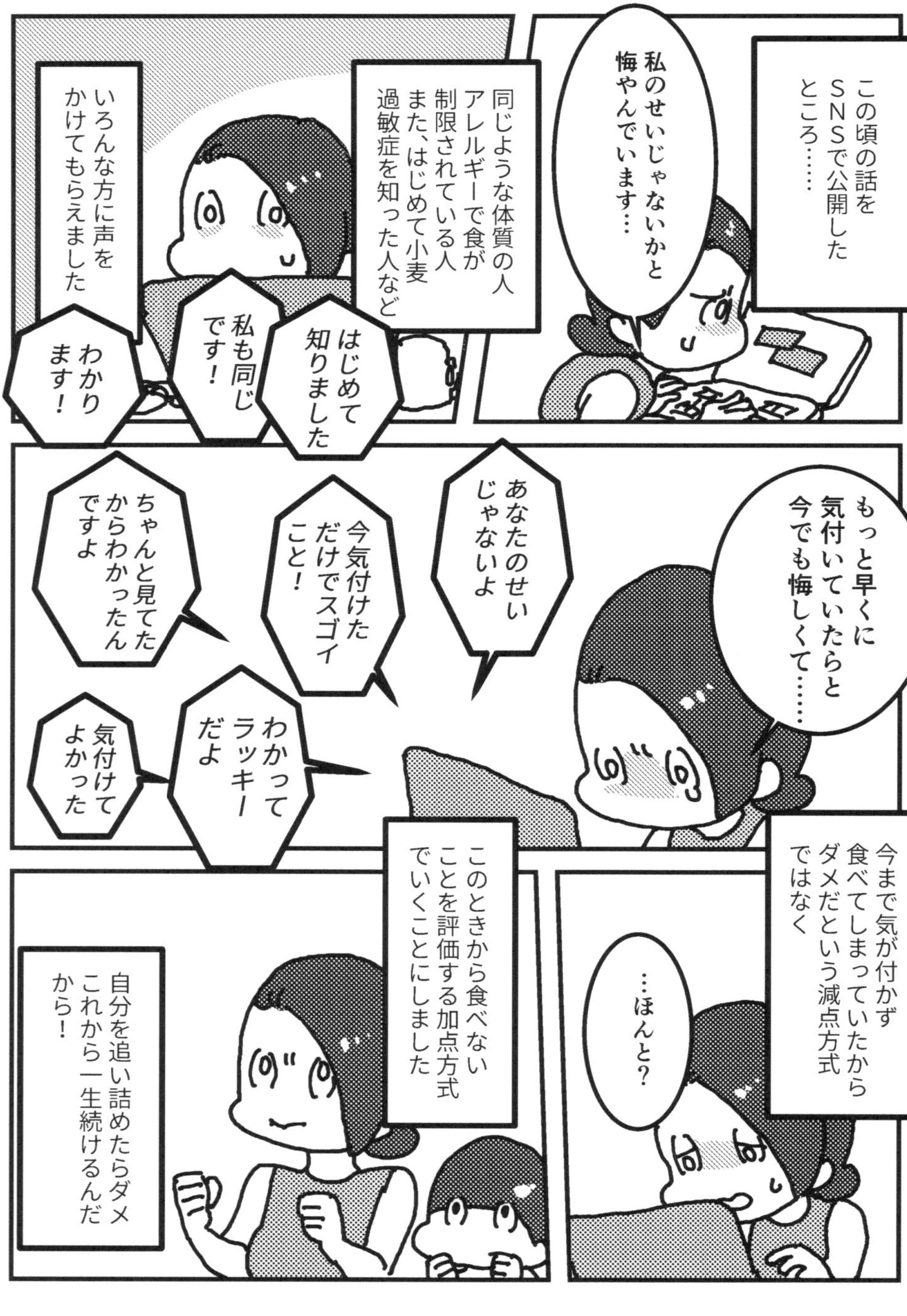
この頃の話をSNSで公開したところ……
私のせいじゃないかと悔やんでいます…
同じような体質の人 アレルギーで食が制限されている人 また、はじめて小麦過敏症を知った人など
いろんな方に声をかけてもらえました
はじめて知りました
私も同じです!
わかります!
もっと早くに気付いていたらと今でも悔しくて……
あなたのせいじゃないよ
今気付けただけでスゴイこと!
ちゃんと見てたからわかったんですよ
わかってラッキーだよ
気付けてよかった
今まで気が付かず食べてしまっていたからダメだという減点方式ではなく
…ほんと?
このときから食べないことを評価する加点方式でいくことにしました
自分を追い詰めたらダメ これから一生続けるんだから!

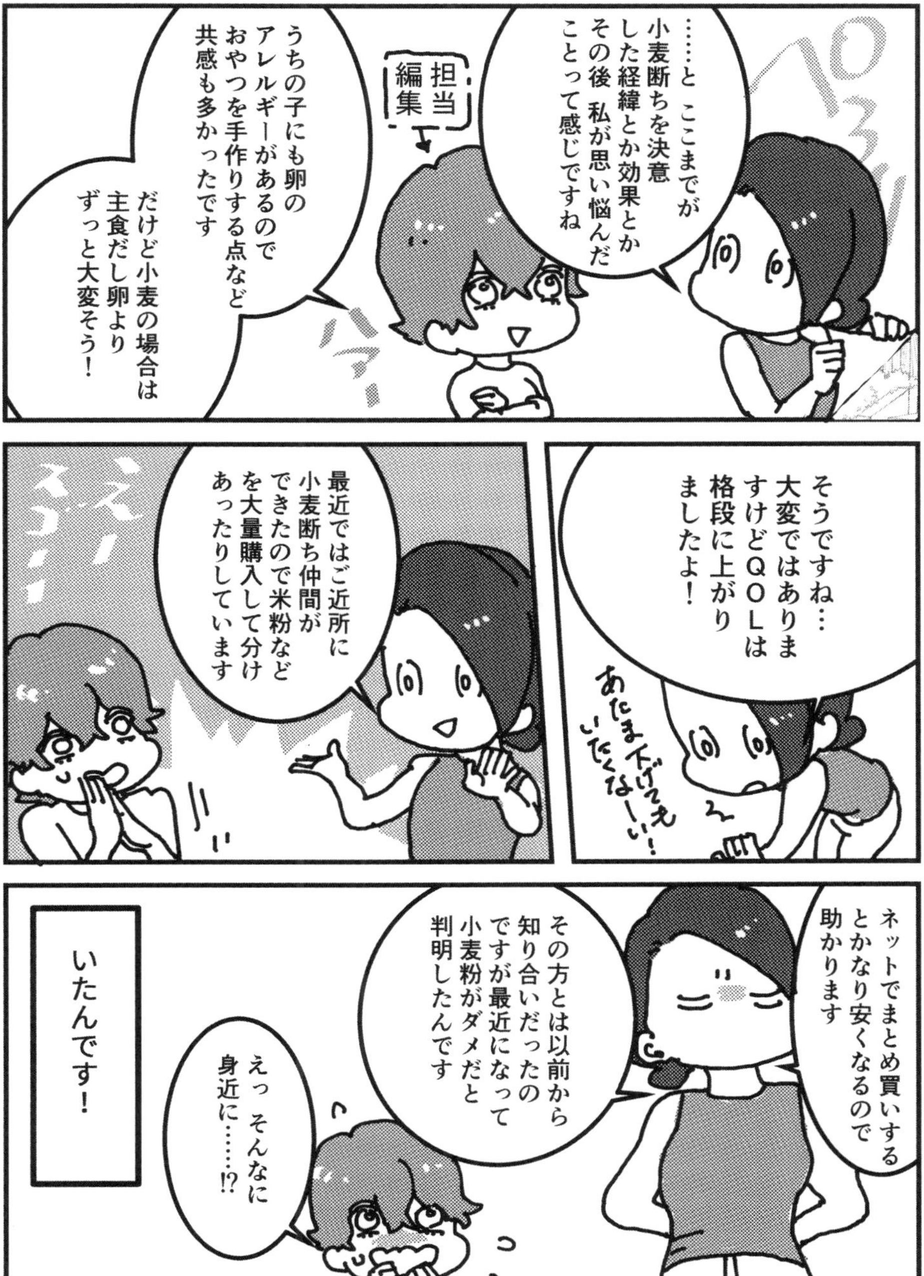
……と ここまでが小麦断ちを決意した経緯とか効果とかその後 私が思い悩んだことって感じですね
担当編集
うちの子にも卵のアレルギーがあるのでおやつを手作りする点など共感も多かったです
だけど小麦の場合は主食だし卵よりずっと大変そう！
そうですね…大変ではありますけどQOLは格段に上がりましたよ！
あたま下げてえ いたくなーい！
最近ではご近所に小麦断ち仲間ができたので米粉などを大量購入して分けあったりしています
ネットでまとめ買いするとかなり安くなるので助かります
その方とは以前から知り合いだったのですが最近になって小麦粉がダメだと判明したんです
えっ そんなに身近に……!?
いたんです！

空の上でも制限食

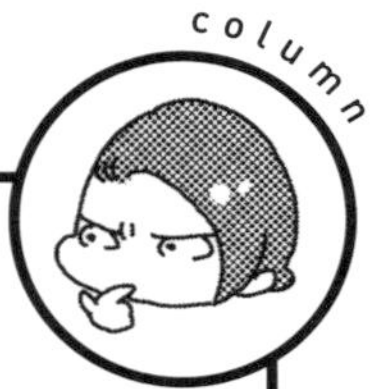

機内食もウェブサイトや電話で申し込むことで
アレルゲン対応食やグルテンフリー食に変えてもらえます。
（便によっては対応していないこともあります。）

〈私が食べたことのある機内食〉

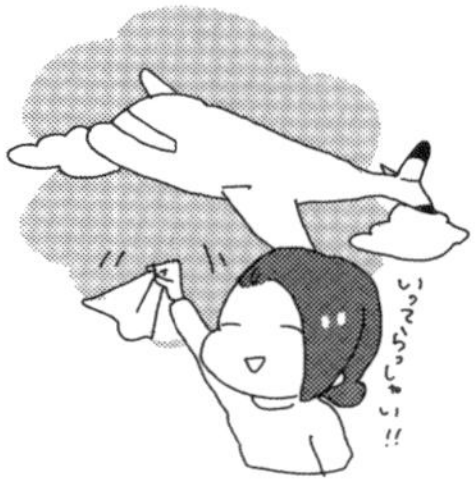

ANA

米粉パンを含む7品目アレルゲン対応食。
要電話予約！

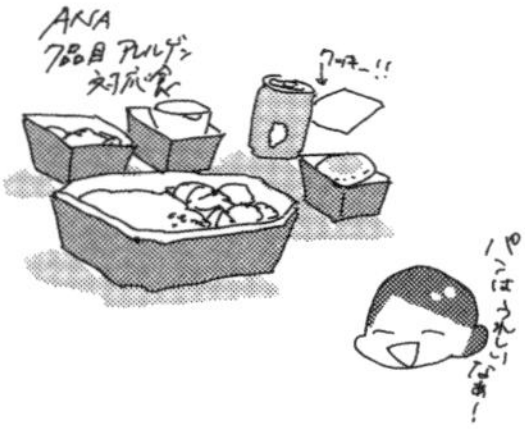

JAL

7品目アレルゲン対応食。
コードシェア便で対応できないことも
あるので電話で確認するのがよさそう。

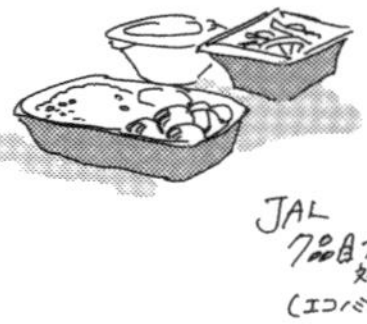

タイエア

「GFML」（グルテンフリーミール）で
グルテン除去食が選べます。

エバーエア

タイエア同様「グルテンフリーミール」があります。

〈アメリカの国際線で出てきた
グルテンフリーミール〉

ウェブサイトから申し込めました。
グルテンフリーのパン、
ヨーグルトとカットフルーツ、
カップ入りジュース。

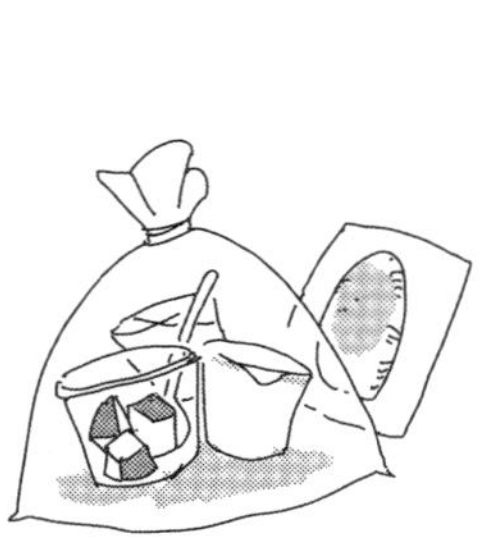

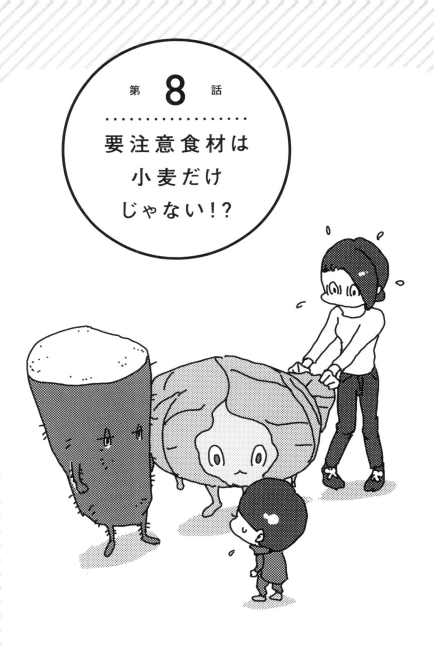

第8話

要注意食材は小麦だけじゃない!?

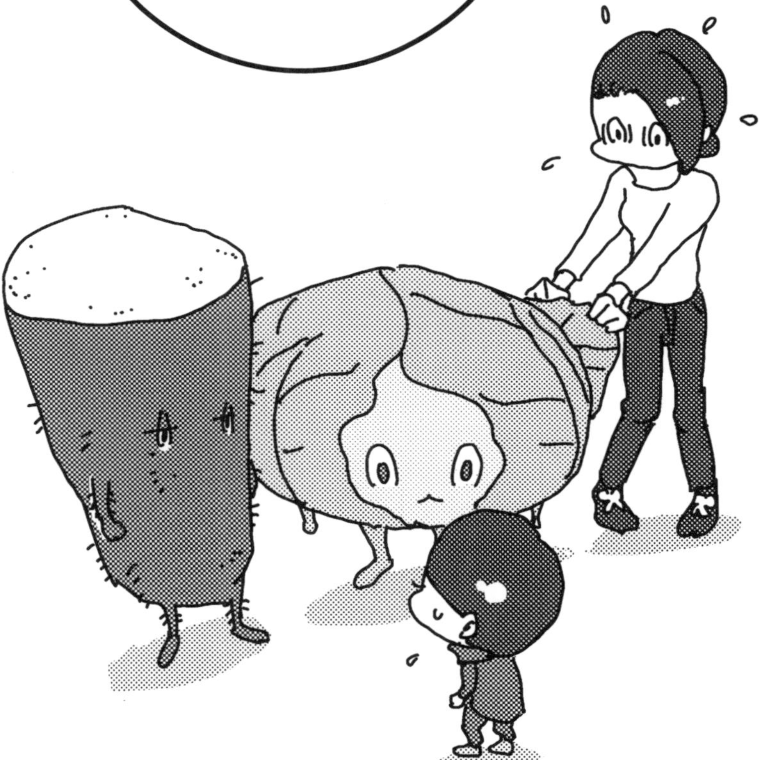

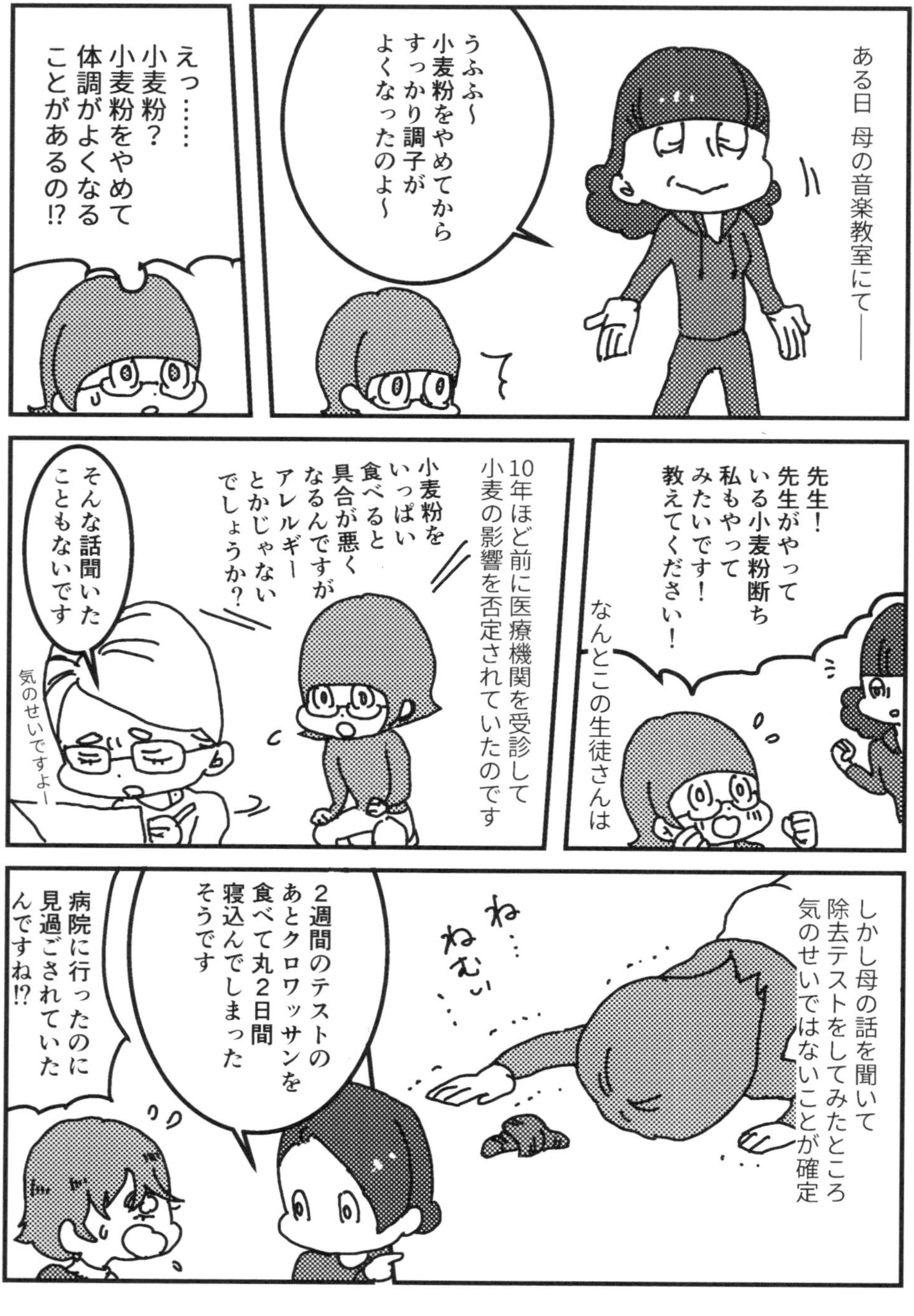
ある日 母の音楽教室にて――
うふふ～ 小麦粉をやめてからすっかり調子がよくなったのよ～
えっ……小麦粉？ 小麦粉をやめて体調がよくなることがあるの⁉
先生！ 先生がやっている小麦粉断ち私もやってみたいです！ 教えてください！
なんとこの生徒さんは
10年ほど前に医療機関を受診して小麦の影響を否定されていたのです
小麦粉をいっぱい食べると具合が悪くなるんですがアレルギーとかじゃないでしょうか？
そんな話聞いたこともないです
気のせいですよ～
しかし母の話を聞いて除去テストをしてみたところ気のせいではないことが確定
ね…
ねむ…
2週間のテストのあとクロワッサンを食べて丸2日間寝込んでしまったそうです
病院に行ったのに見過ごされていたんですね⁉

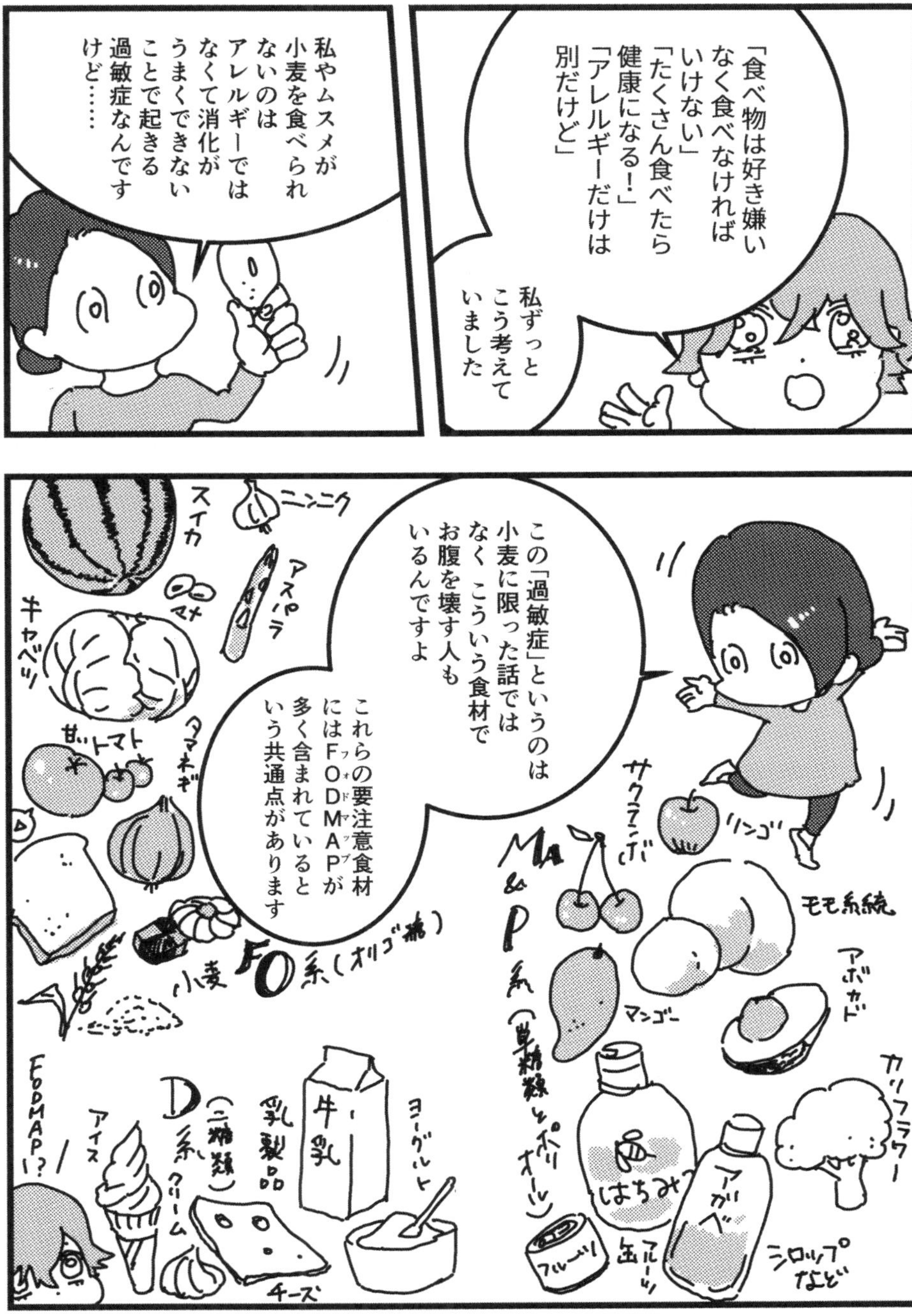
「食べ物は好き嫌いなく食べなければいけない」「たくさん食べたら健康になる！」「アレルギーだけは別だけど」
私ずっとこう考えていました
私やムスメが小麦を食べられないのはアレルギーではなくて消化がうまくできないことで起きる過敏症なんですけど……
この「過敏症」というのは小麦に限った話ではなく こういう食材でお腹を壊す人もいるんですよ
これらの要注意食材にはF《フ》O《オ》D《ド》M《マ》A《ッ》P《プ》が多く含まれているという共通点があります
スイカ
ニンニク
アスパラ
マメ
キャベツ
甘いトマト
タマネギ
小麦
FO系(オリゴ糖)
サクランボ
リンゴ
MA&P系(単糖類とポリオール)
モモ系統
アボカド
マンゴー
カリフラワー
はちみつ
アガベ
フルーツ
缶フルーツ
シロップなど
FODMAP!?
アイス
D系(二糖類)
クリーム
乳製品
牛乳
ヨーグルト
チーズ

※キャベツ、トマトは品種や分量により高ＦＯＤＭＡＰとなる場合もあるそうです（ＯＫな場合もある）

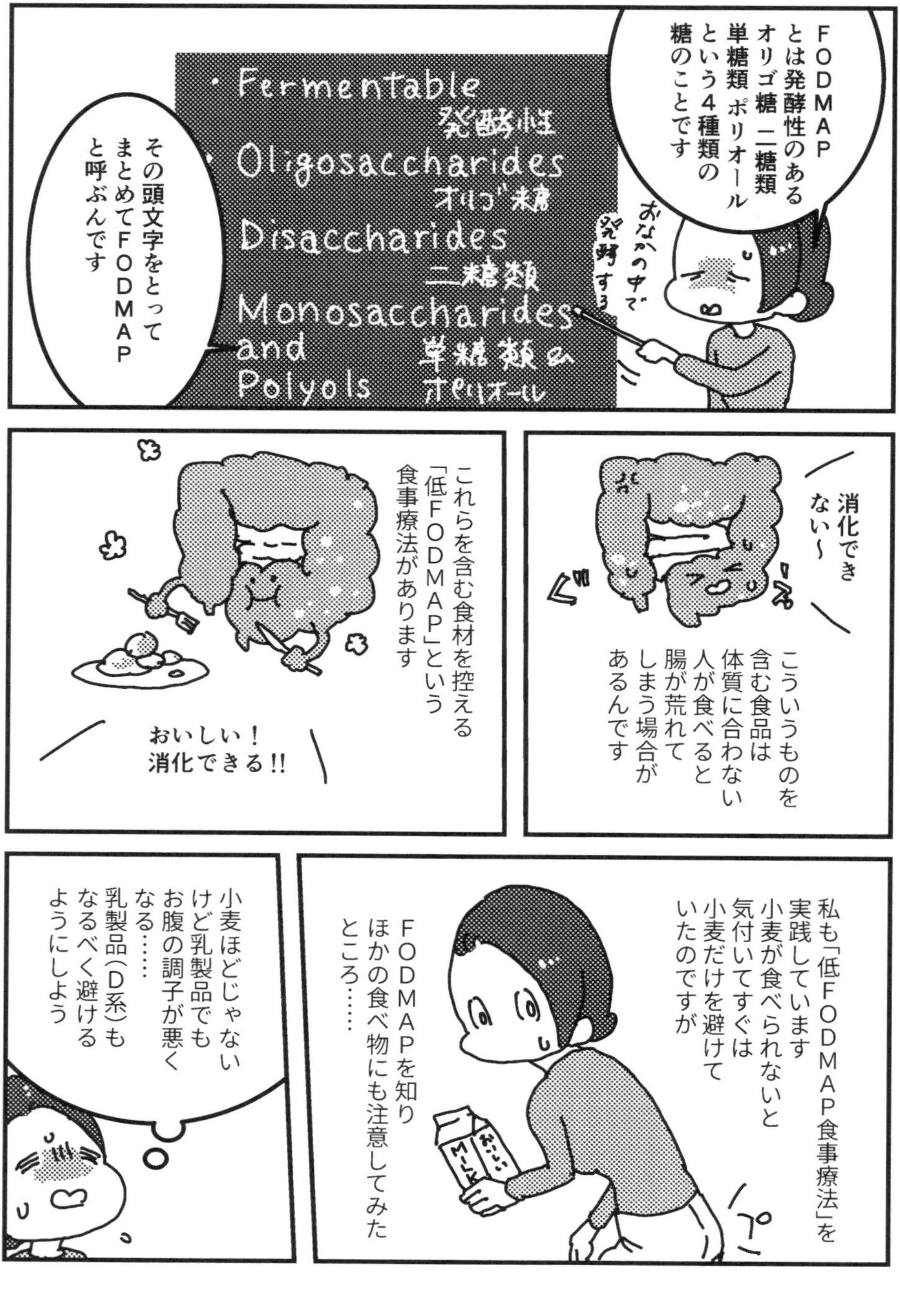

FODMAPとは発酵性のあるオリゴ糖 二糖類 単糖類 ポリオール という4種類の糖のことです
おなかの中で発酵する
・Fermentable 発酵性
・Oligosaccharides オリゴ糖
Disaccharides 二糖類
Monosaccharides 単糖類
and Polyols ポリオール
その頭文字をとってまとめてFODMAPと呼ぶんです
消化できない～
こういうものを含む食品は体質に合わない人が食べると腸が荒れてしまう場合があるんです
これらを含む食材を控える「低FODMAP」という食事療法があります
おいしい！
消化できる!!
私も「低FODMAP食事療法」を実践しています 小麦が食べられないと気付いてすぐは小麦だけを避けていたのですが
FODMAPを知りほかの食べ物にも注意してみたところ……
MILK
おいしい
小麦ほどじゃないけど乳製品でもお腹の調子が悪くなる…… 乳製品(D系)もなるべく避けるようにしよう

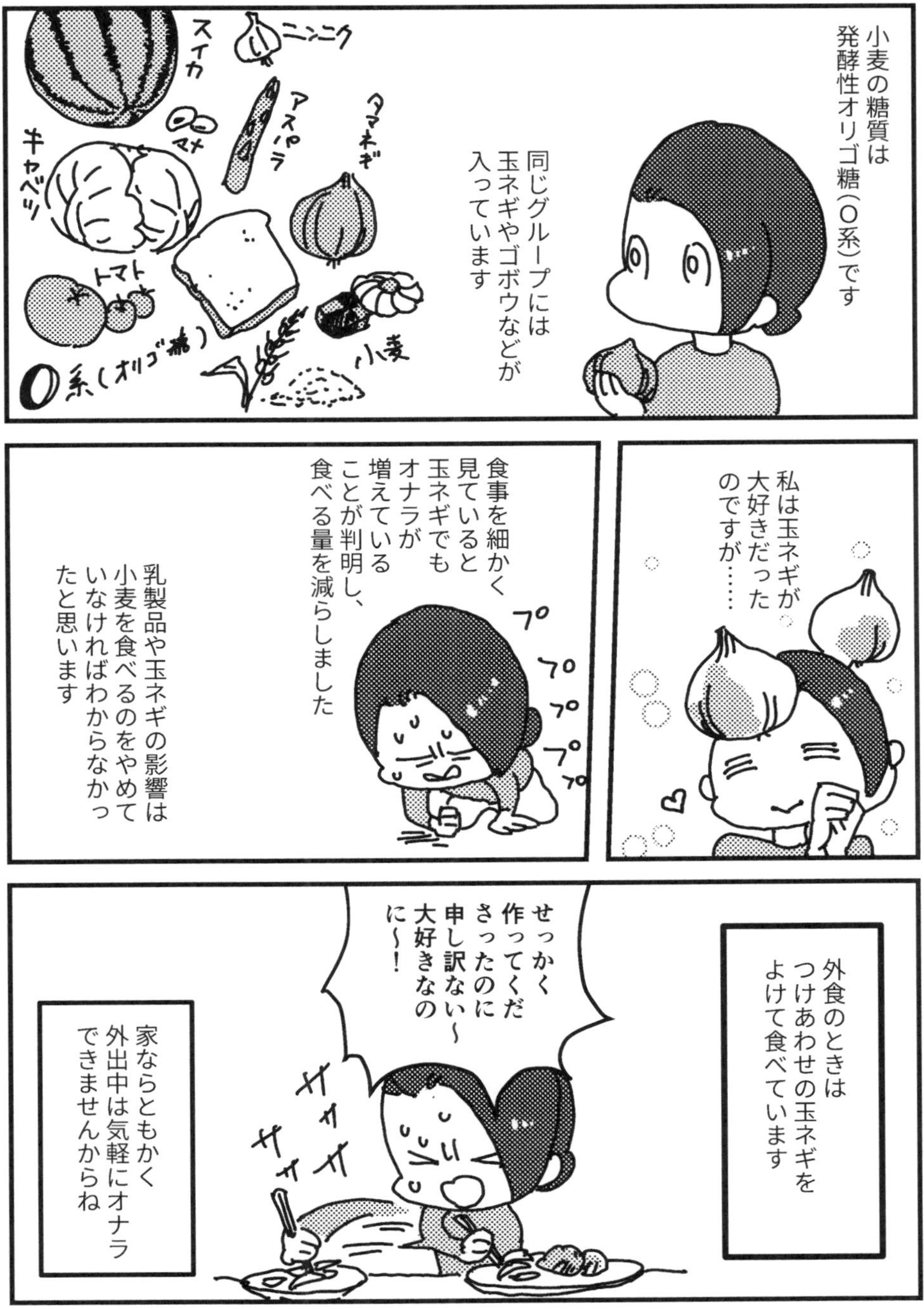
小麦の糖質は発酵性オリゴ糖（O系）です
同じグループには玉ネギやゴボウなどが入っています
ニンニク
スイカ
アスパラ
タマネギ
マメ
キャベツ
トマト
O系（オリゴ糖）
小麦
私は玉ネギが大好きだったのですが……
食事を細かく見ていると玉ネギでもオナラが増えていることが判明し、食べる量を減らしました
プ
プ
プ
プ
プ
乳製品や玉ネギの影響は小麦を食べるのをやめていなければわからなかったと思います
外食のときはつけあわせの玉ネギをよけて食べています
せっかく作ってくださったのに申し訳ない～大好きなのに～！
ササ
ササ
ササ
家ならともかく外出中は気軽にオナラできませんからね

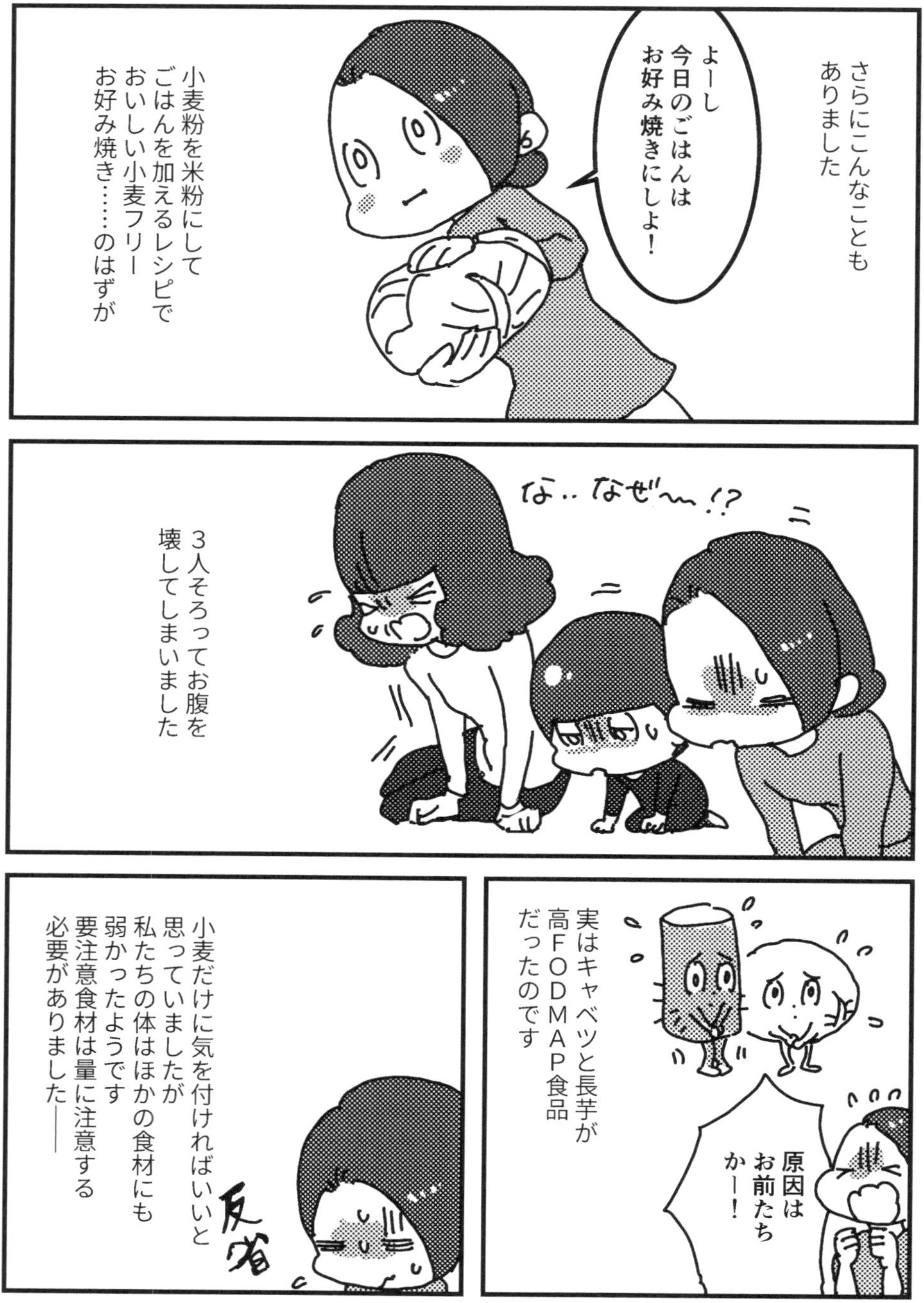
さらにこんなことも
ありました
よーし
今日のごはんは
お好み焼きにしよ！
小麦粉を米粉にして
ごはんを加えるレシピで
おいしい小麦フリー
お好み焼き……のはずが
な‥なぜ〜〜!?
3人そろってお腹を
壊してしまいました
実はキャベツと長芋が
高FODMAP食品
だったのです
原因は
お前たち
かー！
小麦だけに気を付ければいいと
思っていましたが
私たちの体はほかの食材にも
弱かったようです
要注意食材は量に注意する
必要がありました——
反省

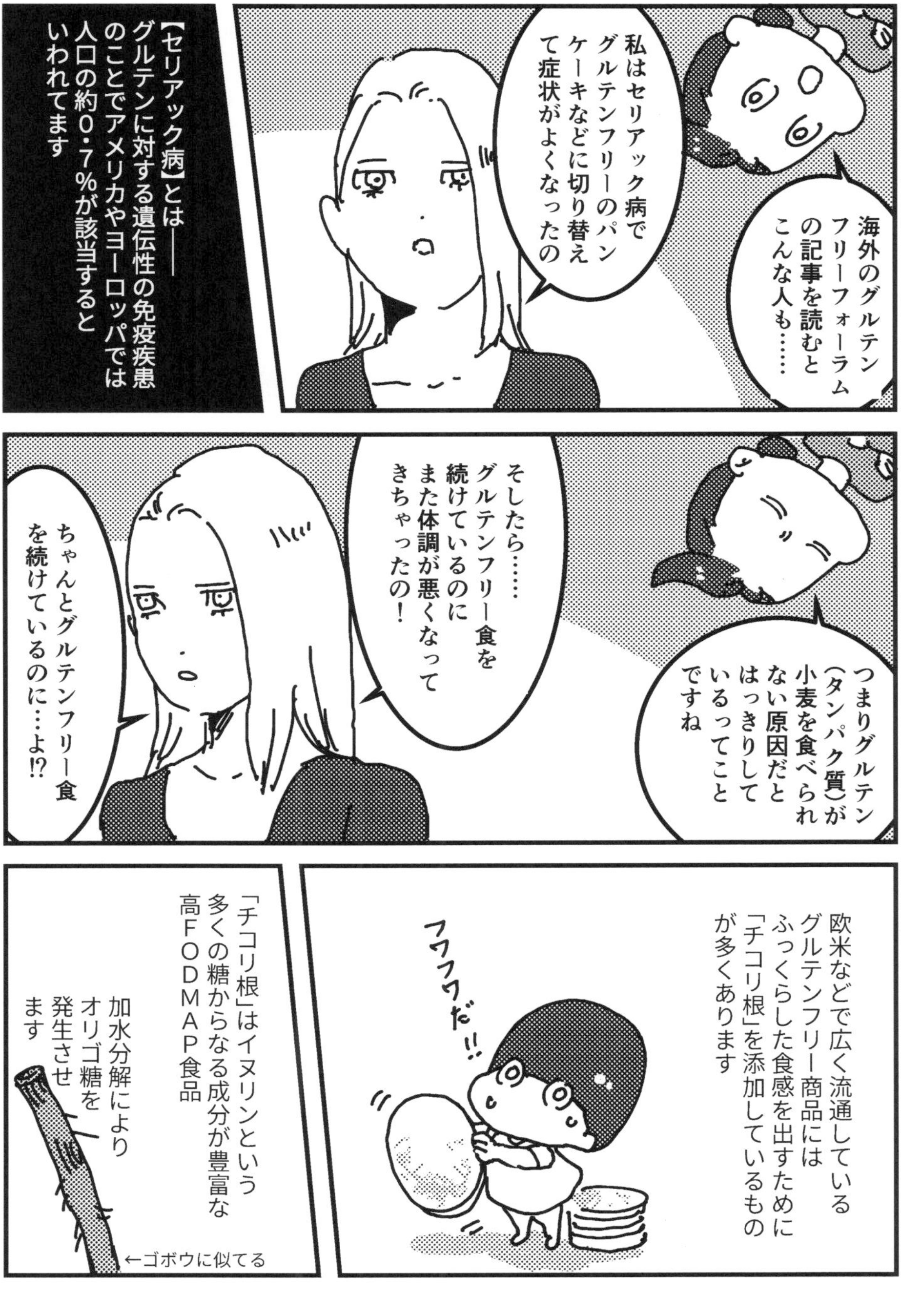
海外のグルテンフリーフォーラムの記事を読むとこんな人も……
私はセリアック病でグルテンフリーのパンケーキなどに切り替えて症状がよくなったの
【セリアック病】とは――グルテンに対する遺伝性の免疫疾患のことでアメリカやヨーロッパでは人口の約0・7%が該当するといわれてます
つまりグルテン（タンパク質）が小麦を食べられない原因だとはっきりしているってことですね
そしたら……グルテンフリー食を続けているのにまた体調が悪くなってきちゃったの！
ちゃんとグルテンフリー食を続けているのに…よ⁉
欧米などで広く流通しているグルテンフリー商品にはふっくらした食感を出すために「チコリ根」を添加しているものが多くあります
フワフワだ!!
「チコリ根」はイヌリンという多くの糖からなる成分が豊富な高FODMAP食品
加水分解によりオリゴ糖を発生させます
←ゴボウに似てる

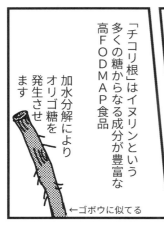

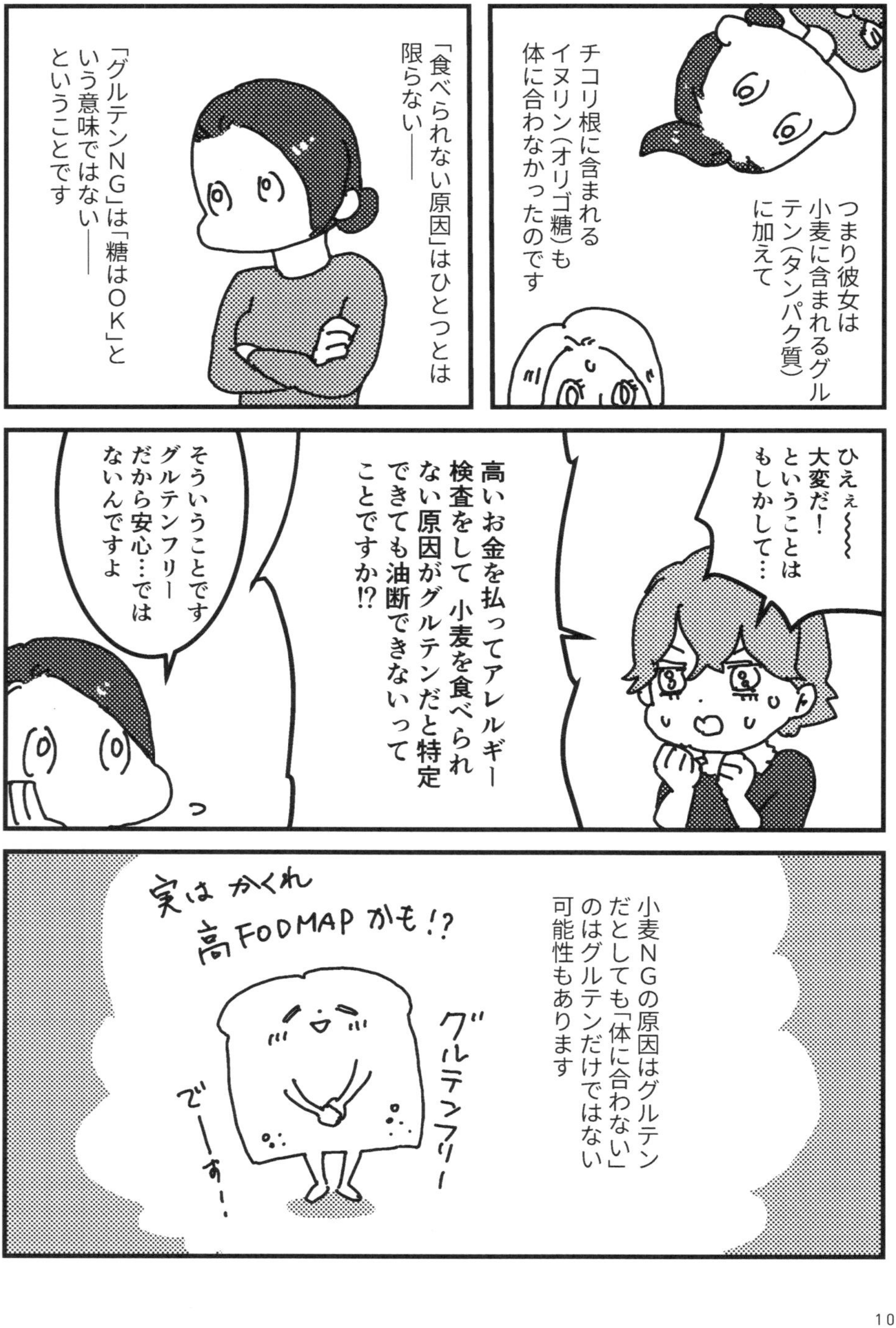

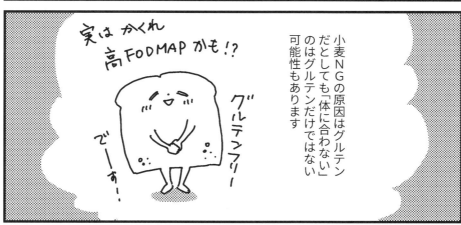

つまり彼女は小麦に含まれるグルテン(タンパク質)に加えて
チコリ根に含まれるイヌリン(オリゴ糖)も体に合わなかったのです
「食べられない原因」はひとつとは限らない――
「グルテンNG」は「糖はOK」という意味ではない――ということです
ひえぇ〜〜〜大変だ！ということはもしかして…
高いお金を払ってアレルギー検査をして 小麦を食べられない原因がグルテンだと特定できても油断できないってことですか!?
そういうことですグルテンフリーだから安心…ではないんですよ
小麦NGの原因はグルテンだとしても「体に合わない」のはグルテンだけではない可能性もあります
実は かくれ 高FODMAP かも!?
グルテンフリー
で――す!!

※セリアック病の検査は保険適用外のため4〜5万円ほどかかります

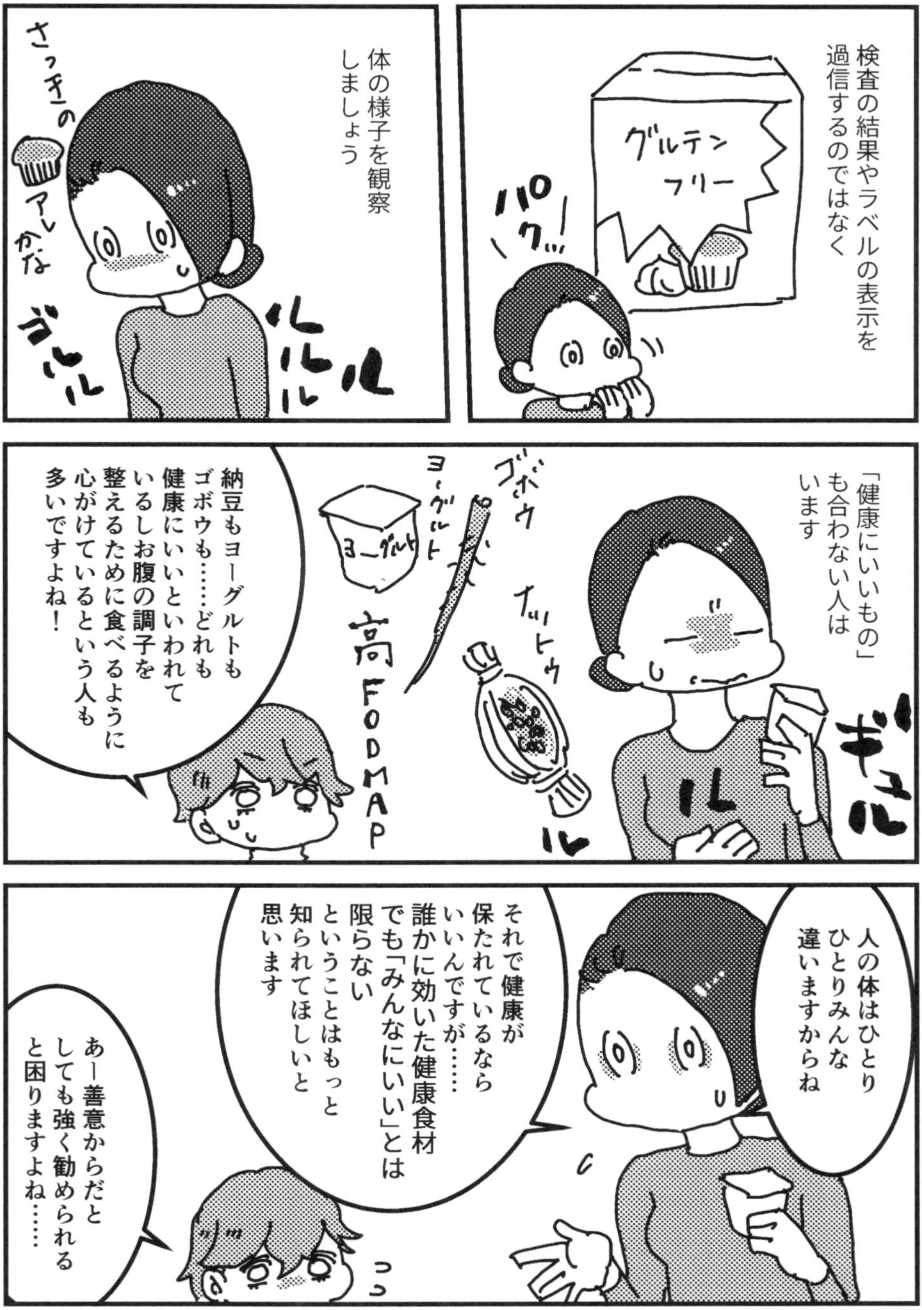
検査の結果やラベルの表示を過信するのではなく
グルテンフリー
パクッ
体の様子を観察しましょう
さっきのアレかな
ゴルル
ルルル
「健康にいいもの」も合わない人はいます
ギュル
ル
ゴボウ
ナットウ
ヨーグルト
高FODMAP
納豆もゴボウもヨーグルトも健康にいいといわれているしお腹の調子を整えるために食べるように心がけているという人も多いですよね！
人の体はひとりひとりみんな違いますからね
それで健康が保たれているならいいんですが……誰かに効いた健康食材でも「みんなにいい」とは限らないということはもっと知られてほしいと思います
あー善意からだとしても強く勧められると困りますよね……

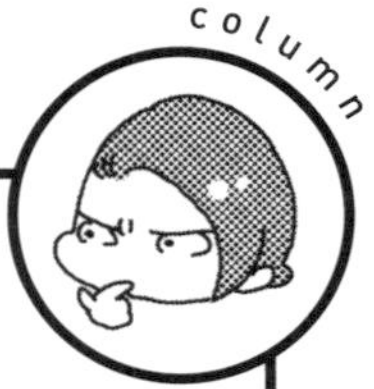
column

FODMAPどうですか？

私とFODMAPが多く含まれている要注意食材との
関係はこんな感じです。
みなさんそれぞれの食べられる量を観察してみてください

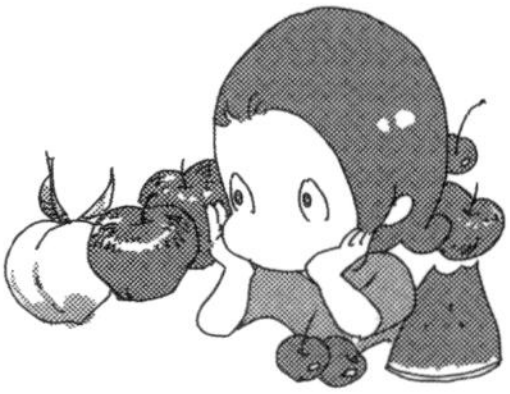

さくらんぼ・桃

お腹を壊すほど食べることがない。
高くてよかった…。

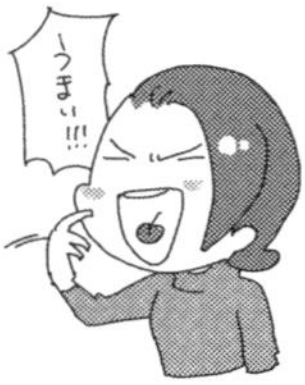
〜うまい!!!

パン・麺

少量でもうまくやっていけない。
お腹ゴロゴロ。

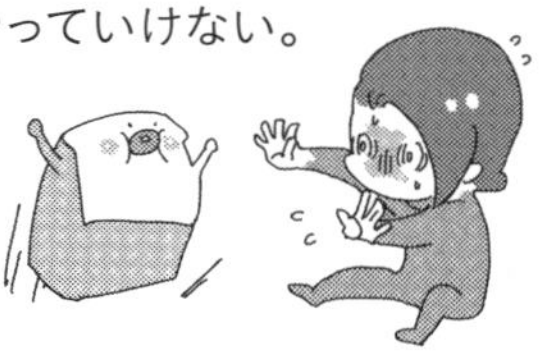

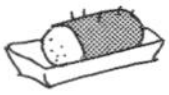

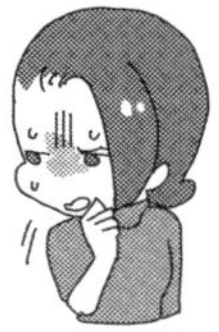

長芋

お腹を壊しすぎて
ムスメは学校を休ませたほど…。

乳

ミルクティーを3日続けて
飲んだら蕁麻疹が出た。

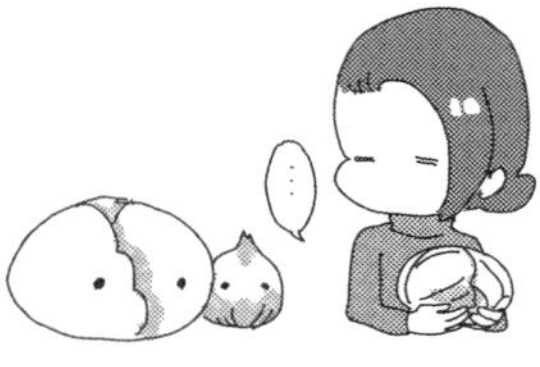
…

玉ネギ

ガスを感じるので食べる量を控えている。

キャベツ

体では影響を感じていない。
低FODMAPと分類されることもあるみたい。
大量に食べるのは避けている。

チーズ・アイス

大好き！ たまに食べてしまう。
食べているときはおいしいが、
翌々日にお腹を壊す。

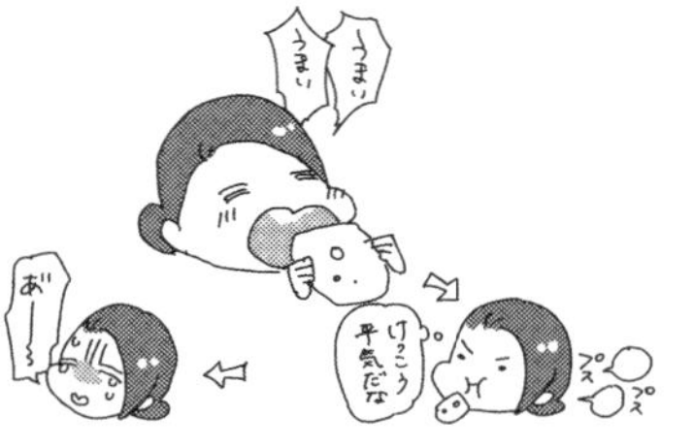
〜うまい
〜うまい
けっこう平気だな
プス
プス
あ〜〜

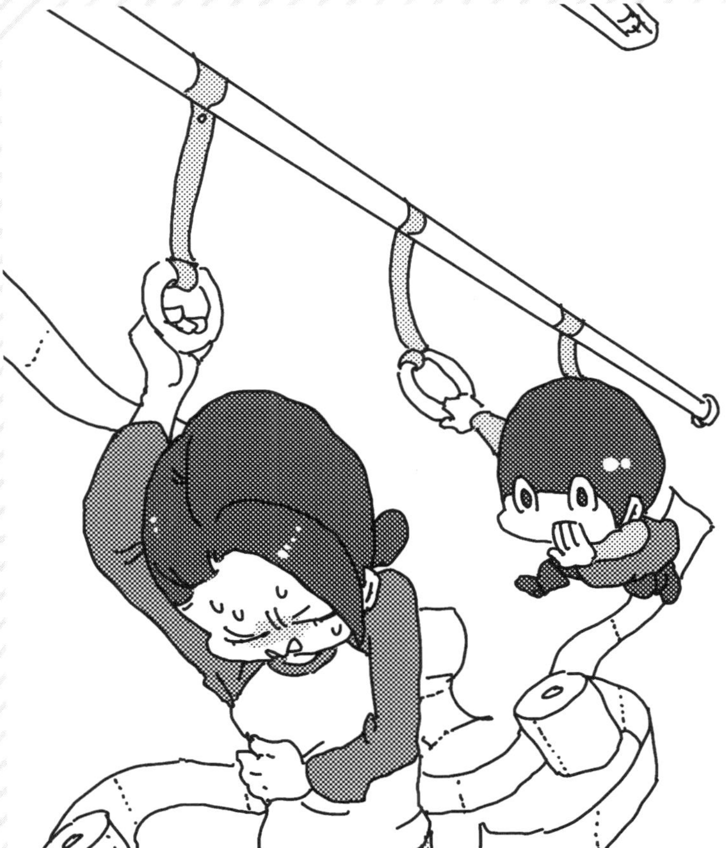

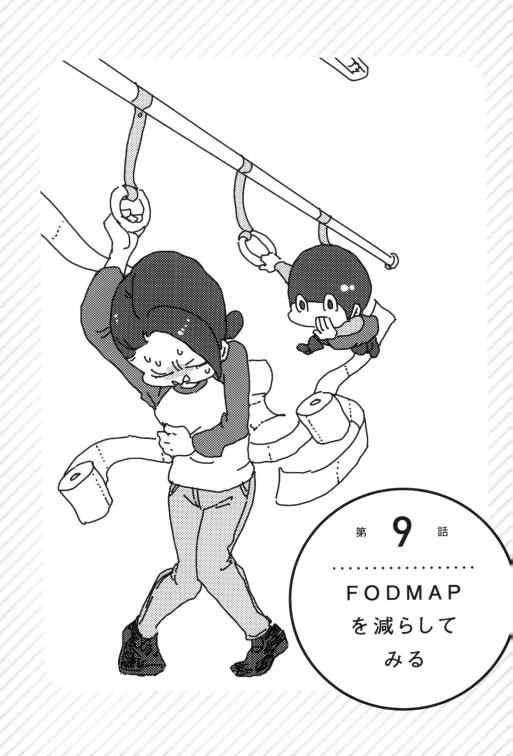

第9話 FODMAPを減らしてみる

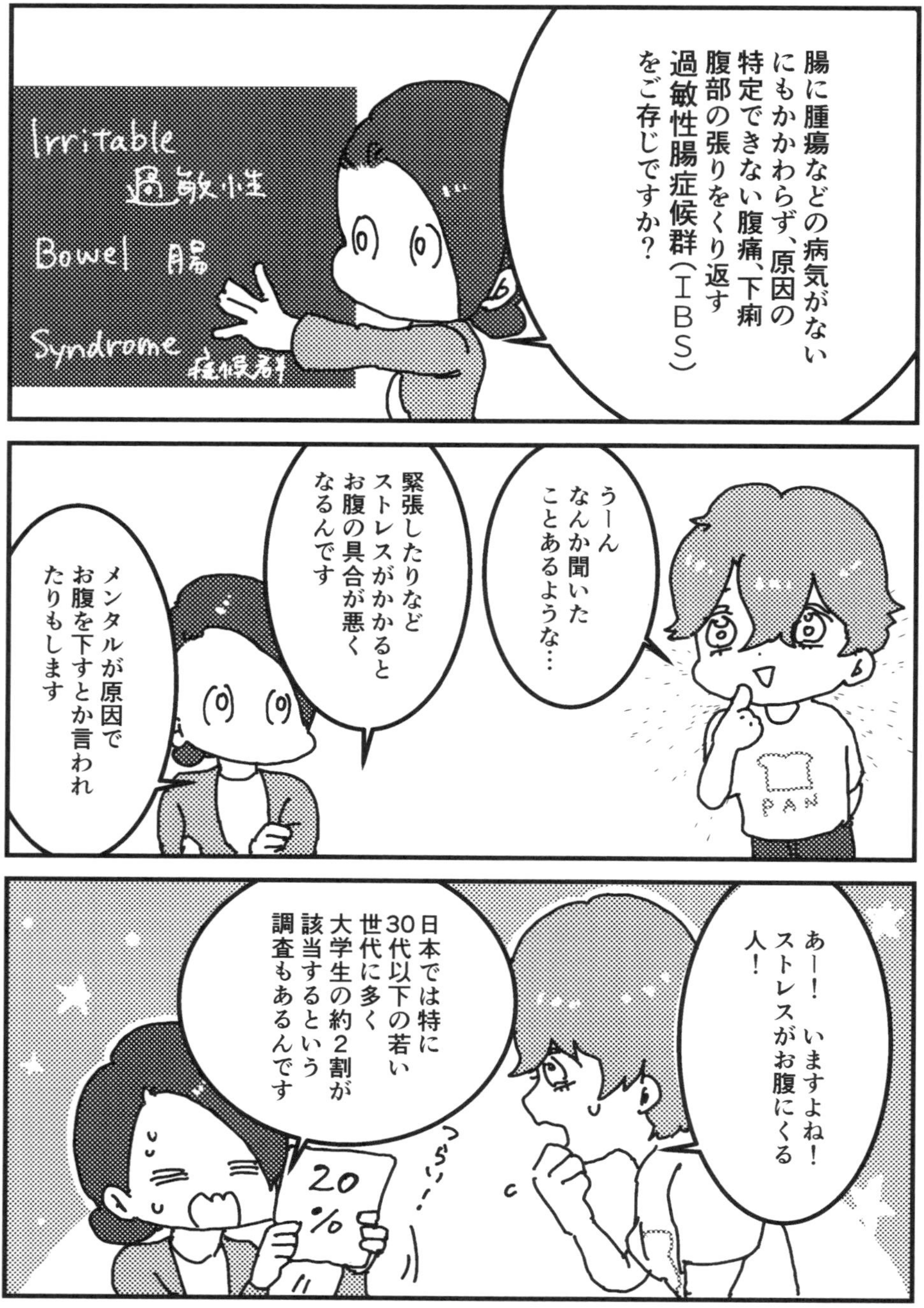

腸に腫瘍などの病気がないにもかかわらず、原因の特定できない腹痛、下痢腹部の張りをくり返す過敏性腸症候群（ＩＢＳ）をご存じですか？
Irritable 過敏性
Bowel 腸
Syndrome 症候群
うーん なんか聞いたことあるような…
緊張したりなどストレスがかかるとお腹の具合が悪くなるんです
メンタルが原因でお腹を下すとか言われたりもします
PAN
あー！ いますよね！ ストレスがお腹にくる人！
日本では特に30代以下の若い世代に多く大学生の約２割が該当するという調査もあるんです
20%
つらい…

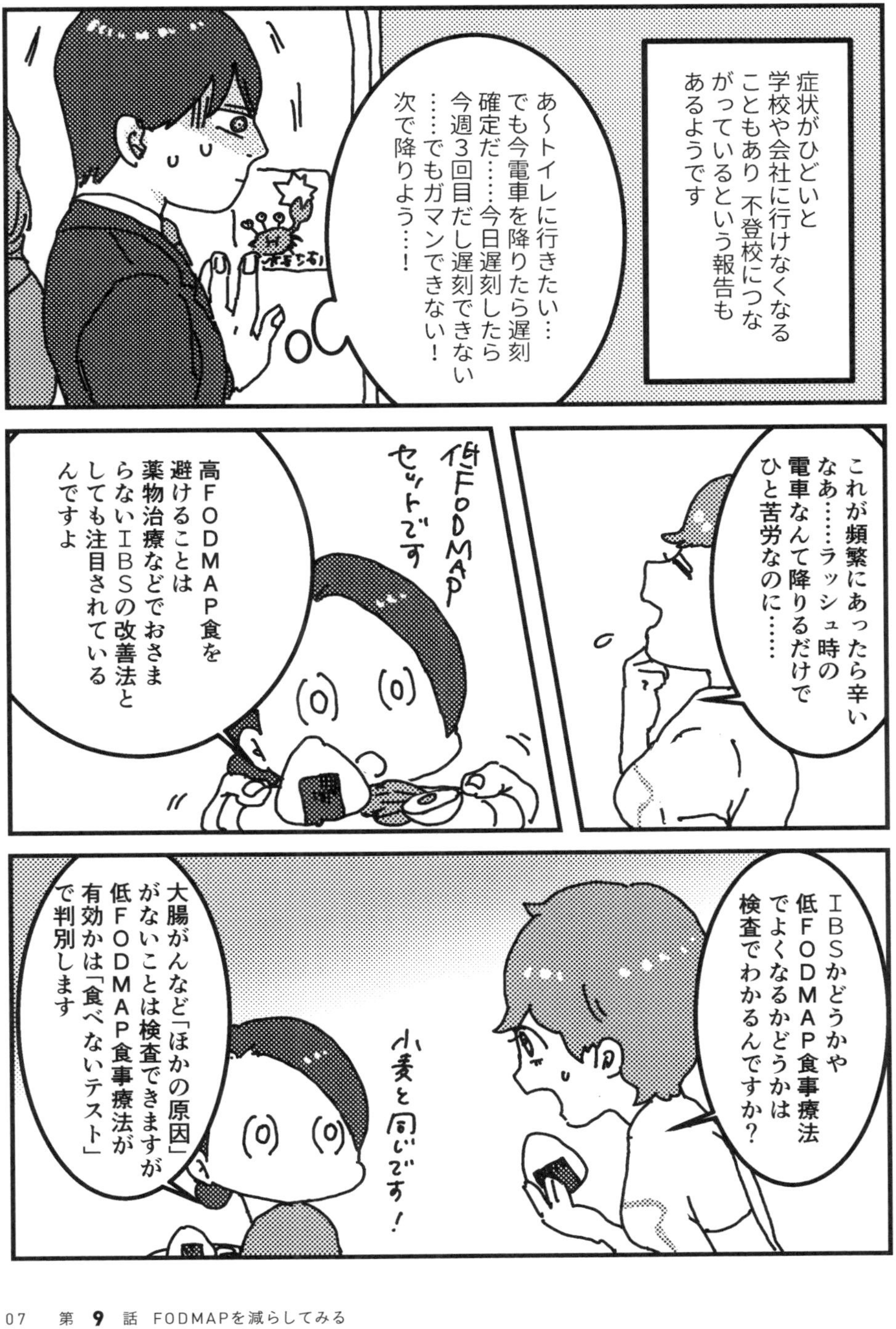
症状がひどいと学校や会社に行けなくなることもあり 不登校につながっているという報告もあるようです
あ〜トイレに行きたい…でも今電車を降りたら遅刻確定だ……今日遅刻したら今週3回目だし遅刻できない……でもガマンできない！次で降りよう…！
これが頻繁にあったら辛いなあ……ラッシュ時の電車なんて降りるだけでひと苦労なのに……
低FODMAPセットです
高FODMAP食を避けることは薬物治療などでおさまらないIBSの改善法としても注目されているんですよ
IBSかどうかや低FODMAP食事療法でよくなるかどうかは検査でわかるんですか?
小麦と同じです！
大腸がんなど「ほかの原因」がないことは検査できますが低FODMAP食事療法が有効かは「食べないテスト」で判別します

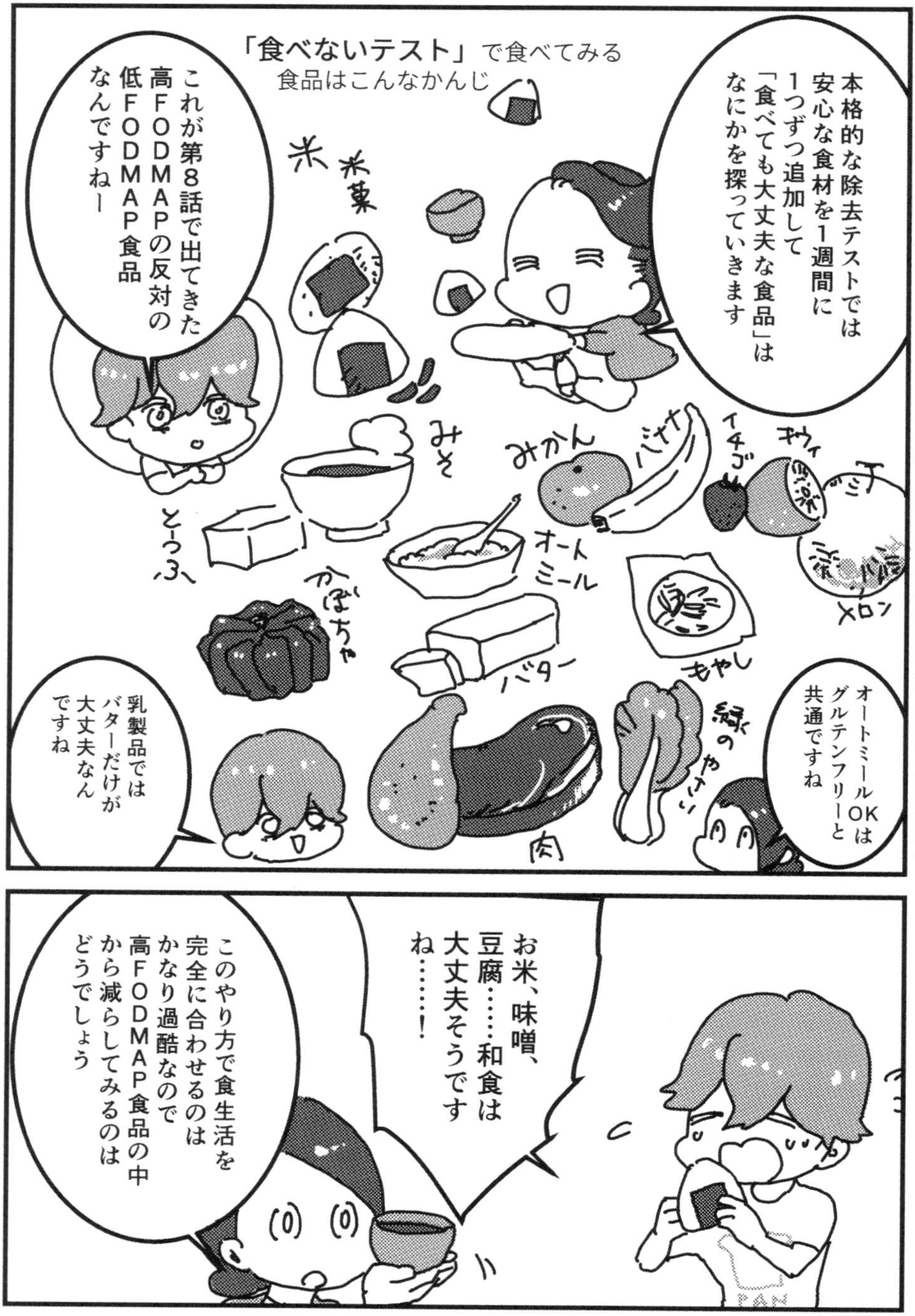
「食べないテスト」で食べてみる
食品はこんなかんじ
本格的な除去テストでは安心な食材を1週間に1つずつ追加して「食べても大丈夫な食品」はなにかを探っていきます
これが第8話で出てきた高FODMAPの反対の低FODMAP食品なんですねー
米
米菓
みそ
みかん
バナナ
イチゴ
キウィ
メロン
とーふ
オートミール
かぼちゃ
バター
もやし
緑のやさい
肉
オートミールOKはグルテンフリーと共通ですね
乳製品ではバターだけが大丈夫なんですね
お米、味噌、豆腐……和食は大丈夫そうですね……！
このやり方で食生活を完全に合わせるのはかなり過酷なので高FODMAP食品の中から減らしてみるのはどうでしょう

※緑の野菜でも高FODMAPのものもあります

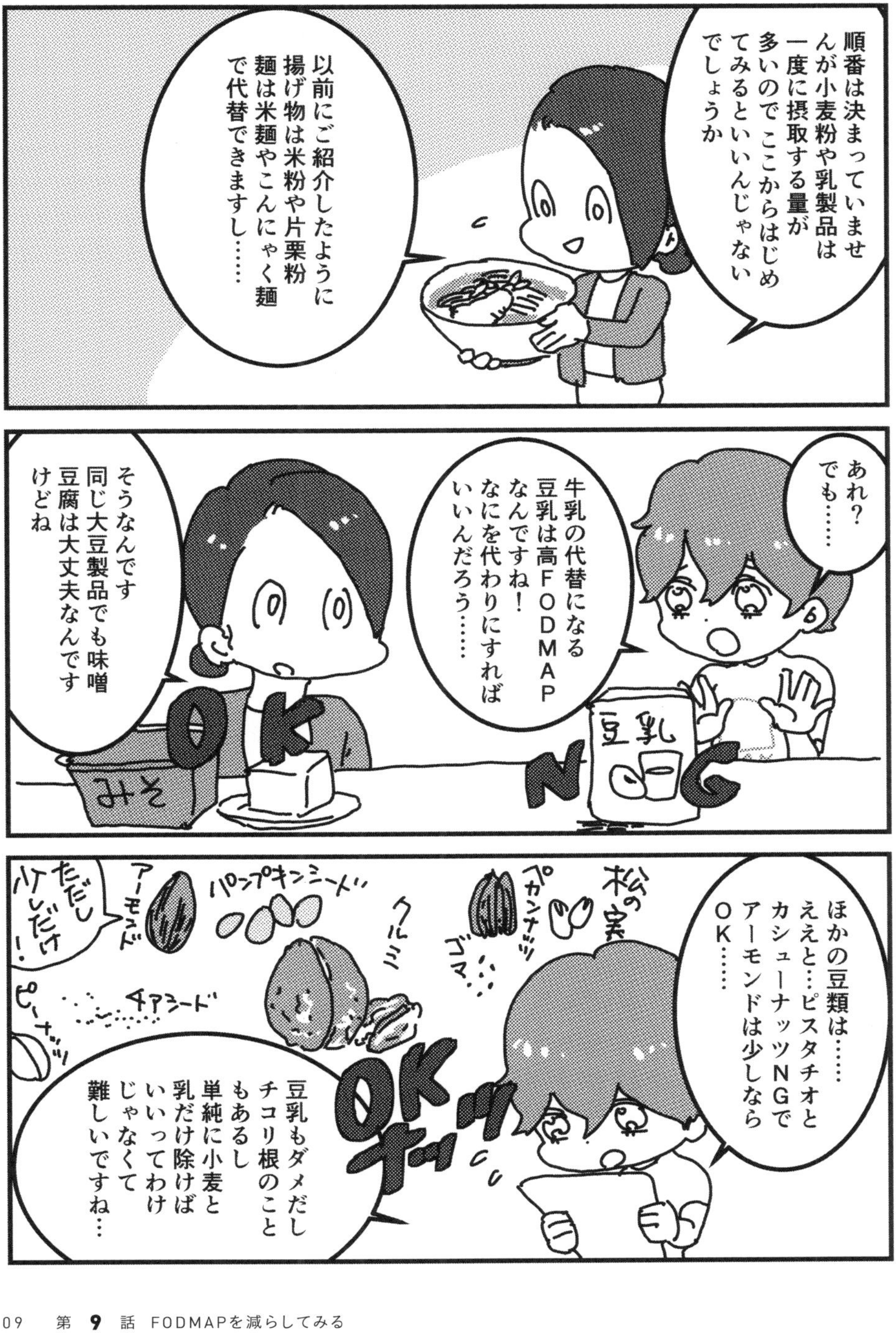

順番は決まっていませんが小麦粉や乳製品は一度に摂取する量が多いので ここからはじめてみるといいんじゃないでしょうか
以前にご紹介したように揚げ物は米粉や片栗粉 麺は米麺やこんにゃく麺で代替できますし……
あれ？ でも……
牛乳の代替になる豆乳は高FODMAPなんですね！ なにを代わりにすればいいんだろう……
豆乳
NG
そうなんです 同じ大豆製品でも味噌 豆腐は大丈夫なんですけどね
OK
みそ
ほかの豆類は…… ええと…ピスタチオとカシューナッツNGでアーモンドは少しならOK……
松の実
ペカンナッツ
ゴマ
クルミ
パンプキンシード
アーモンド
ただし少しだけ！
チアシード
ピーナッツ
OK
豆乳もダメだしチコリ根のこともあるし 単純に小麦と乳だけ除けばいいってわけじゃなくて難しいですね…

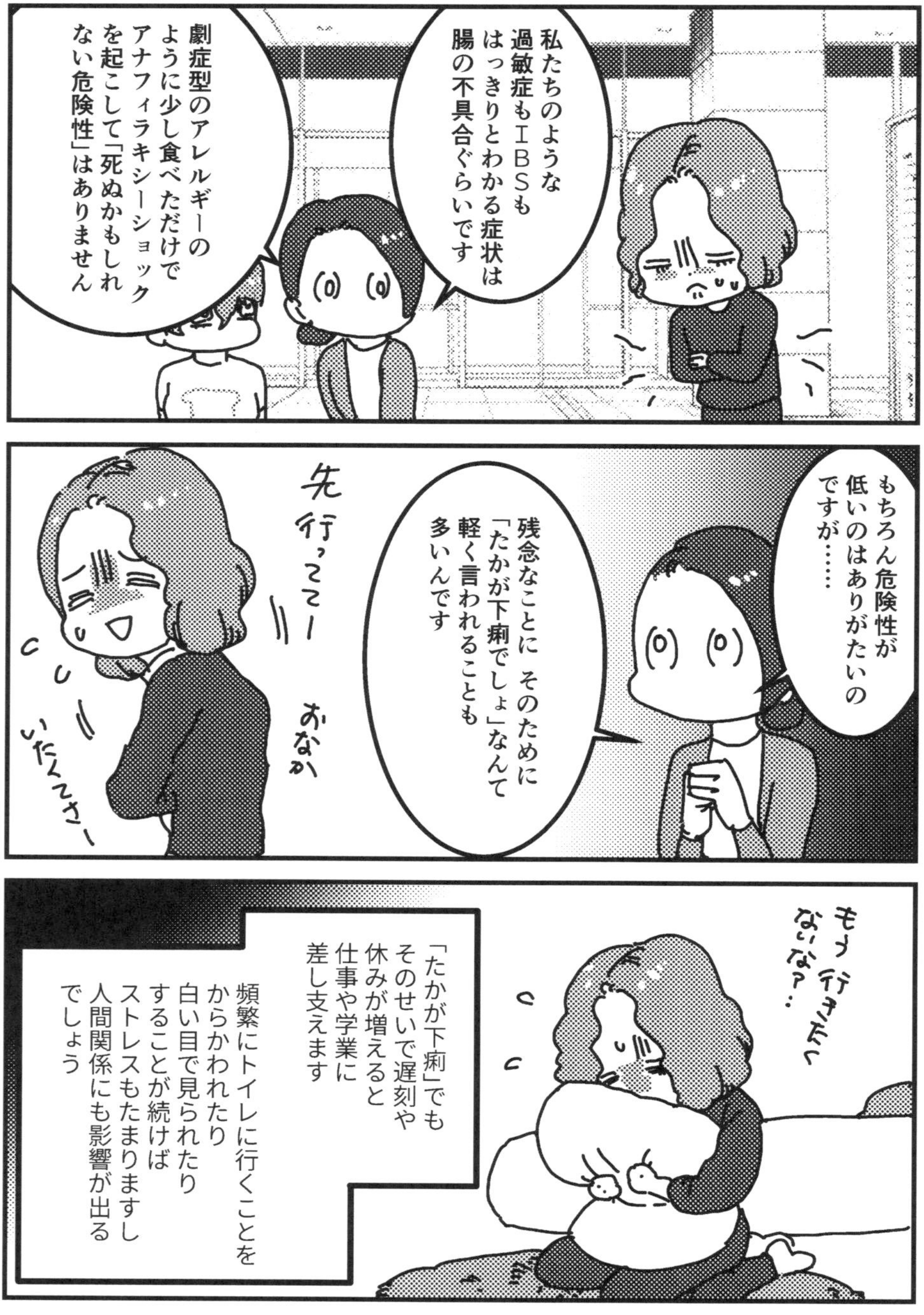
私たちのような
過敏症もＩＢＳも
はっきりとわかる症状は
腸の不具合ぐらいです
劇症型のアレルギーの
ように少し食べただけで
アナフィラキシーショック
を起こして「死ぬかもしれ
ない危険性」はありません
もちろん危険性が
低いのはありがたいの
ですが……
残念なことに そのために
「たかが下痢でしょ」なんて
軽く言われることも
多いんです
先行ってて～
おなかいたくてさ～
モウ 行キタク ナイナァ…
「たかが下痢」でも
そのせいで遅刻や
休みが増えると
仕事や学業に
差し支えます
頻繁にトイレに行くことを
からかわれたり
白い目で見られたり
することが続けば
ストレスもたまりますし
人間関係にも影響が出る
でしょう
もう行きたくないなァ…

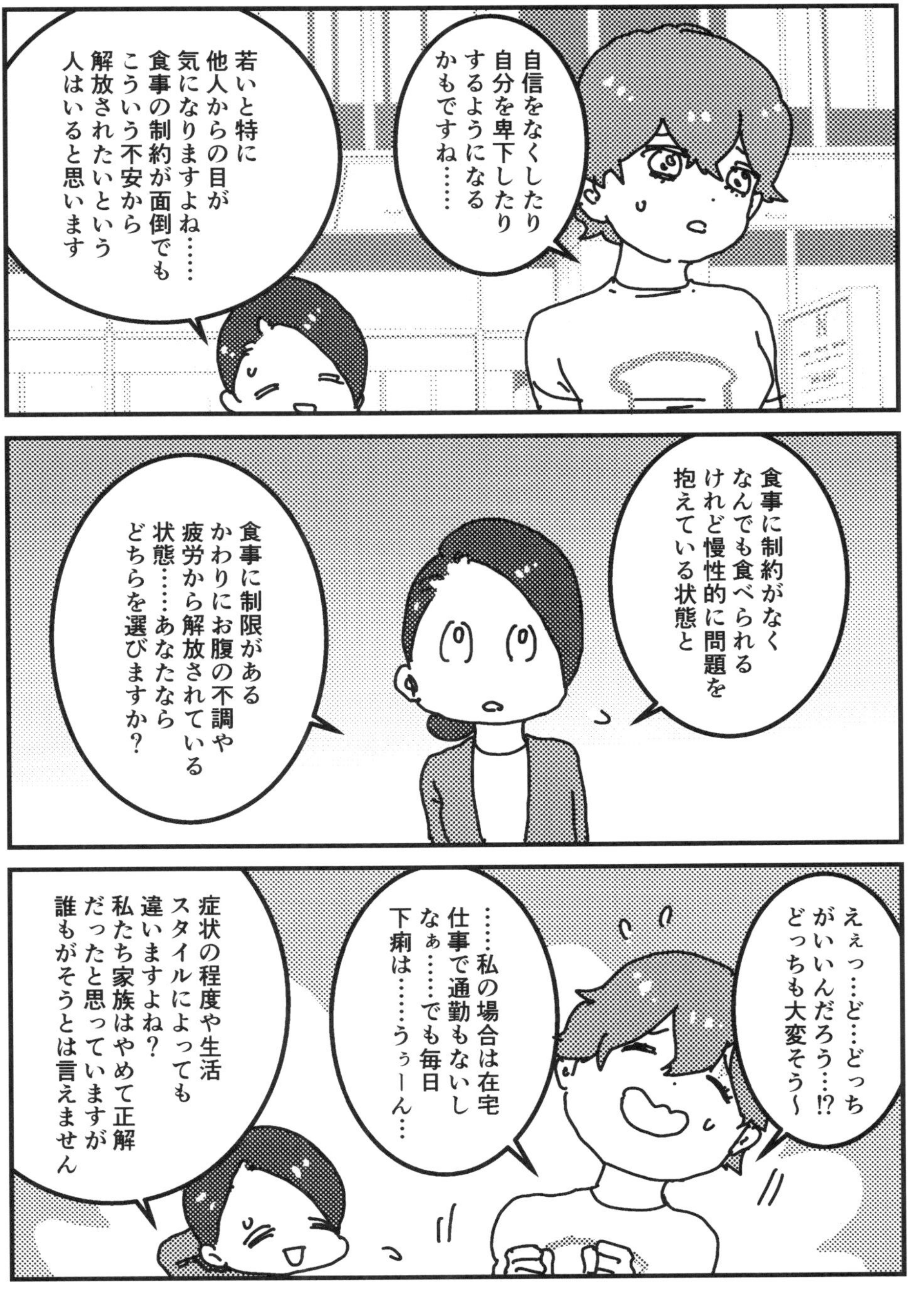
自信をなくしたり自分を卑下したりするようになるかもですね……
若いと特に他人からの目が気になりますよね……食事の制約が面倒でもこういう不安から解放されたいという人はいると思います
食事に制約がなくなんでも食べられるけれど慢性的に問題を抱えている状態と
食事に制限があるかわりにお腹の不調や疲労から解放されている状態……あなたならどちらを選びますか？
えぇっ…ど…どっちがいいんだろう…⁉どっちも大変そう〜
……私の場合は在宅仕事で通勤もないしなぁ……でも毎日下痢は……うぅーん…
症状の程度や生活スタイルによっても違いますよね？私たち家族はやめて正解だったと思っていますが誰もがそうとは言えません

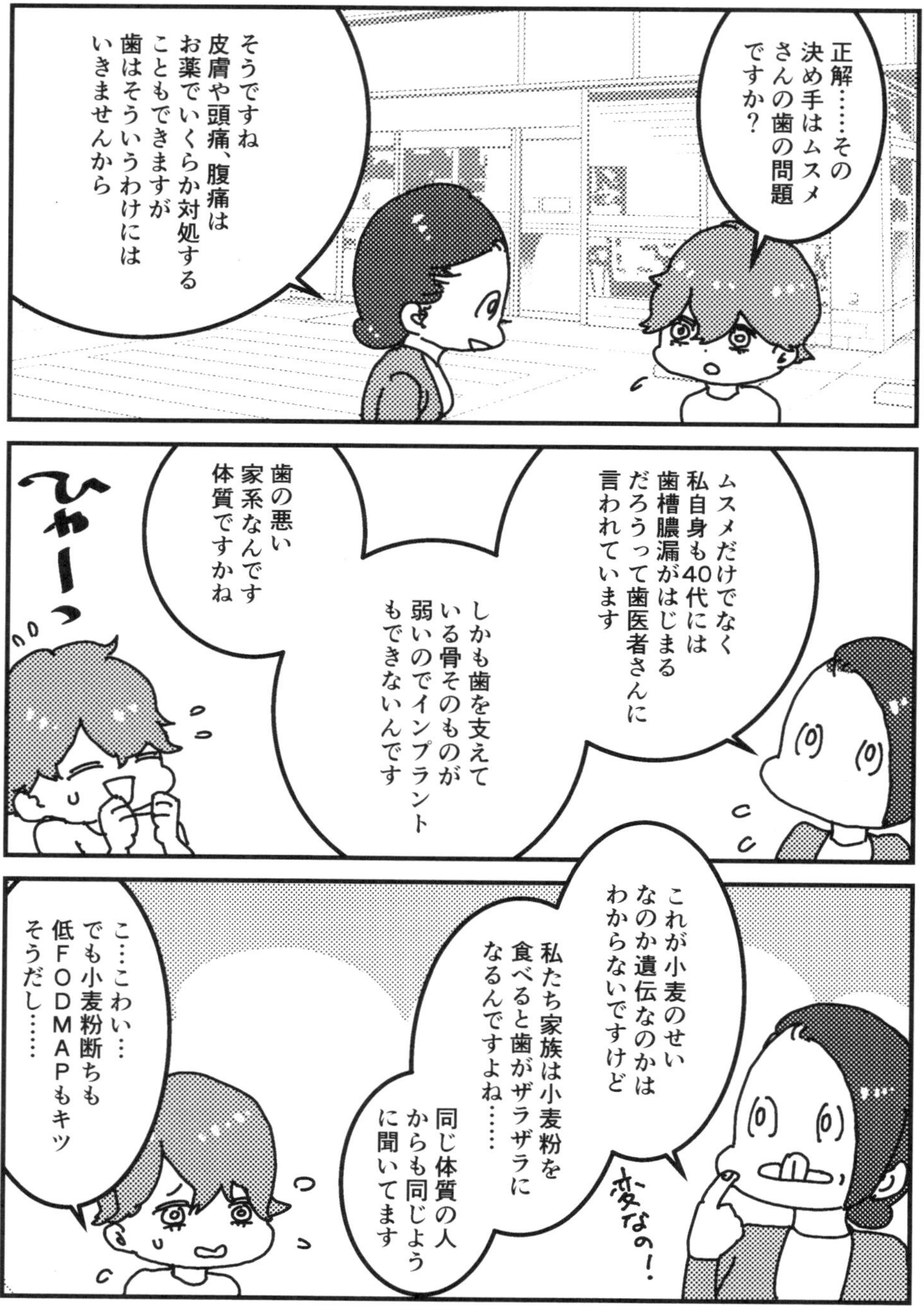

正解……その決め手はムスメさんの歯の問題ですか？
そうですね皮膚や頭痛、腹痛はお薬でいくらか対処することもできますが歯はそういうわけにはいきませんから
ムスメだけでなく私自身も40代には歯槽膿漏がはじまるだろうって歯医者さんに言われています
しかも歯を支えている骨そのものが弱いのでインプラントもできないんです
歯の悪い家系なんです体質ですかね
ひゃーっ
これが小麦のせいなのか遺伝なのかはわからないですけど
私たち家族は小麦粉を食べると歯がザラザラになるんですよね……
同じ体質の人からも同じように聞いてます
変なの！
こ…こわい…でも小麦粉断ちも低FODMAPもキツそうだし……

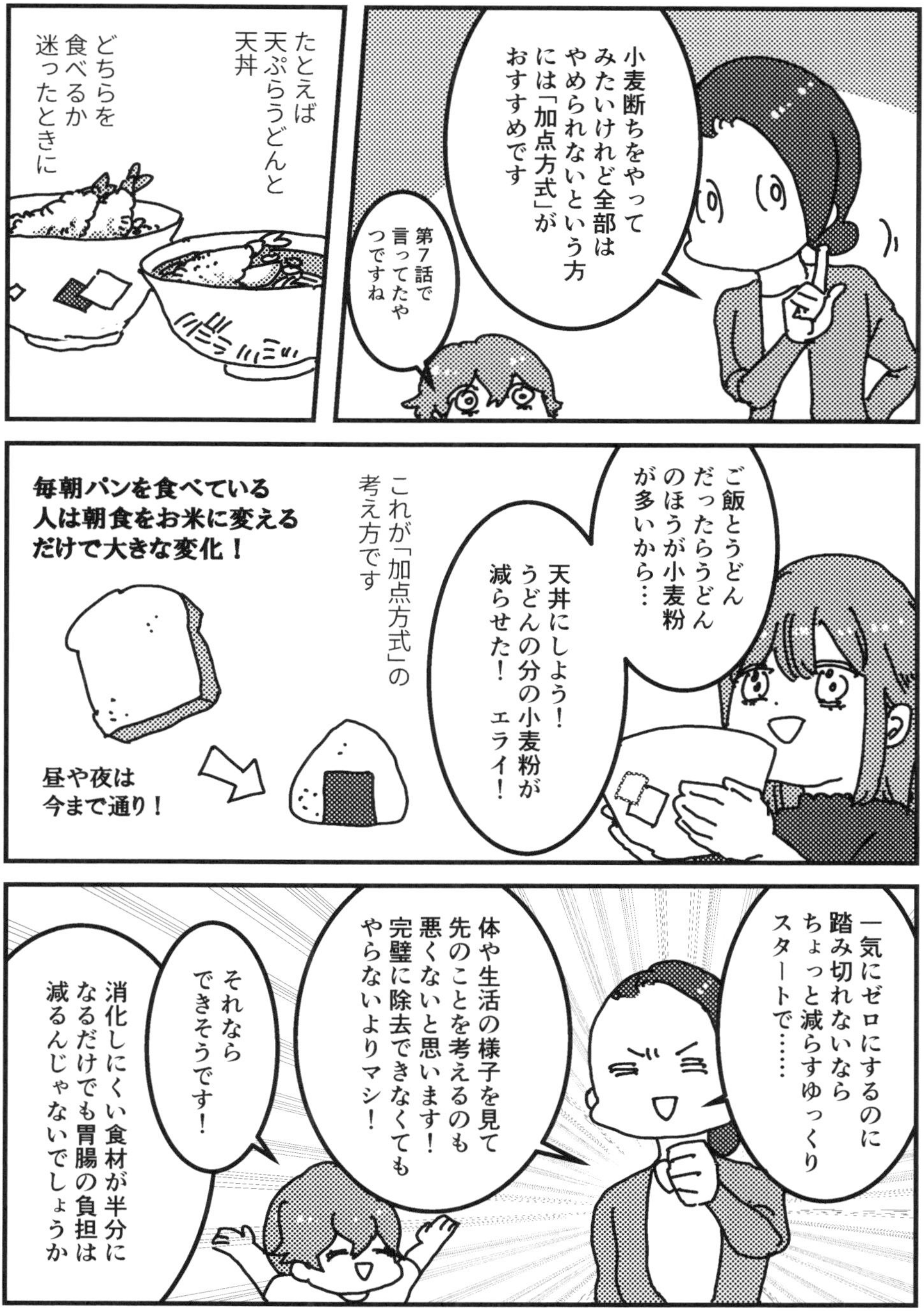

小麦断ちをやってみたいけれど全部はやめられないという方には「加点方式」がおすすめです
第7話で言ってたやつですね
たとえば天ぷらうどんと天丼
どちらを食べるか迷ったときに
ご飯とうどんだったらうどんのほうが小麦粉が多いから…
天丼にしよう！うどんの分の小麦粉が減らせた！
エライ！
これが「加点方式」の考え方です
毎朝パンを食べている人は朝食をお米に変えるだけで大きな変化！
昼や夜は今まで通り！
一気にゼロにするのに踏み切れないならちょっと減らすゆっくりスタートで……
体や生活の様子を見て先のことを考えるのも悪くないと思います！完璧に除去できなくてもやらないよりマシ！
それならできそうです！
消化しにくい食材が半分になるだけでも胃腸の負担は減るんじゃないでしょうか

幕内秀夫先生対談

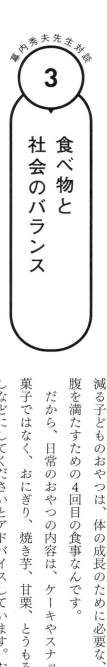

3 食べ物と社会のバランス

子どものおやつは、4回目の食事である

幕内　子どもであっても、食べることは社会と繋がることでもあるから、楽しみはあってもいいんです。でも、これだけは覚えておいてほしいのですが、子どもにとっての「おやつ」は、4回目の食事です。お母さんのおやつとは別物なんです。

つまり、お母さんのおやつ、ケーキやアイスクリームは、体の成長のためではなく、精神的なやすらぎや癒やしのためにあります。快楽です。だから、砂糖たっぷりのお菓子が必要だし、お菓子と一緒にコーヒーが飲みたくなるかもしれない。だけど、すぐにお腹の減る子どものおやつは、体の成長のために必要な、空腹を満たすための4回目の食事なんです。

だから、日常のおやつの内容は、ケーキやスナック菓子ではなく、おにぎり、焼き芋、甘栗、とうもろこしなどにしてくださいとアドバイスしています。お誕生日やクリスマスなどの特別な日だけケーキを出せばいいんです。

相川　小麦粉が食べられないと、おやつもおせんべいや、あんこなど、和菓子系になってしまうので、以前はそれをかわいそうに思っていましたけど、4回目の食事と捉えれば、スナック菓子や甘いお菓子である必要はありませんね。

幕内　お母さんもね、最初は辛いと思います。依存性のある砂糖を覚えた子どもは、おやつにおにぎりを出したとき、違うものを要求するでしょう。これは、ビール好きの大人に麦茶にしなさいと言うのと同じことですから。たまには与えないとかわいそうだというのもわかりますし、あまりにも厳しくするのもどうかと思います。

ただ、意識してほしいことは、日本の長い歴史の中で、これほど幼児期から「砂糖」を摂っている時代はなかったということです。その影響がどう出るのか？　すでに結果が出はじめていると思いますね。

相川　娘ももう、自分の体に小麦粉が合わないことはわかっていて、自分で避けることもできるんですが、それでも「あれを食べてみたい」という気持ちはあって、私に「お菓子を食べさせて」と言ってくることもあるのですが、「今はダメだよ。だけど、あなたが20歳になって自分の体のことを判断できるようになったら、自分で決めて好きに食べてもいいよ」と言っています。

幕内　それがいいと思います。健康と社会的な付き合いとのバランスを、親が「日常」と「ハレの日」の食事を分けて考えることでコントロールしてあげられるのが理想です。

グルテンの影響による皮膚の症状がどの程度かはわかりませんが、子どものうちにアトピーの治療をきちんとできず成人した女性などは、心療内科に通っている人が少なくありません。皮膚の症状が顔や首に出てしまうと、成長するにつれて精神的な負担が大きくなりますから。親が食べ物をコントロールすることで症状を軽減できるのであれば、やってあげたほうがいいです。

相川　将来的に、わが子にどのようなストレスがどのくらいかかるのか、ということを長い目で考えなければいけませんね。

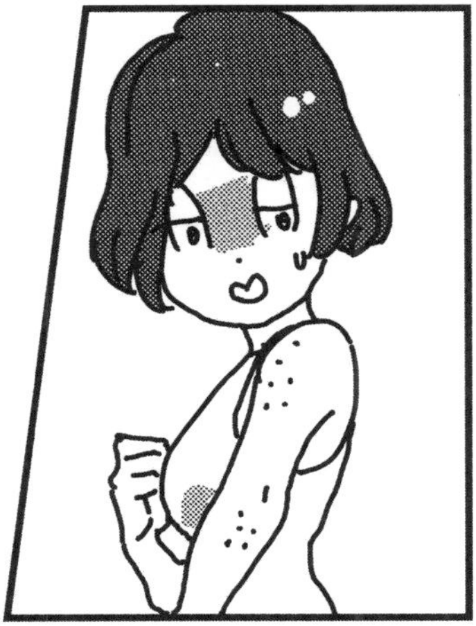

増えている子どもの糖尿病

幕内　私は、酒、たばこ、カフェイン、砂糖を4大麻薬だと考えています。その中で砂糖だけは子どものうちから覚えてしまうから、コントロールは大変です。でも、そうしないと、子どもの肥満や糖尿病はますます増えていきます。

平成4年度から、小中学校の尿検査で、糖尿病を調べる尿糖検査の項目が義務付けられました。学校検尿では、主に10歳以上の子どもに肥満を伴う2型糖尿病が見つかっています。また、成人の糖尿病が多いから、子どもの頃より食事や運動の大切さを教えようと、血液検査を導入したとある市では、糖代謝異常……いわゆる糖尿病予備軍が10%以上も出たそうです。沖縄県のある島の中学生の糖代謝異常の率は52%だったというのがニュースになっています。

相川　えっ？　どうして沖縄ではそんなに突出して多いんですか？

幕内　ご存じのように、戦後、ファストフード大国アメリカの食生活の影響をいちばん受けているところだし、東京とはくらべものにならないほどの車社会で、とにかく歩くことが少ないのです。小学校への登下校も車で送り迎えする家庭が多いのです。子どもの虫歯も肥満も、非常に多いんです。一歩先を行っています。

相川　一歩先を行く？　つまり将来の日本全体の姿……？

幕内　その通りです。世界中で小児の肥満、糖尿病が増えて苦しんでいるのは、高脂肪、高糖質(砂糖)を覚えた子どもたちがやめられなくなっているからだと思います。

相川　私の場合は、パンなどを習慣的に食べていたときは、体が動かない、頭が痛いというデメリットがたくさんあったので、やめるメリットが明確だったんですね。

また、音楽家の母は、頭痛などの体調不良がない状態だと集中力が格段に上がる、新しい曲に取り組むときの暗譜がどんどん進むと、今や私や娘よりも真面目に取り組んでいますね。
母も私も娘も……小麦粉をやめたことをきっかけに、砂糖も油も摂取量は自然と減っているでしょう。ただ、そういう目に見えるメリットがないと……本当に難しいですよね。
幕内　お母さんにとっては、体調の改善に加えて仕事が進むことが大好きなパンのかわりにご褒美になったのでしょうね。
今、世界のあちこちで、砂糖は酒やたばこと同じ依存性があり、過剰摂取すれば健康に害を及ぼす食べ物だという認知が広がっていて、メキシコやアメリカの一部の州では、糖分の多い飲料に課税する「ソーダ税」が導入されています。課税があることで、砂糖を節制し、お金の面でもメリットになるんですね。

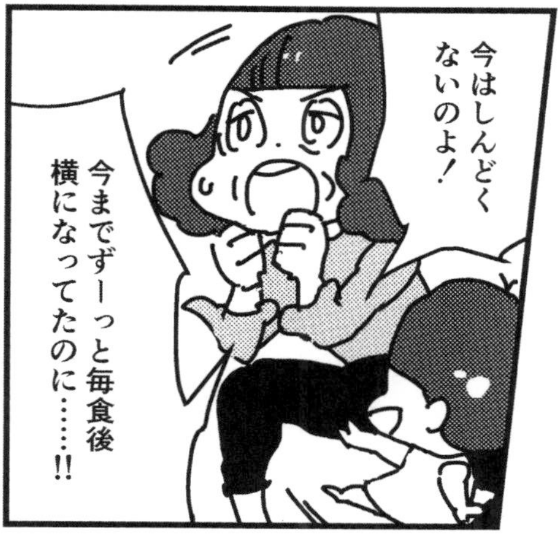
今はしんどくないのよ!
今までずーっと毎食後横になってたのに……!!

アメリカの医科大学院の教授であるロバート・H・ラスティグが書いた『果糖中毒』（ダイヤモンド社）という素晴らしい本があります。同書によると、アメリカが肥満大国になったのはそんなに昔の話ではないというのです。せいぜい、ここ30~40年の話だと。この間に何が変わったのか？　それは主にトウモロコシを原料として作られた「異性化糖」の登場があるといえます。清涼飲料水などに「ブドウ糖果糖液糖」、あるいは「果糖ブドウ糖液糖」と表記されている代替の甘味料のことです。もっとわかりやすくいえば、「シロップ」のことです。

今や清涼飲料水などの甘い飲み物は砂糖ではなく、これが使われるようになっています。まさに本のタイトルにあるように、この甘味料が肥満や糖尿病を増加させた大きな要因だという指摘です。

菓子類に含まれる砂糖とはその影響がまったく違うといいますが、私もまったく同感です。世界的にもその認識が広がっているからでしょう。多くの国で「砂糖税」ではなく「ソーダ税」が検討されるようになっていることが、その証明でもあります。

稀に甘いお菓子を楽しむことと、清涼飲料水などは別に考えてほしいですね。外では、避けることが難しいこともあると思いますが、さすがに自宅の冷蔵庫に常備しておくことは、楽しみの域を超えていると思っています。子どものことに関しては、本人が本当に苦しむ前に、親が対処してあげられるといいですよね。

相川　甘いジュースを与えると子どもは喜びますが、そのせいで将来的に苦しむことになっては元も子もありませんからね。

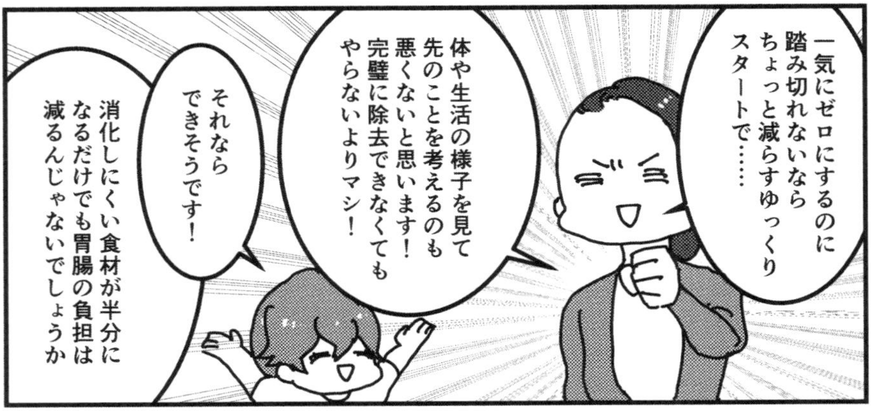
一気にゼロにするのに踏み切れないならちょっと減らすゆっくりスタートで……
体や生活の様子を見て先のことを考えるのも悪くないと思います！完璧に除去できなくてもやらないよりマシ！
それならできそうです！
消化しにくい食材が半分になるだけでも胃腸の負担は減るんじゃないでしょうか

第10話

「給食」と「食育」

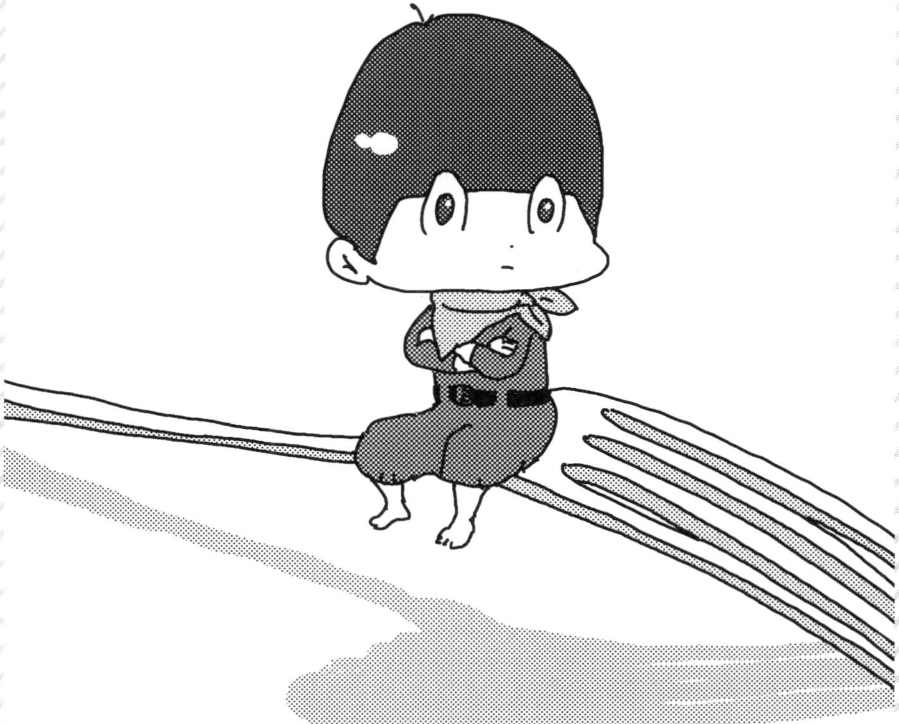

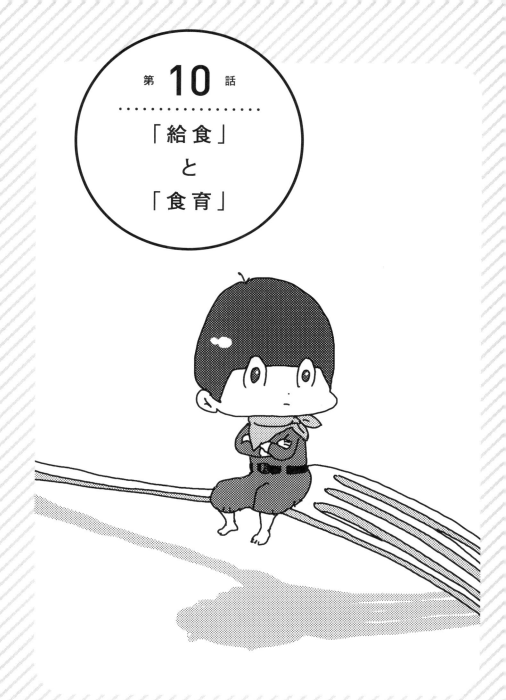

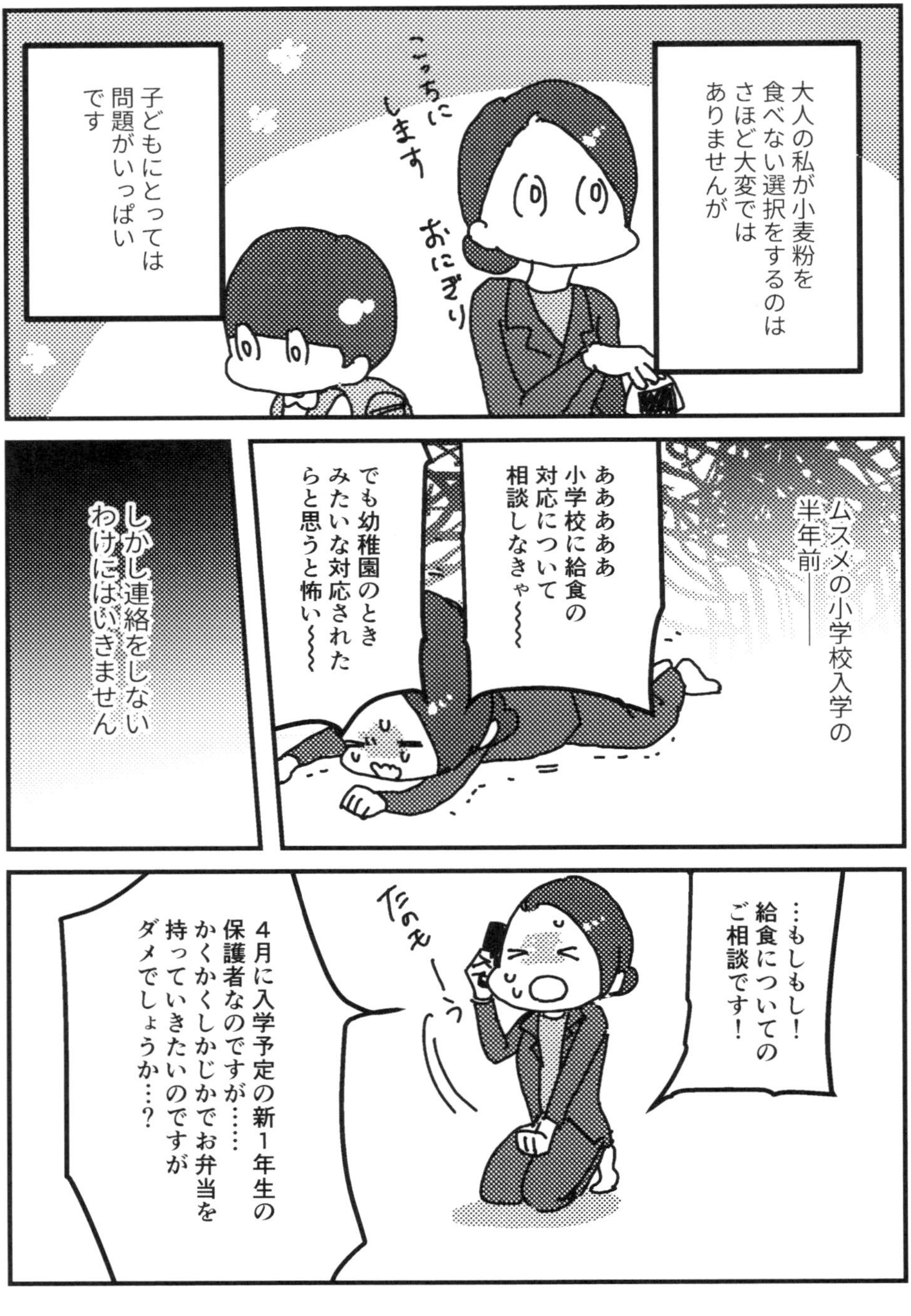
大人の私が小麦粉を食べない選択をするのはさほど大変ではありませんが
こっちにします
おにぎり
子どもにとっては問題がいっぱいです
ムスメの小学校入学の半年前――
ああああ小学校に給食の対応について相談しなきゃ〜〜〜
でも幼稚園のときみたいな対応されたらと思うと怖い〜〜〜
しかし連絡をしないわけにはいきません
…もしもし!給食についてのご相談です!
たのもーーう
4月に入学予定の新1年生の保護者なのですが……かくかくしかじかでお弁当を持っていきたいのですがダメでしょうか…?

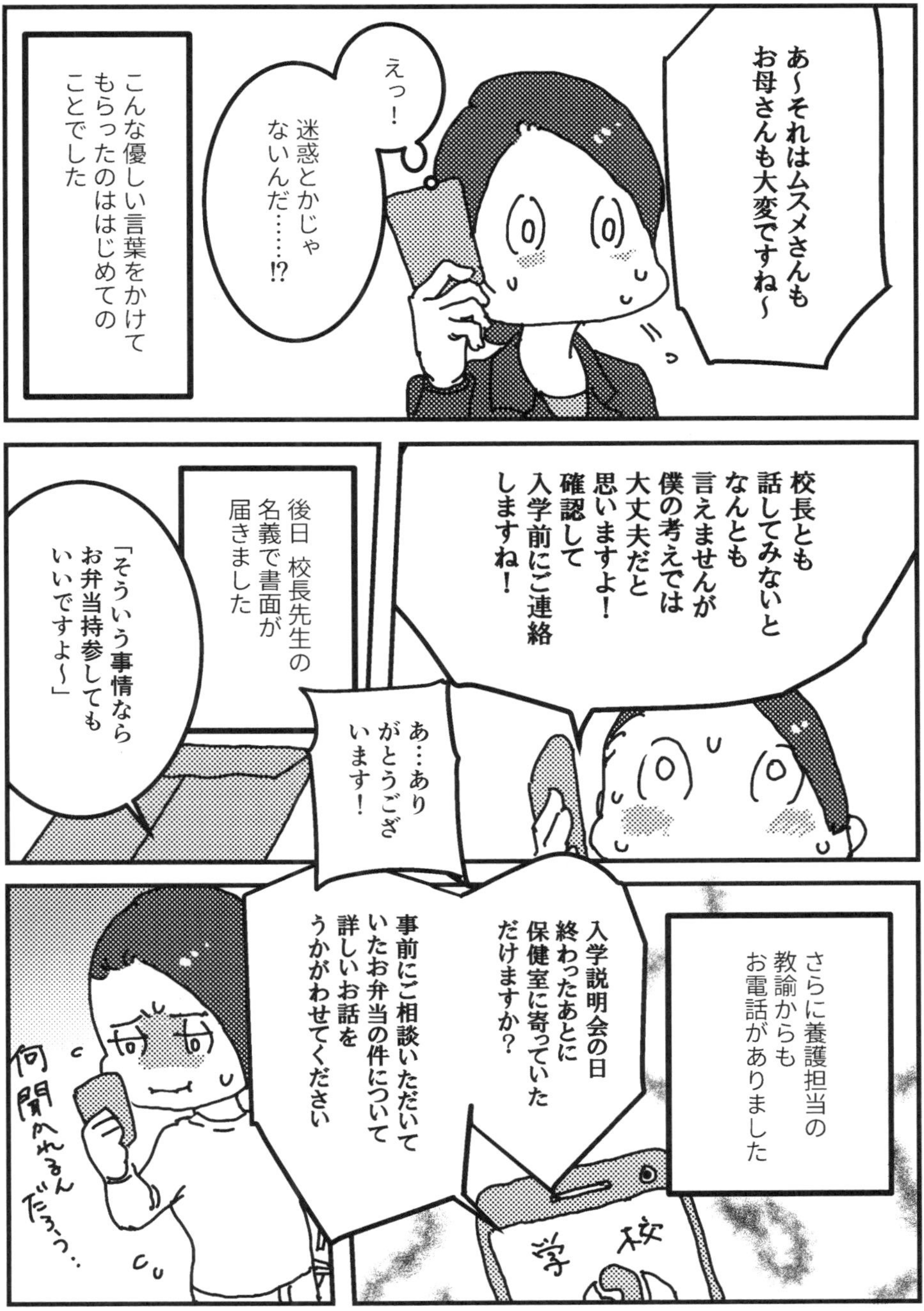
あ〜それはムスメさんもお母さんも大変ですね〜
えっ！迷惑とかじゃないんだ……!?
こんな優しい言葉をかけてもらったのははじめてのことでした
校長とも話してみないとなんとも言えませんが僕の考えでは大丈夫だと思いますよ！確認して入学前にご連絡しますね！
あ…ありがとうございます！
後日 校長先生の名義で書面が届きました
「そういう事情ならお弁当持参してもいいですよ〜」
さらに養護担当の教諭からもお電話がありました
入学説明会の日終わったあとに保健室に寄っていただけますか？
事前にご相談いただいていたお弁当の件について詳しいお話をうかがわせてください
学校
何聞かれるんだろう…

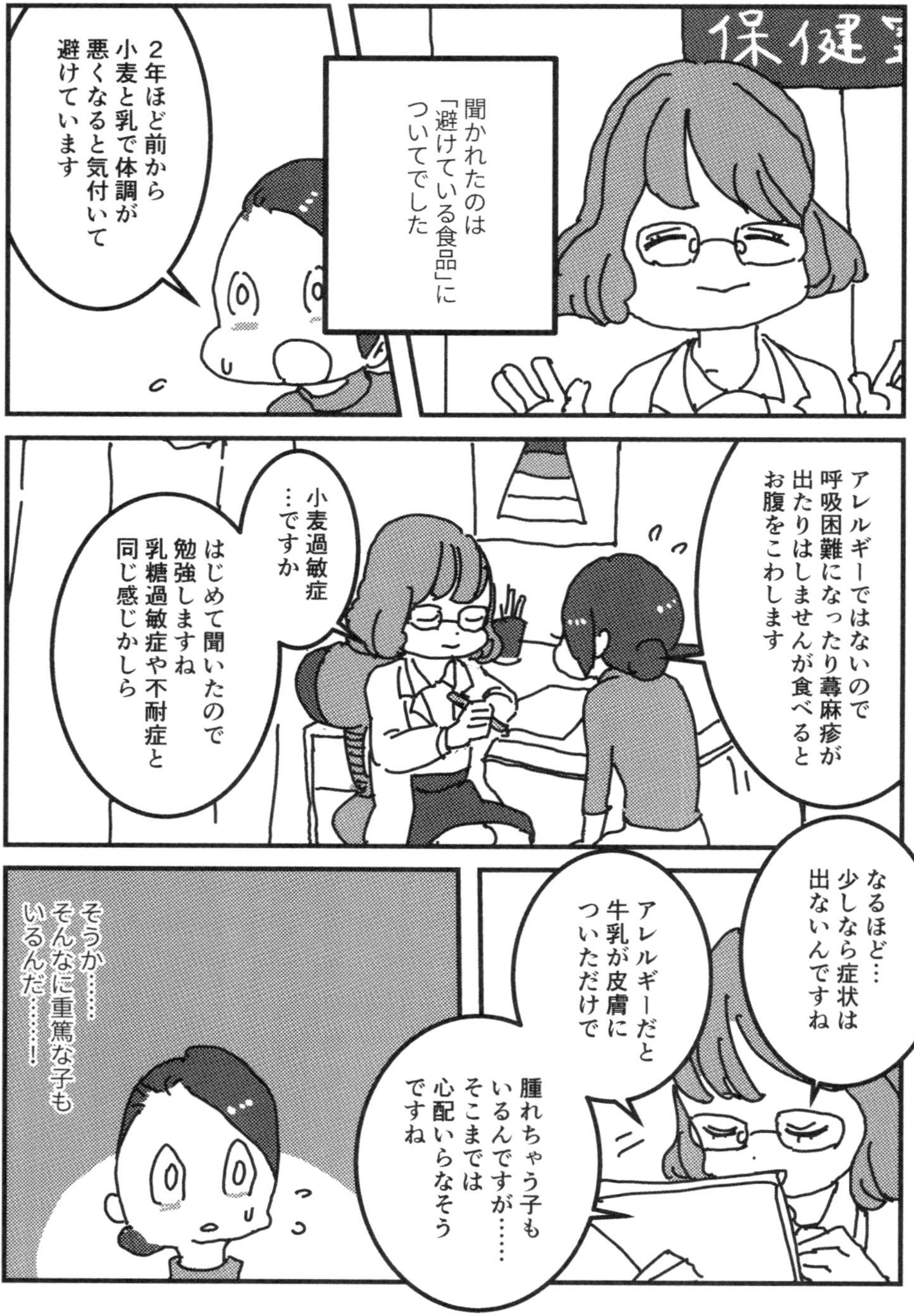

聞かれたのは「避けている食品」についてでした
2年ほど前から小麦と乳で体調が悪くなると気付いて避けています
アレルギーではないので呼吸困難になったり蕁麻疹が出たりはしませんが食べるとお腹をこわします
小麦過敏症…ですか
はじめて聞いたので勉強しますね乳糖過敏症や不耐症と同じ感じかしら
なるほど…少しなら症状は出ないんですね
アレルギーだと牛乳が皮膚についただけで
腫れちゃう子もいるんですが……そこまでは心配いらなそうですね
そうか……そんなに重篤な子もいるんだ……!

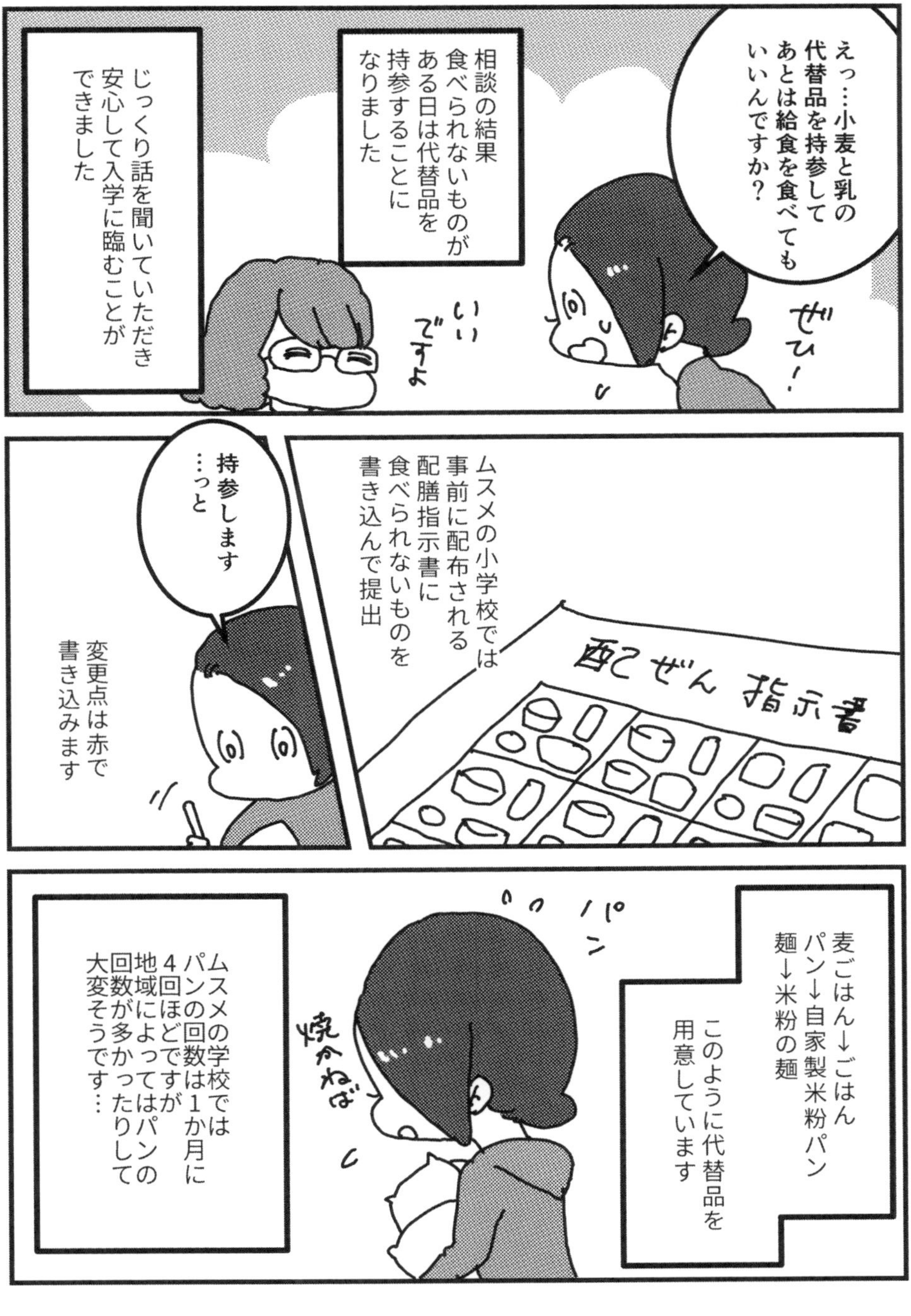
えっ…小麦と乳の
代替品を持参して
あとは給食を食べても
いいんですか？
ぜひ！
いいですよ
相談の結果
食べられないものが
ある日は代替品を
持参することに
なりました
じっくり話を聞いていただき
安心して入学に臨むことが
できました
ムスメの小学校では
事前に配布される
配膳指示書に
食べられないものを
書き込んで提出
配ぜん 指示書
持参します
…っと
変更点は赤で
書き込みます
麦ごはん↓ごはん
パン↓自家製米粉パン
麺↓米粉の麺
このように代替品を
用意しています
パン
パン
焼かねば
ムスメの学校では
パンの回数は1か月に
4回ほどですが
地域によってはパンの
回数が多かったりして
大変そうです…

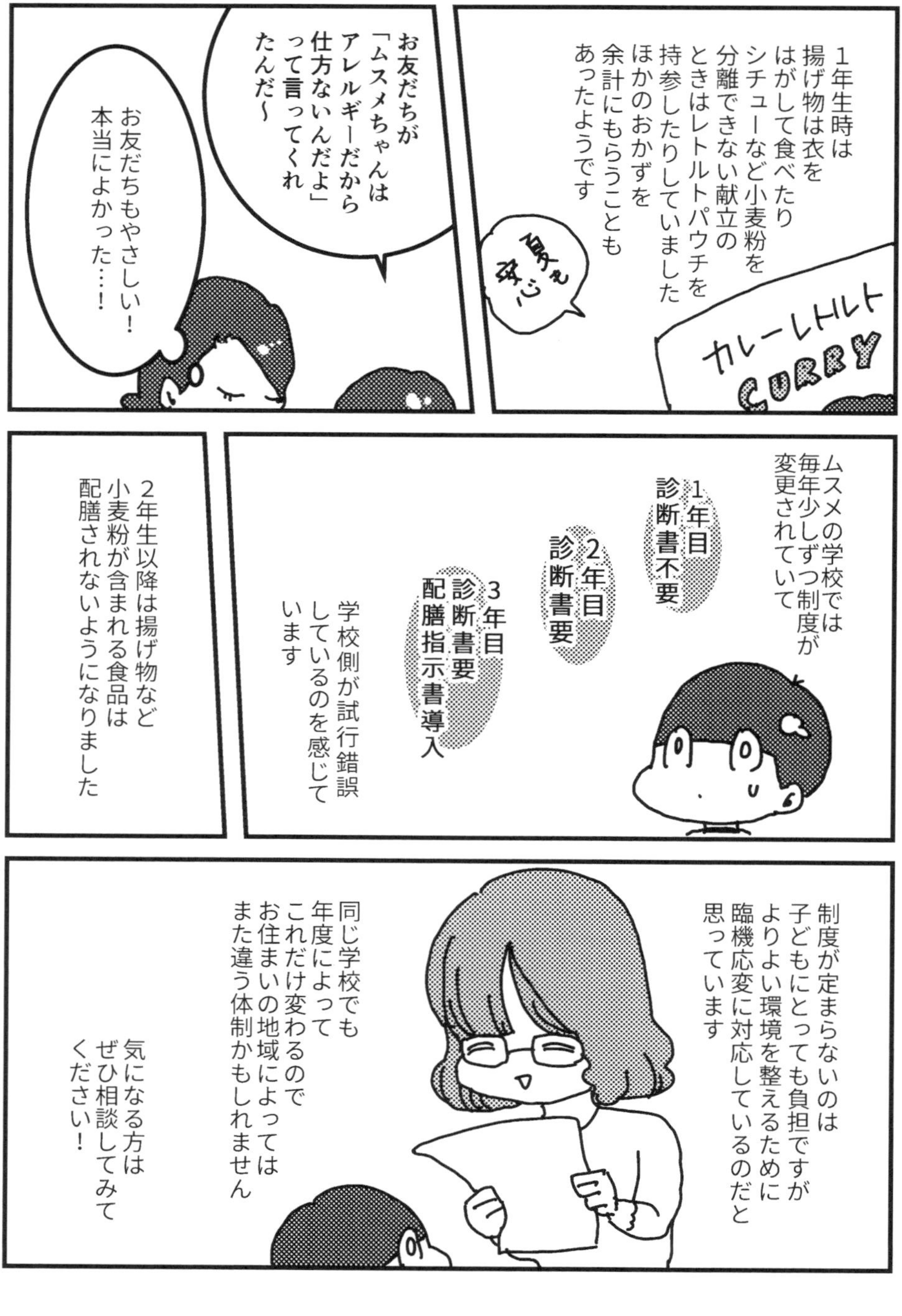
1年生時は揚げ物は衣をはがして食べたりシチューなど小麦粉を分離できない献立のときはレトルトパウチを持参したりしていましたほかのおかずを余計にもらうこともあったようです
夏も安心
カレーレトルト
CURRY
お友だちが「ムスメちゃんはアレルギーだから仕方ないんだよ」って言ってくれたんだ〜
お友だちもやさしい！本当によかった…！
ムスメの学校では毎年少しずつ制度が変更されていて
1年目 診断書不要
2年目 診断書要
3年目 診断書要 配膳指示書導入
学校側が試行錯誤しているのを感じています
2年生以降は揚げ物など小麦粉が含まれる食品は配膳されないようになりました
制度が定まらないのは子どもにとっても負担ですがよりよい環境を整えるために臨機応変に対応しているのだと思っています
同じ学校でも年度によってこれだけ変わるのでお住まいの地域によってはまた違う体制かもしれません
気になる方はぜひ相談してみてください！

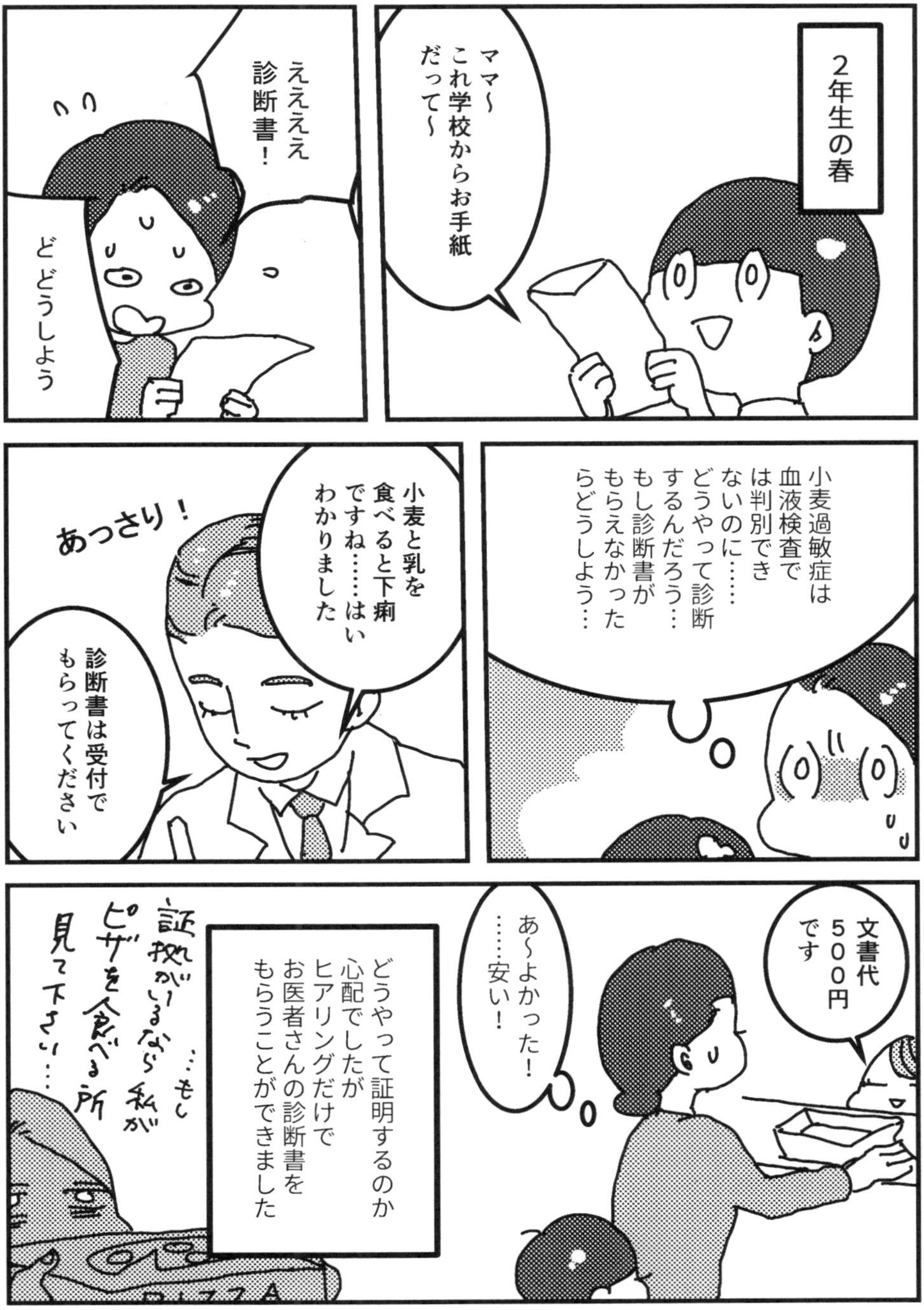
2年生の春
ママ〜
これ学校からお手紙
だって〜
ええええ
診断書！
ど どうしよう
小麦過敏症は
血液検査で
は判別でき
ないのに……
どうやって診断
するんだろう…
もし診断書が
もらえなかった
らどうしよう…
小麦と乳を
食べると下痢
ですね……はい
わかりました
あっさり！
診断書は受付で
もらってください
文書代
500円
です
あ〜よかった！
……安い！
どうやって証明するのか
心配でしたが
ヒアリングだけで
お医者さんの診断書を
もらうことができました
…もし
証拠がいるなら私が
ピザを食べる所
見て下さい…

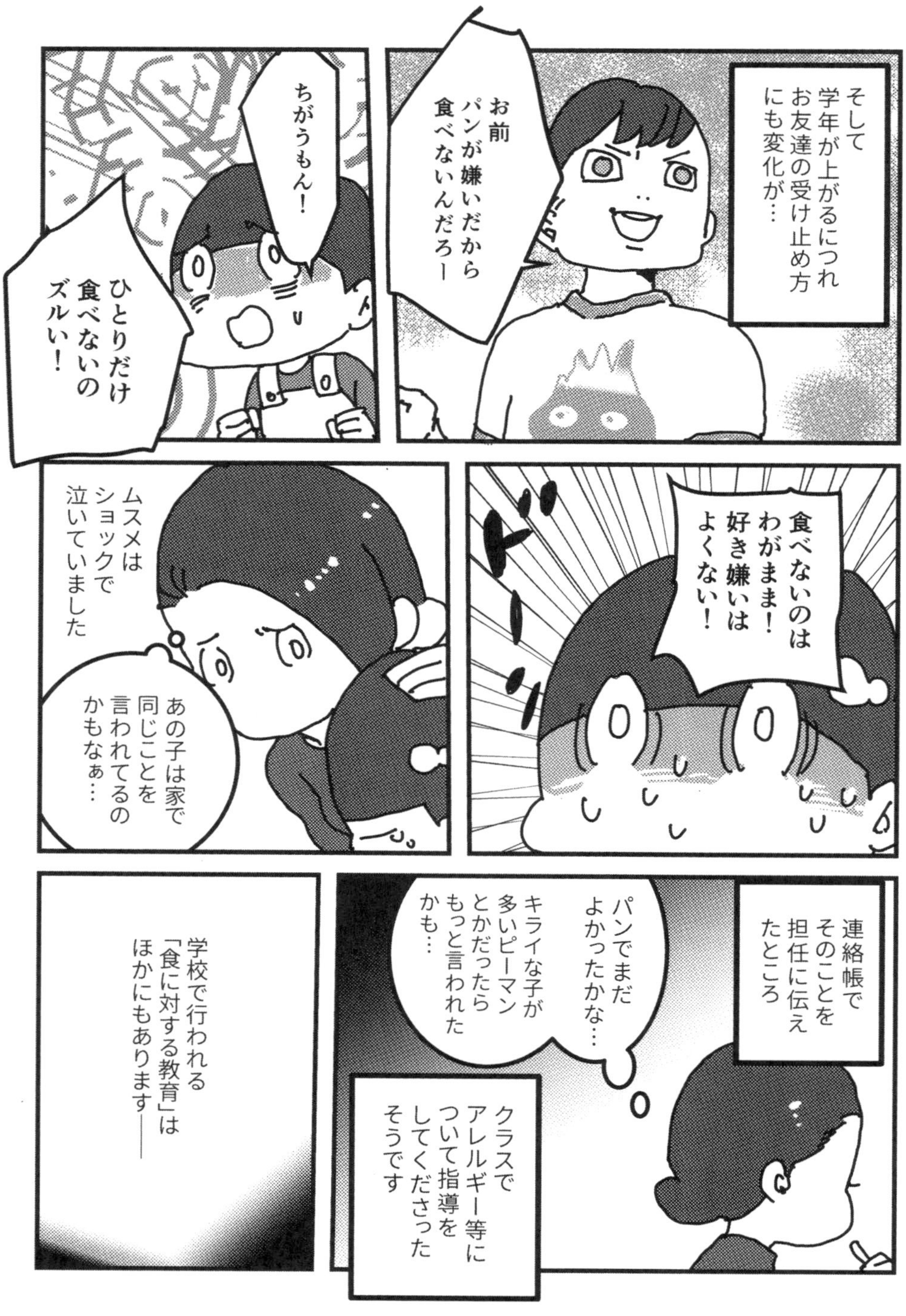
そして学年が上がるにつれお友達の受け止め方にも変化が…
お前パンが嫌いだから食べないんだろー
ちがうもん！
ひとりだけ食べないのズルい！
食べないのはわがまま！好き嫌いはよくない！
ムスメはショックで泣いていました
あの子は家で同じことを言われてるのかもなぁ…
連絡帳でそのことを担任に伝えたところ
パンでまだよかったかな…
キライな子が多いピーマンとかだったらもっと言われたかも…
クラスでアレルギー等について指導をしてくださったそうです
学校で行われる「食に対する教育」はほかにもあります——

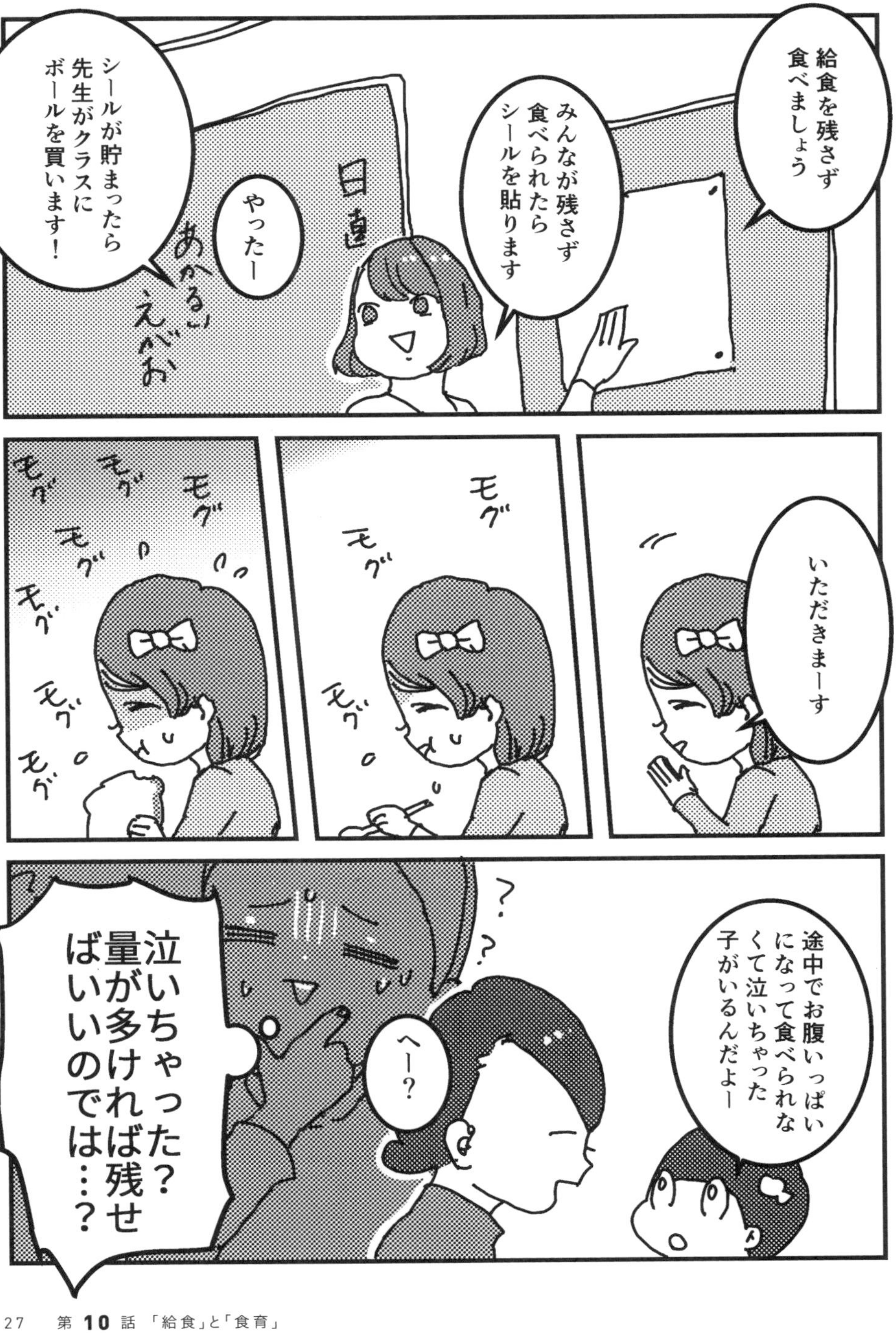

給食を残さず食べましょう
みんなが残さず食べられたらシールを貼ります
シールが貯まったら先生がクラスにボールを買います！
やったー
いただきまーす
モグ
モグ
モグ
モグ
モグ
モグ
モグ
モグ
モグ
途中でお腹いっぱいになって食べられなくて泣いちゃった子がいるんだよー
へー？
泣いちゃった？量が多ければ残せばいいのでは…？

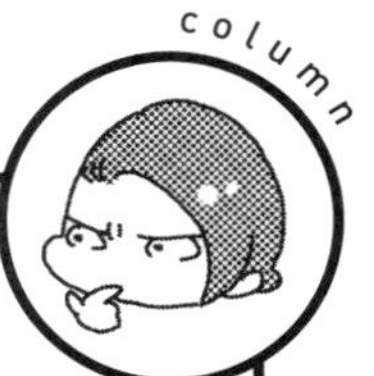

量《ロード》って考え方

おいしくてもたくさん食べずに適量でガマン!

人参は高GIで糖質も多い食品だけど、
人参だけ大量に食べることは
あまりないかも?
…というのを、低GL（グリセミックロード）
といいます。

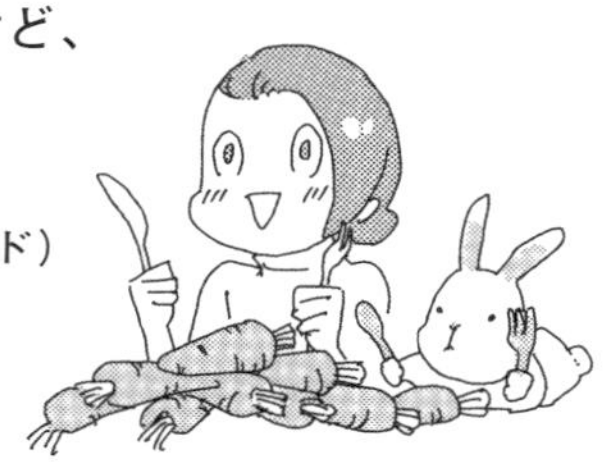

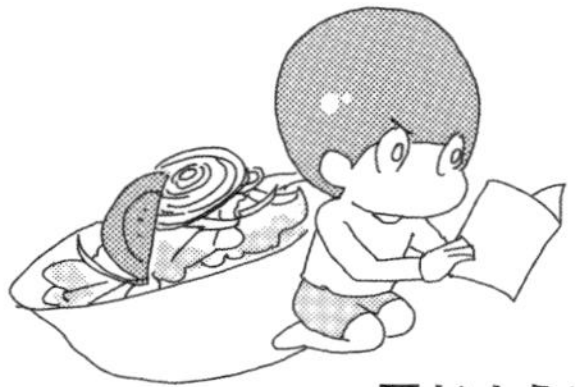

同じように玉ネギも要注意だけど、
大量に食べないようにすればそこまで怖くない

オニオンサラダは食べないけれど、
サラダにちょっと入ってるくらいなら大丈夫かも?

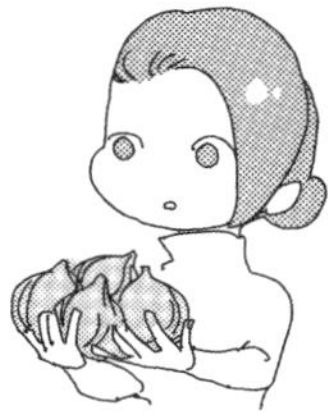

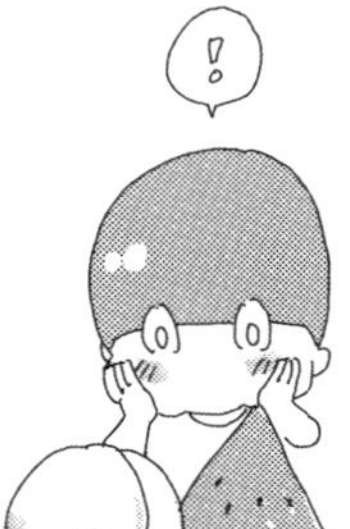

桃やスイカはおいしくても適量でガマン!

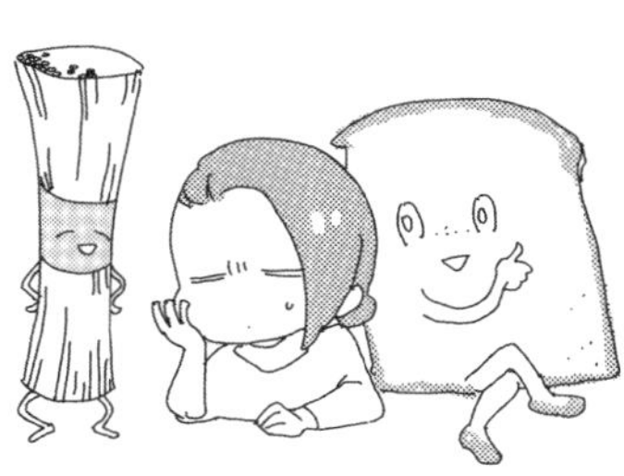

でも小麦粉はどうしても
ロード（量）が多いから少しだけ…
にするのが難しい……。

第11話

どうして残しちゃいけないの？

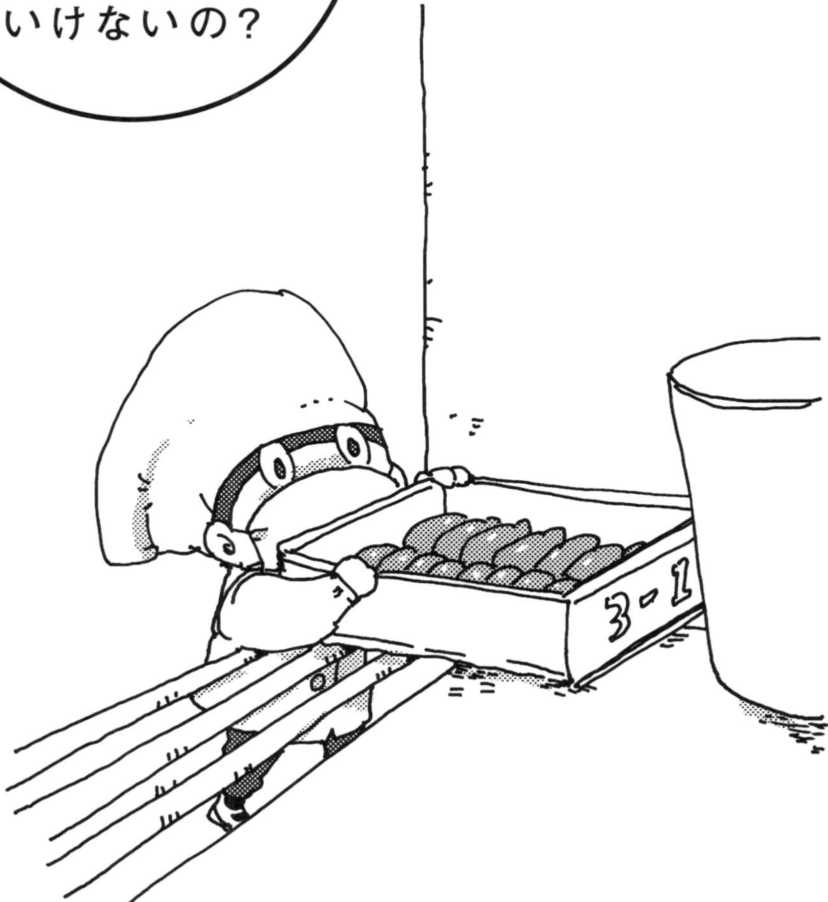

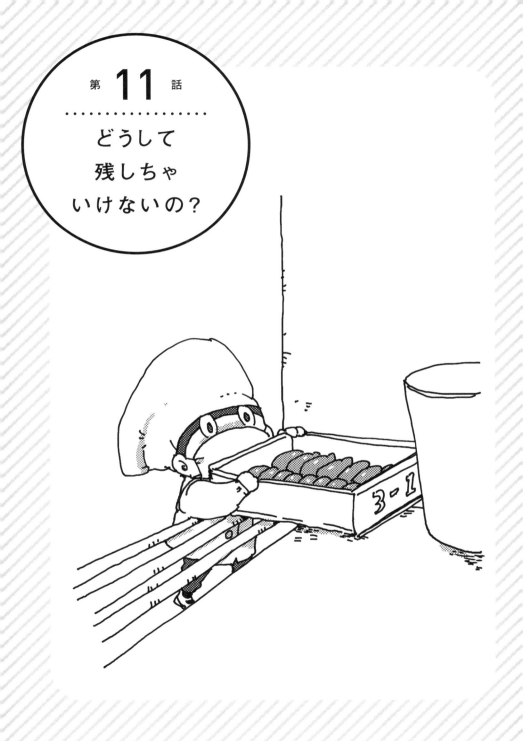

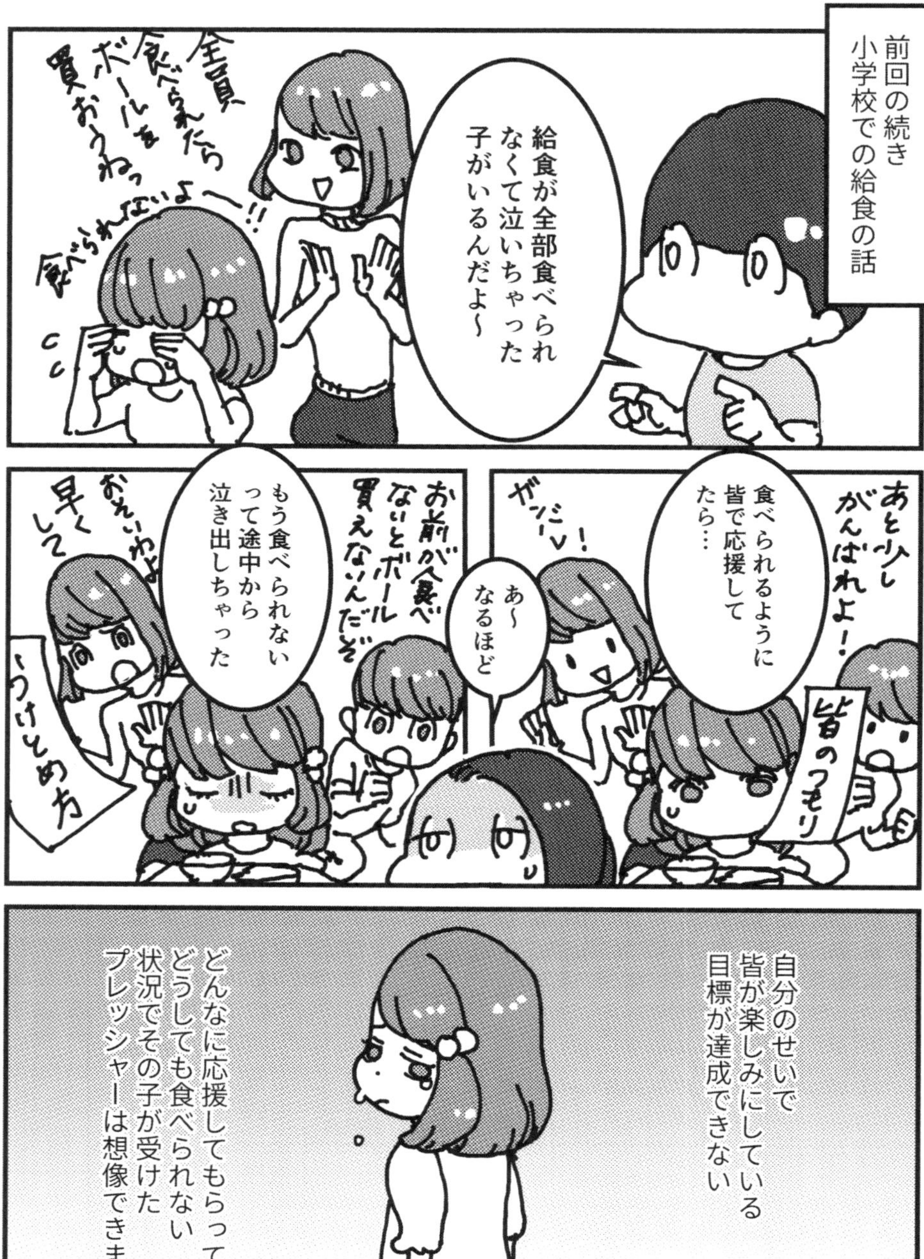
前回の続き
小学校での給食の話
給食が全部食べられなくて泣いちゃった子がいるんだよ〜
全員食べれたらボールを買おうねっ
食べられないよ〜!!
あと少しがんばれよ!
食べられるように皆で応援してたら…
ガンバーレ!
皆のつもり
あ〜なるほど
お前が食べないとボール買えないんだぞ
もう食べられないって途中から泣き出しちゃった
おそいわよ
早くして
うけとめ方
自分のせいで皆が楽しみにしている目標が達成できない
どんなに応援してもらってもどうしても食べられない状況でその子が受けたプレッシャーは想像できます

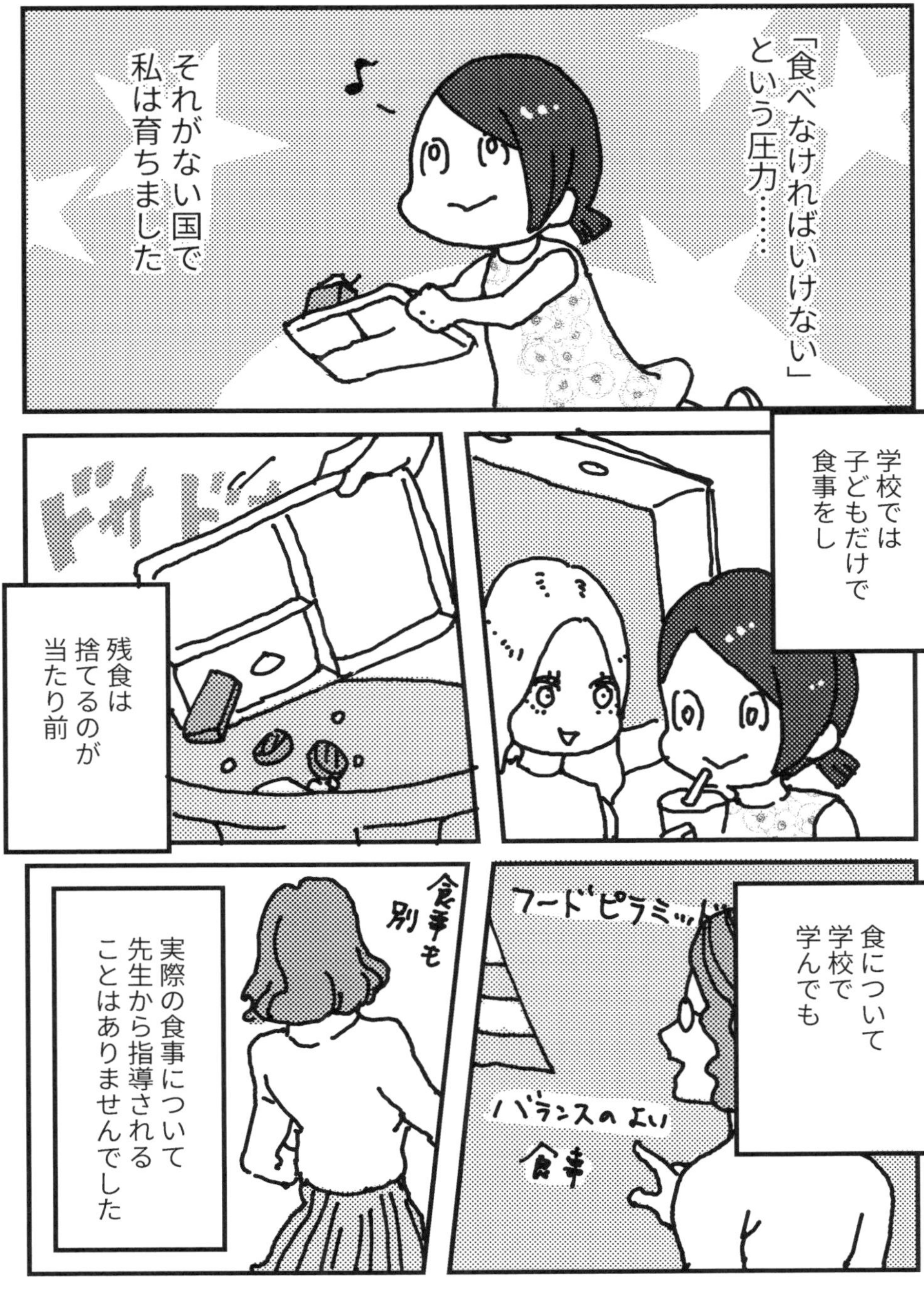
「食べなければいけない」という圧力……
それがない国で私は育ちました
学校では子どもだけで食事をし
残食は捨てるのが当たり前
食について学校で学んでも
フードピラミッド
バランスのよい食事
実際の食事について先生から指導されることはありませんでした
食事も別

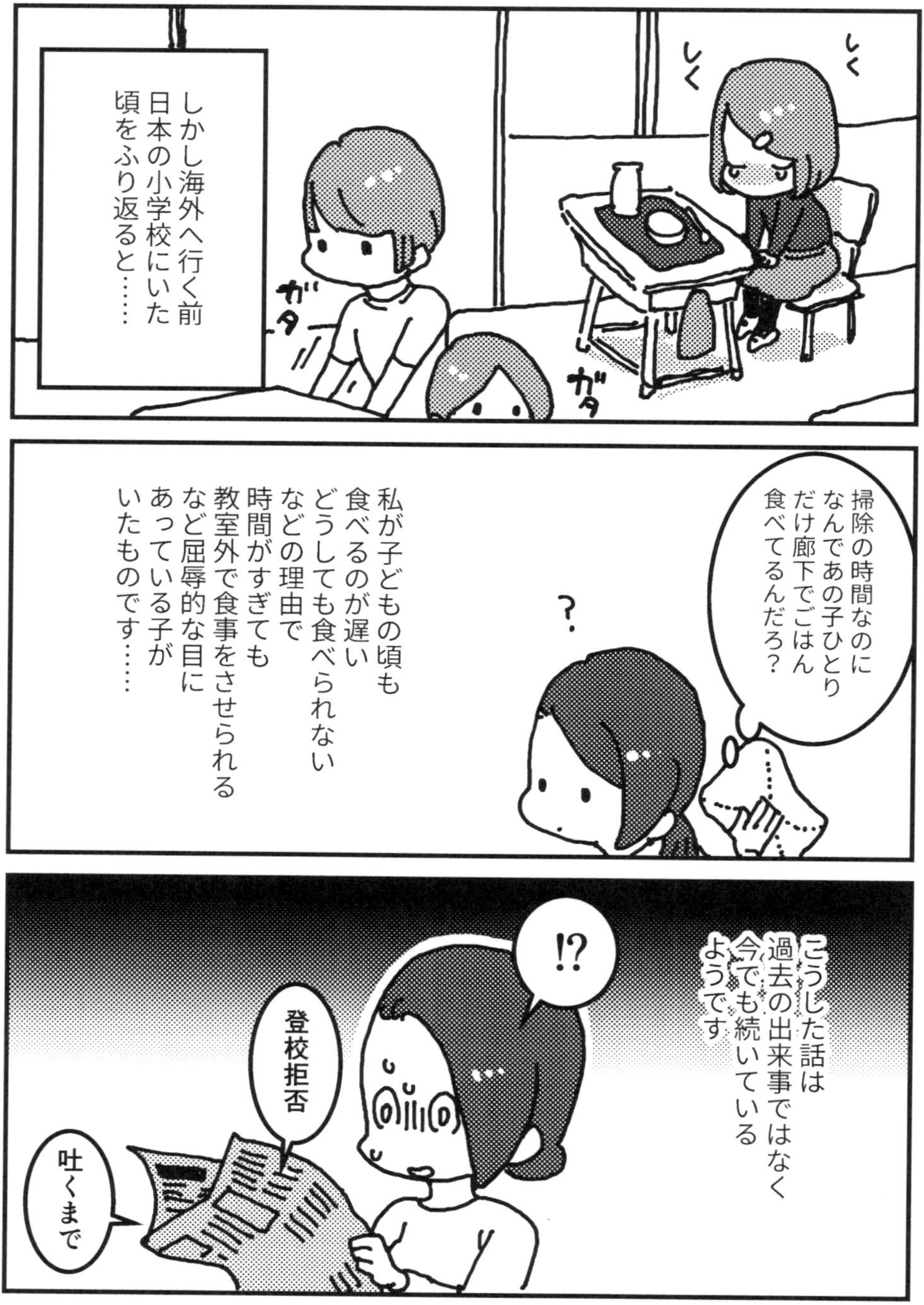
しかし海外へ行く前
日本の小学校にいた
頃をふり返ると……
しく
しく
ガタ
ガタ
掃除の時間なのに
なんであの子ひとり
だけ廊下でごはん
食べてるんだろ？
？
私が子どもの頃も
食べるのが遅い
どうしても食べられない
などの理由で
時間がすぎても
教室外で食事をさせられる
など屈辱的な目に
あっている子が
いたものです……
こうした話は
過去の出来事ではなく
今でも続いている
ようです
!?
登校拒否
吐くまで

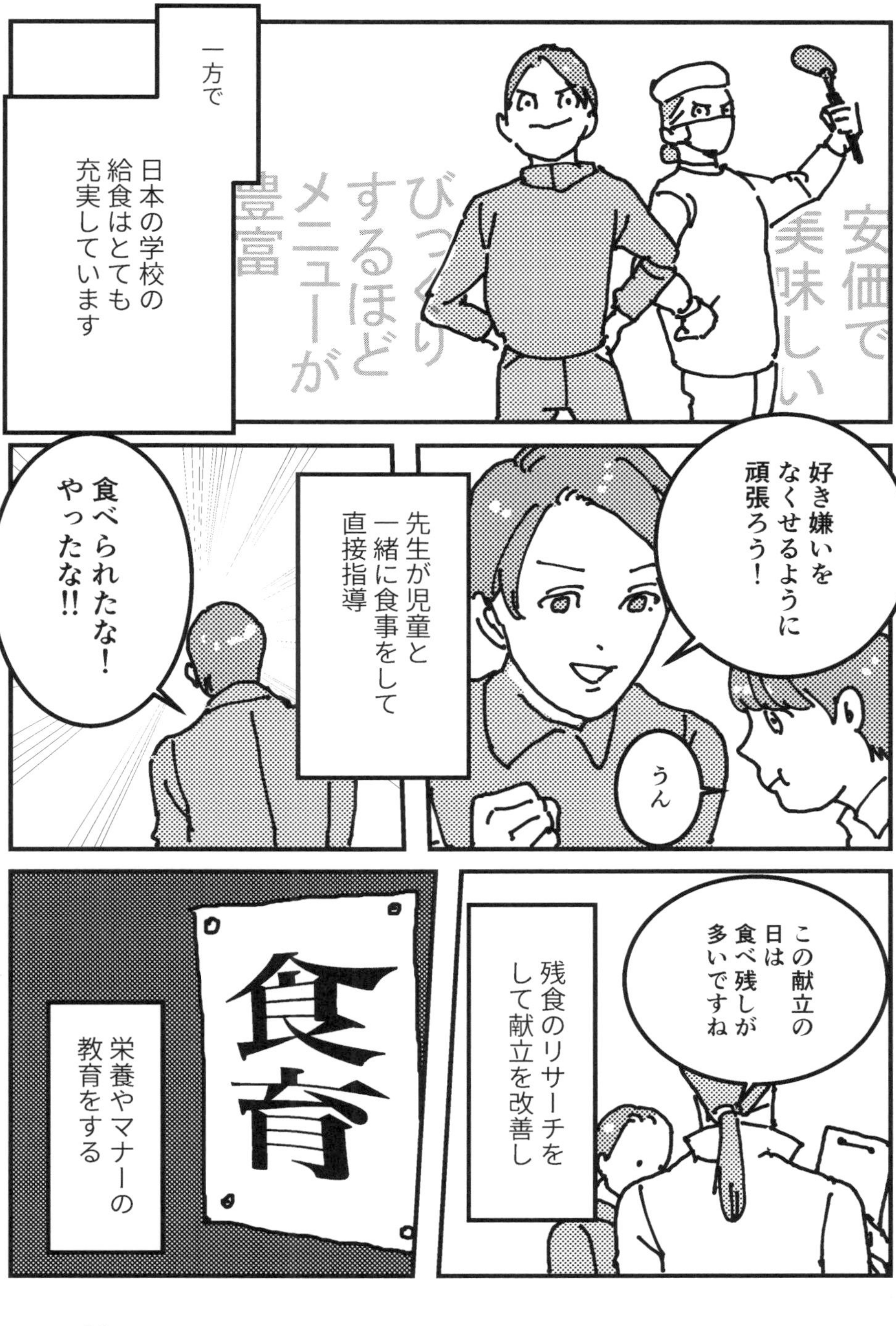
一方で
日本の学校の給食はとても充実しています
安価で美味しい
びっくりするほどメニューが豊富
好き嫌いをなくせるように頑張ろう！
うん
先生が児童と一緒に食事をして直接指導
食べられたな！やったな!!
この献立の日は食べ残しが多いですね
残食のリサーチをして献立を改善し
食育
栄養やマナーの教育をする

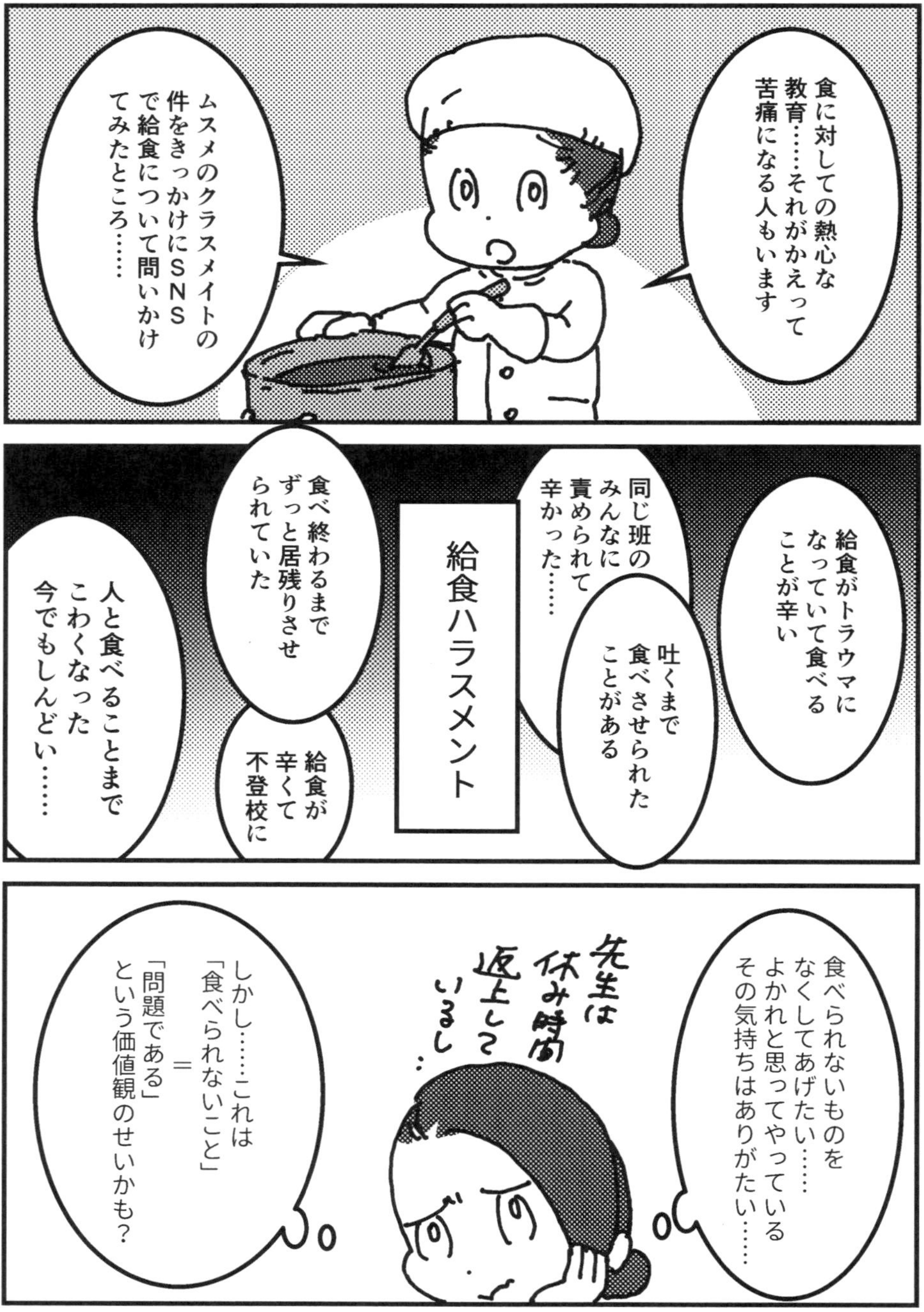
食に対しての熱心な教育……それがかえって苦痛になる人もいます
ムスメのクラスメイトの件をきっかけにSNSで給食について問いかけてみたところ……
給食がトラウマになっていて食べることが辛い
吐くまで食べさせられたことがある
同じ班のみんなに責められて辛かった……
給食ハラスメント
食べ終わるまでずっと居残りさせられていた
給食が辛くて不登校に
人と食べることまでこわくなった今でもしんどい……
食べられないものをなくしてあげたい……よかれと思ってやっているその気持ちはありがたい……
先生は休み時間返上しているし
しかし……これは「食べられないこと」＝「問題である」という価値観のせいかも？

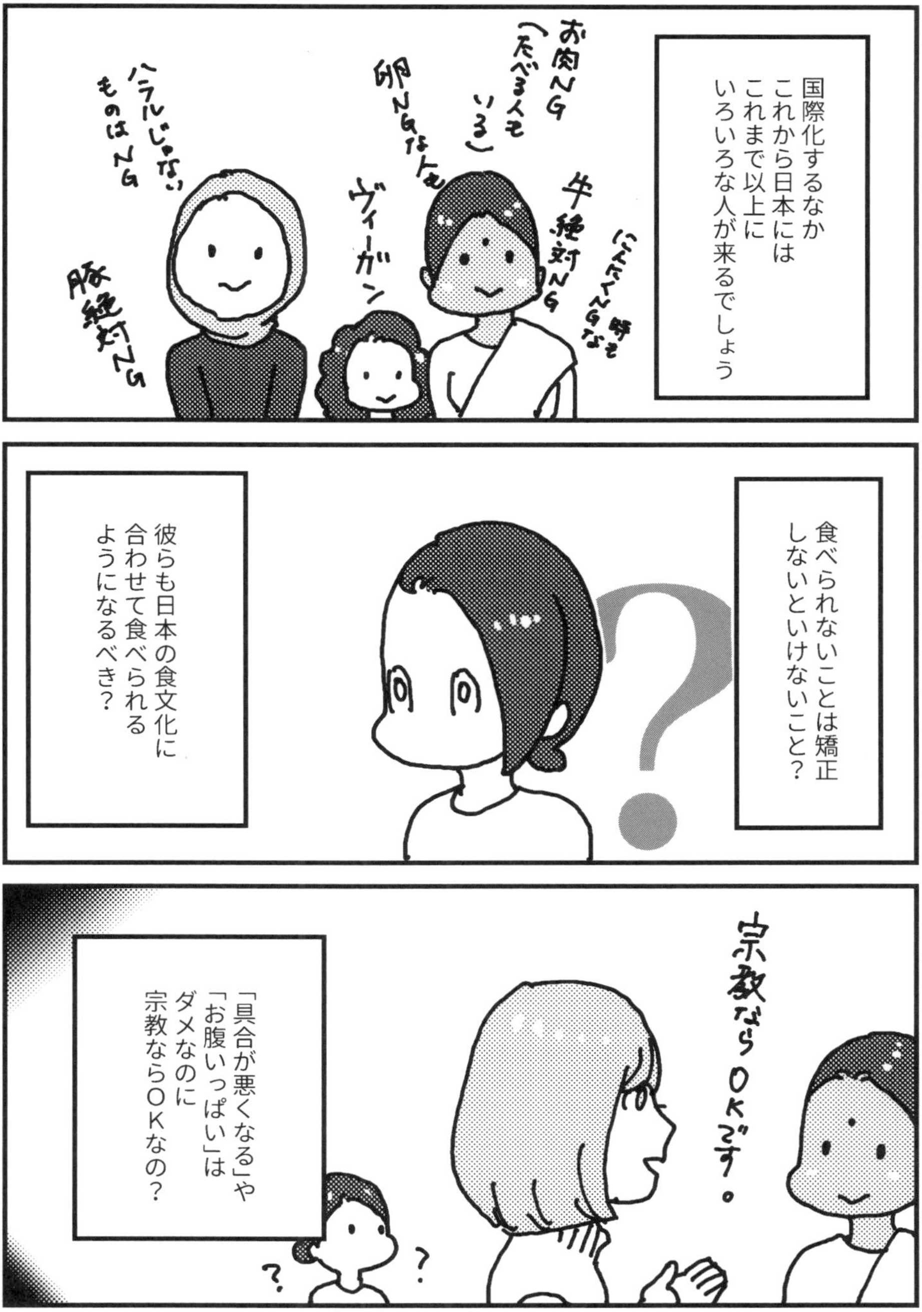

国際化するなか
これから日本には
これまで以上に
いろいろな人が来るでしょう
お肉NG（たべる人もいる）
卵NGな人も
牛絶対NG
にんにくNGな時も
ヴィーガン
ハラルじゃないものはNG
豚絶対NG
食べられないことは矯正しないといけないこと？
彼らも日本の食文化に合わせて食べられるようになるべき？
宗教ならOKです。
「具合が悪くなる」や「お腹いっぱい」はダメなのに宗教ならOKなの？

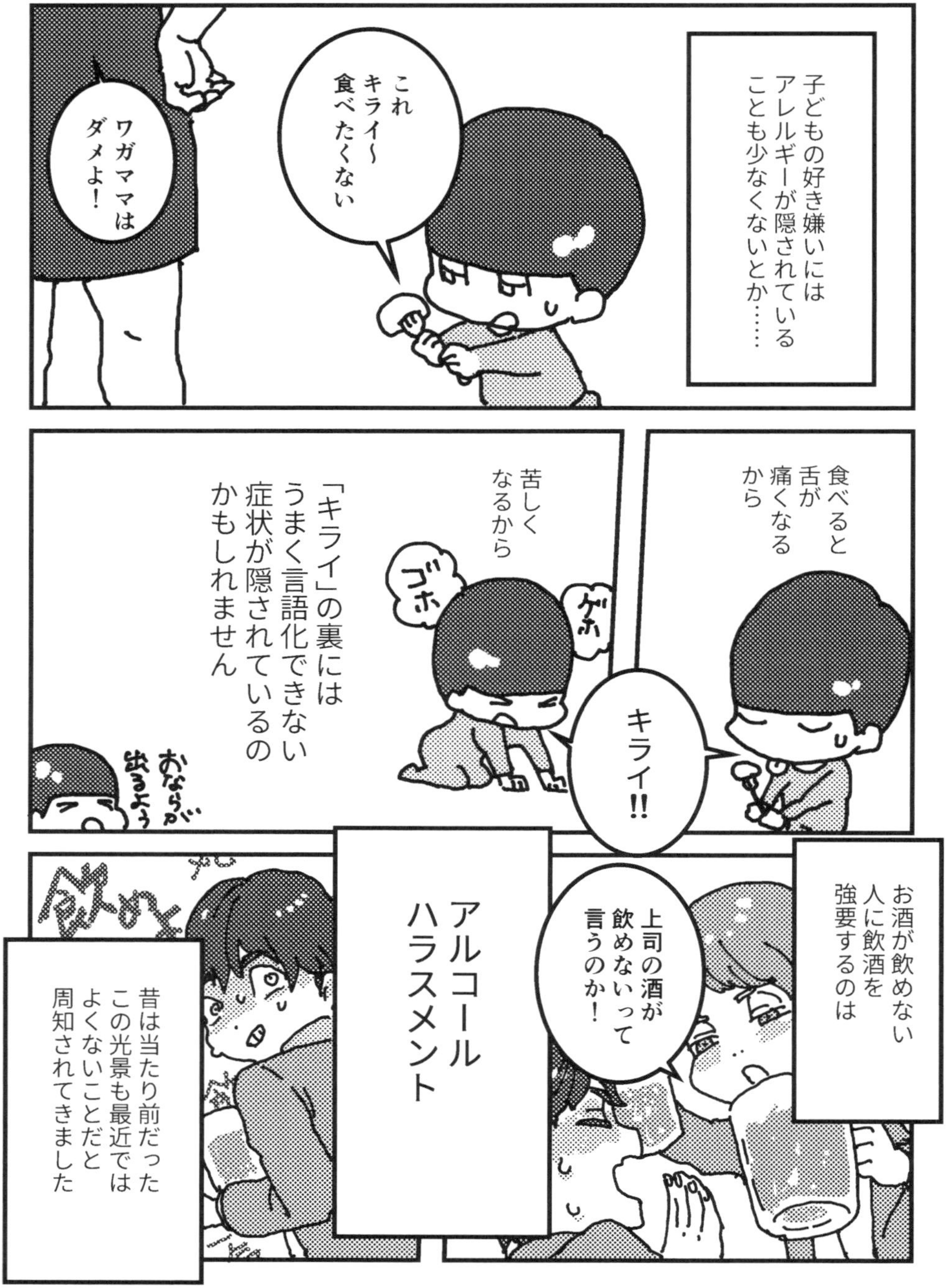

子どもの好き嫌いにはアレルギーが隠されていることも少なくないとか……
これキライ～食べたくない
ワガママはダメよ!
食べると舌が痛くなるから
苦しくなるから
ゲホ
ゴホ
キライ!!
「キライ」の裏にはうまく言語化できない症状が隠されているのかもしれません
おならが出るよう
お酒が飲めない人に飲酒を強要するのは
上司の酒が飲めないって言うのか!
アルコールハラスメント
飲めよ
昔は当たり前だったこの光景も最近ではよくないことだと周知されてきました

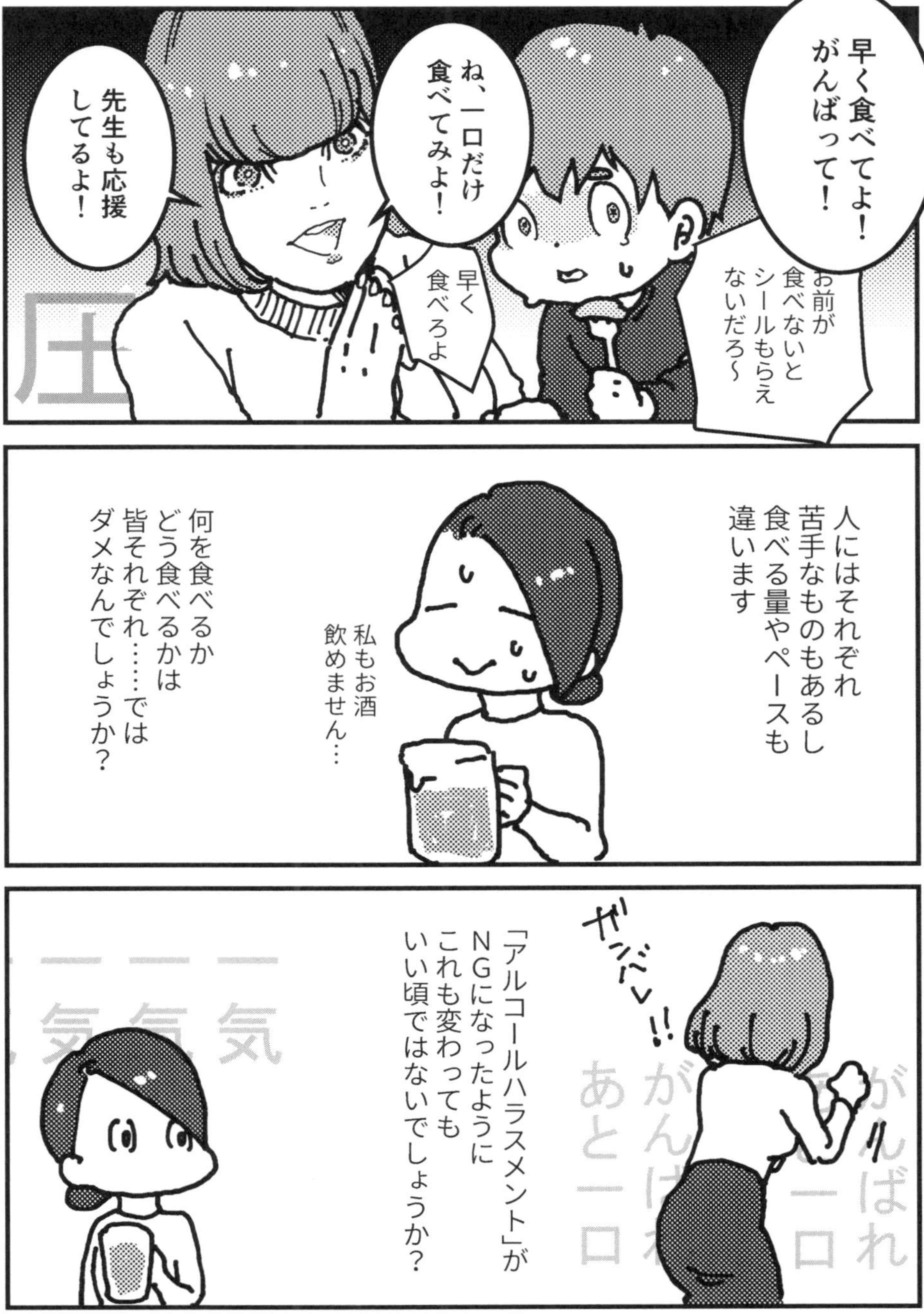
早く食べてよ！がんばって！
お前が食べないとシールもらえないだろ〜
ね、一口だけ食べてみよ！
早く食べろよ
先生も応援してるよ！
圧
人にはそれぞれ苦手なものもあるし食べる量やペースも違います
私もお酒飲めません…
何を食べるかどう食べるかは皆それぞれ……ではダメなんでしょうか？
ガンバレ!!
がんばれ
あと一口
がんばれ
あと一口
「アルコールハラスメント」がNGになったようにこれも変わってもいい頃ではないでしょうか？
一気
一気
一気

幕内秀夫先生対談

4

体に合う食べ物は「人それぞれ」

「食べられないものがある」ことへの理解

相川　最近、とあるファミリーレストランに行ったら、子ども向けメニューだけ米粉のパンが選べるようになっていたんですよ。小麦がダメならごはんという選択肢もありますが、そうじゃなくて「同じものを食べたい」ときに、それを選べる。そのことが素晴らしいなと思いました。大人用には置いていなかったので、きっと商品管理や価格などで用意するのが難しいんだと思うんですけど、大人は子どもと違って我慢も納得も理解もできますからね。ファミリーレストランに、子どもが友達同士で一緒に来たときに我慢させない。そうした取り組みをしている企業があることに感動しました。

幕内　マンガの中にも、「卵や乳のアレルギーがある子のお母さんが闘ってきた…だからこそ今これだけアレルギーに対する認知が広まっているんだ」といった描写がありましたね。社会でも少しずつ、好き嫌いではなく、体質的にどうしても食べられないものがある子どもがいるという認識が広まってきているということでしょう。

相川　子ども自身、食べるものによって自分の体調が悪くなることは、ある程度の年齢になればきちんと理解し、我慢もできますが、いつも我慢ばかりでは辛いですからね。いろんな人や企業がこうした取り組みをして認知度を上げていくことが大切だと思います。今回こうして本を出そうと思ったのも、娘が高校生くらいになったときに「小麦粉が食べられない生徒は修学旅行に来ないでください」なんてことを言われない社

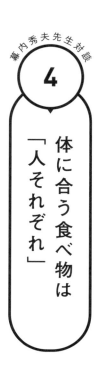

会になっていたらいいな、と思ってのことです。

幕内　相川さんの娘さんの学校もそうですが、アレルギーの子も、給食で除去するときには医師の診断書を持ってきなさいと言われているけれど、実は文科省がそのようにしなさいと指導したことは一度もないのです。本来、除去するにあたって診断書は不要なのです。

相川　そうなんですか？　娘の学校の場合は、1年生のときは不要だったのに、2年生から診断書が必要になりました。

幕内　過渡期だから、学校によって、自己申告で済むところもあるし、診断書が必要というところもある。食物アレルギー全般がまだ理解が道半ばだから、娘さんのような小麦過敏症への理解が得られるのはもっと先のことになるでしょうね。

相川　あと、「この食べ物を私はやめている」という話をすると、その食べ物を好きな人が「この食べ物は悪くない！」と擁護しはじめることがあるのです。私は決して、小麦や長芋そのものが悪だと言っているのではなくて、「おいしいけれど私の体には合わない」「私の体にとっては悪い」と言っているだけなのですが。その食べ物、原材料を作っている農家の方にとっては、それで出荷量が減ってしまったら大打撃だから、そうした立場の人が「この食べ物は悪くない」と言うのは納得です。でもそうでなくて、まったく関係のない人がそういう反応をするのは、「何かを食べないという選択」をした私が、すごく極端な、エキセントリックな人のように見えているのかもしれないな、とも思うんです。

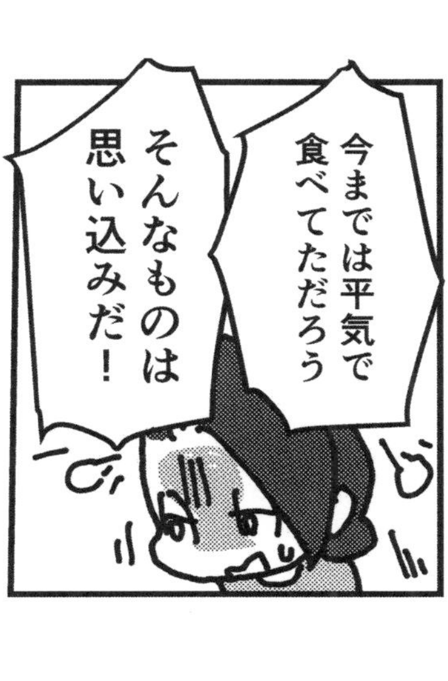
今までは平気で食べてただろう
そんなものは思い込みだ！

幕内　今は食物アレルギーは医学的に認められているから、「アレルギーで卵が食べられません」と言う人に批判が集まることはないけれど、それだって、おおよそ半世紀前には大論争になったことがあります。

相川　どんな論争があったのでしょうか？

幕内　食物アレルギーは卵、乳、小麦に出る人が多いのですが、中には肉もダメ、大豆もダメ、海老もダメなどという人もいます。食物アレルギーという概念が出てきた頃、実際に食べ物が体に悪影響を及ぼしていると気が付いた真面目な小児科医の先生たちがいて、薬も使わずに食事療法で子どもたちの体を治そうと向き合ったんです。それはもう評判になり、遠方からも患者さんが来るようになりました。ところが、体に合わない可能性のある食べ物を次々と制限していったところ、栄養不足の問題が出てきたんです。低身長、低体重、貧血、女子であればいつまで経っても生理がはじまらない……などです。

相川　それは問題ですね。たとえば皮膚の炎症などであれば、あとからステロイドである程度対処ができるにしても、発育の遅れは、あとからどうにかできるというわけではないですからね。

幕内　極端な「除去食」に対する批判もあったんですね。今は「食物アレルギー」を否定する人はいなくなりましたが、ただ原因になる食べ物を除去するだけではなく、全身に対する栄養も考えなければならない、という考えが定着してきたと思いますね。これはグルテンフリーを実践する際も考えなければならないことだと思います。

「全部食べろ」は大きなお世話。子どもの選択を信じよう

相川　学校給食でも、先生など管理する側の大人が子どもたちに完食を強制して、子どもが食べること自体が嫌になったり、人と一緒に食事をすることへの恐怖心を持ってしまうことも問題になっています。先生だ

って子どものことを考えて、必死に食育に力を注いでいるのでしょうけれど。

幕内　そのうえ、昔は牛乳神話があって、とにかく「牛乳は体にいいから毎日飲むべき。飲まなければ大きくなれない」と考えている人がたくさんいました。だから、当時は知られていなかったけれど牛乳アレルギーなど牛乳が体に合わない子、苦手な子にも無理やり飲ませていたし、残した子は廊下に立たせるなど、ペナルティを与えていました。こんなことが最近まで続いていたのですから、とんでもない話です。たとえば、子どもの食べ残しやむら食いというのも大事なことで、子どもは「もう満腹だ」と感じたから食べるのをやめているわけです。成長期の子どもが食べる量は、成人以上に個人差があります。体格的、体調的にもうこれ以上はいらないと体が教えているということだから、大人が、「もう一口食べなさい」なんて言うのは余計なお世話なんですよ。完食することが健康に繋がるわけではありません。

相川　娘の学校で実際にあった「クラスのみんなが完食したらシールをあげる、シールが集まったらクラスにご褒美がもらえる」という取り組みには首を傾げました。先生は直接的に完食を強制してはいないけれど、この連帯責任は、食べられない子どもにとっては苦痛以外の何物でもありません。食べられないことを級友から責められてしまう可能性もあり、敵味方に分かれてしまう。そこまでして全部食べさせないといけない理由は、本当はどこにもないと思います。

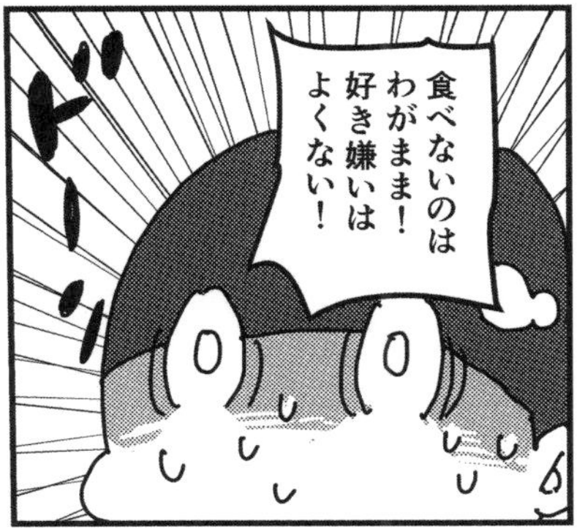
食べないのはわがまま！好き嫌いはよくない！
ドーン

幕内　アナフィラキシーショックによる死亡事故などが相次いだため学校の先生が生徒に強制的に給食を食べさせるということは、昨今、ぐんと減っているはずです。厚生労働省の調査によると、保育園での誤配、誤食が全国の約3割もの園で起きているという発表があります。保育園などでは食物アレルギーがある場合には、代替食を出します。A君は「卵抜きの献立」、B君は「牛乳・乳製品抜きの献立」というように出しているわけですが、それを間違って食べさせてしまったことが約3割あったということなんです。その中には、緊急入院になったり、死亡事故が起きている例もあります。そのような場合には全国ニュースになりますが、それほどではなくても体調不良になった例はかなりあるだろうといいます。実際、それは把握できていません。そういうわけで、娘さんの学校のような、連帯責任で食べさせるような取り組みも近いうちになくならなければおかしいですね。だからこそ今、相川さんが批判覚悟で本を出すのは意義があることです。

「何を食べるか」ではなくて、「何をやめるか」

相川　食べ物の合う、合わないは手探りでずっと探していかないといけないものだと思うんです。年齢や体調によっても変わるので、「この食べ物はこの先ずっと、絶対に安全だ」とは言いきれないというか……。若い頃は大丈夫だった食べ物も、年齢を重ねたり、病気をしたことがきっかけで食べられなくなる可能性はあります。「私はこうだ」と白黒つけるのではなく、自分の体を見ながら調整していく必要がある。中庸がいいということですよね。

幕内　今、日本は飽食の時代を過ぎて、食事は「何を食べるか」ではなくて「何をやめるか」の時代になっていると思います。

相川　体調不良の原因は、グルテンかもしれないしFODMAPかもしれないし、幕内先生のおっしゃるように高脂肪、高糖質（砂糖）かもしれないし……特定は難しいですけれど、なんにせよ「何かを食事から取り除いたら体調がよくなる」という可能性はありますよね。そのことに気付いていない人、そういった考え方になじみのない人は意外に多いんじゃないかと思います。

メディアでも、朝バナナを食べたら痩せる！　とか、ヨーグルトを食べたらお腹の調子がよくなるなど、さまざまな特集がありますし、健康食品やサプリメントなども、「いろんなものを摂取するほど健康になる」というイメージがあるのではないでしょうか。何かをやめたらよくなるかもというお話はあまり聞きませんよね。

私たち家族は、うちの娘のオナラが多いことがきっかけで気が付きましたけど、娘がいなかったらずっとわからなかったかもしれません。大人はＴＰＯを考えて、外ではオナラをガマンしますからね。

これ、小麦が体調に影響のない人には本当にわかっていただけないと思うんですけど、ガスの出方は本当に！　小麦を食べているときと食べていないときとではまったく違うんです。私は、中高生の頃から胃炎がひどくて、口内炎だらけで、夜には胸が苦しくて話せないようなことが当たり前にあったんですけど、それもなくなり、片頭痛がなくなったことでも楽になりました。これは私の個人的な推測なんですが、気圧の変化で片頭痛が起きる人のうち、何割かは小麦が合わない体質なんじゃないかと思っています。

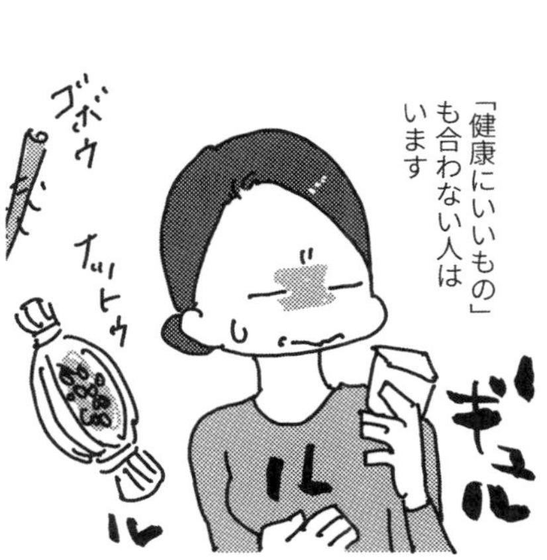
「健康にいいもの」も合わない人はいます
ゴボウ
ナットウ
ギュルル

幕内　家族の誰かひとりの食習慣の見直しによって家族全員の健康が得られるというのは、よくあることです。たとえば、子どもがアトピーや食物アレルギーで食事を変えたら、一緒に食事をしていたお父さんの糖尿病がよくなったり、お母さんの生理不順が治ったり。

相川　今日、幕内先生とお話をさせていただいて、小麦粉、特に「カタカナ主食」を減らすことによって、意識せずとも乳製品、そして油や砂糖の摂取量が全体的に減るということを実感しました。

この本を読んで気になった人は、ちょっと試しに減らしてみたらいいし、大丈夫な人はそのままでもいい。あと、くり返しになりますが、何かをやめている人に会っても、それを否定したり口出ししたりしないでください。みんなにとってこれがいい、とは私は言っていませんし、言えないと思っています。

幕内　相川さんは冷静だと思いますよ。私たちの世界には「自己体験の罠」という言葉があります。特殊な食事で体調がよくなったり、病気がよくなったりすると、客観性を失くして、それを「一般化」したい欲望が生まれることが多いんです。「私がこんなによくなったんだから、あなたにもいいはずだ」と誰にでも勧めてしまうんですね。そこで新たな問題が生じてしまうことになることがあります。相川さんの場合は、「私や家族はそうだった」、そして、もしかしたらあなたもそうかもしれないという立場で描いているのがいいと思います。そして、これだけグルテンの摂取量が増えている時代ですから、意外と本書に出会ってよかったという人が少なからずいるような気がしています。

第12話

私たちはワガママなの？

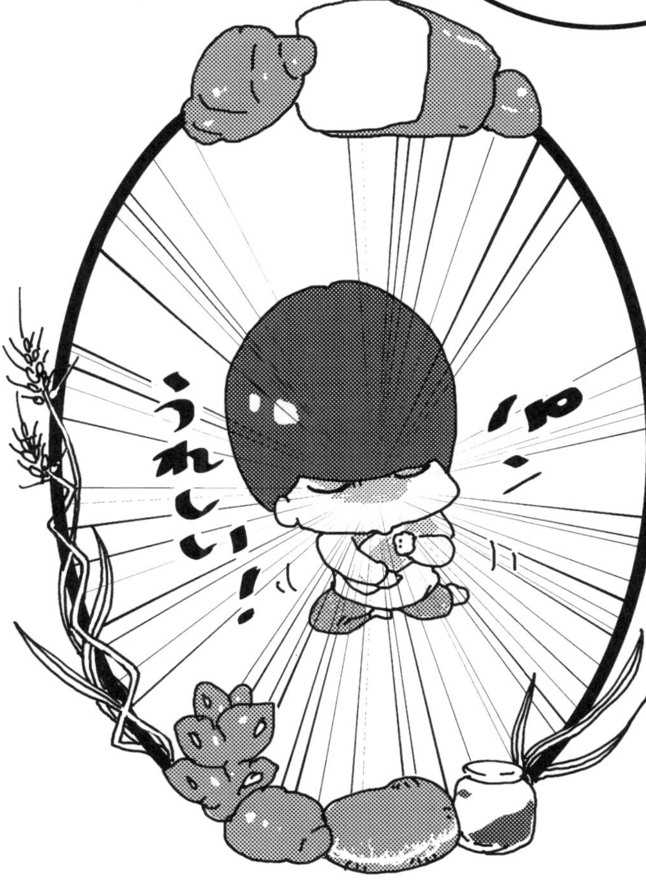

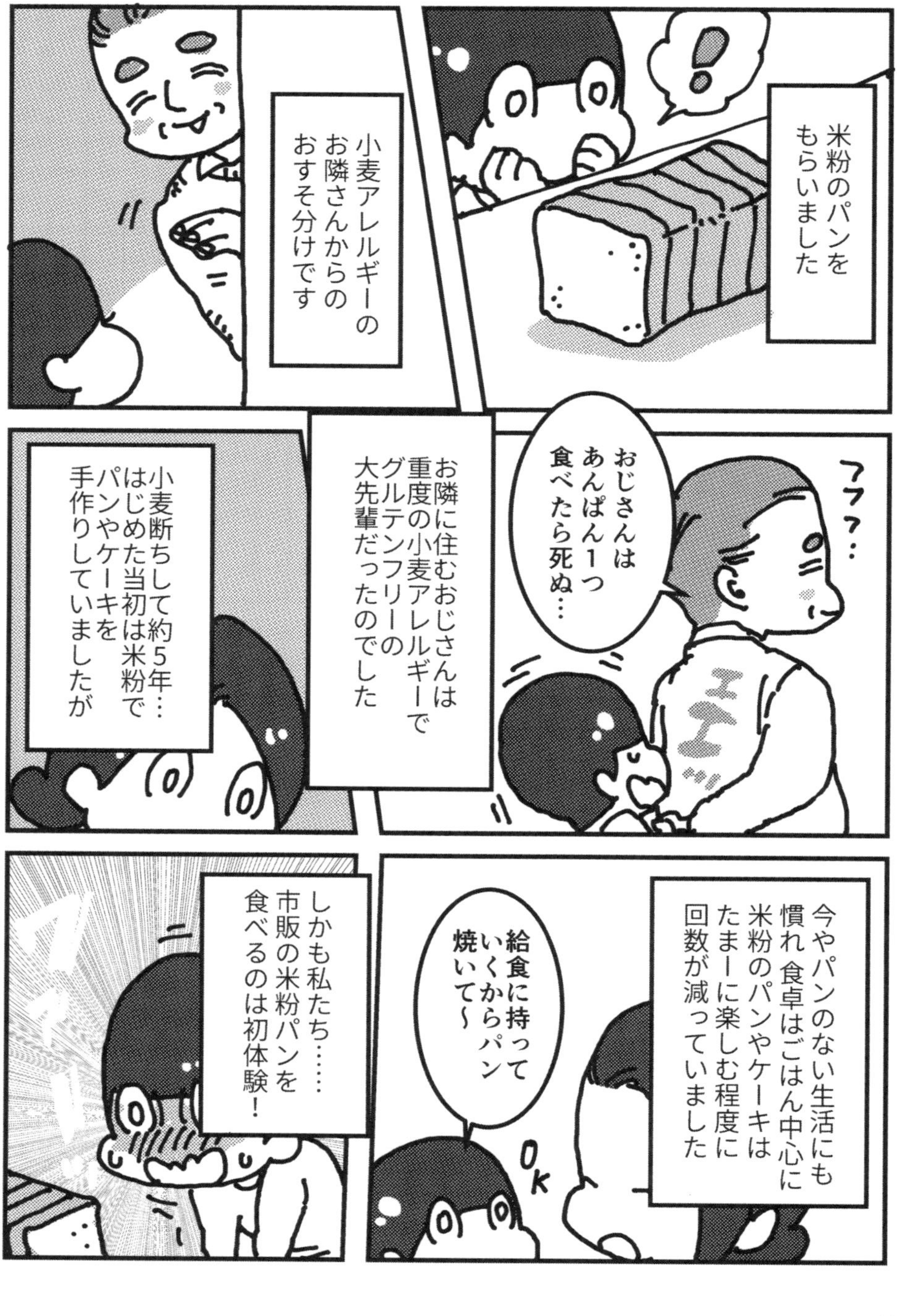
米粉のパンをもらいました
!
小麦アレルギーのお隣さんからのおすそ分けです
フフフ…
おじさんはあんぱん1つ食べたら死ぬ…
お隣に住むおじさんは重度の小麦アレルギーでグルテンフリーの大先輩だったのでした
小麦断ちして約5年…はじめた当初は米粉でパンやケーキを手作りしていましたが
今やパンのない生活にも慣れ食卓はごはん中心に米粉のパンやケーキはたまーに楽しむ程度に回数が減っていました
給食に持っていくからパン焼いて〜
OK
しかも私たち……市販の米粉パンを食べるのは初体験！

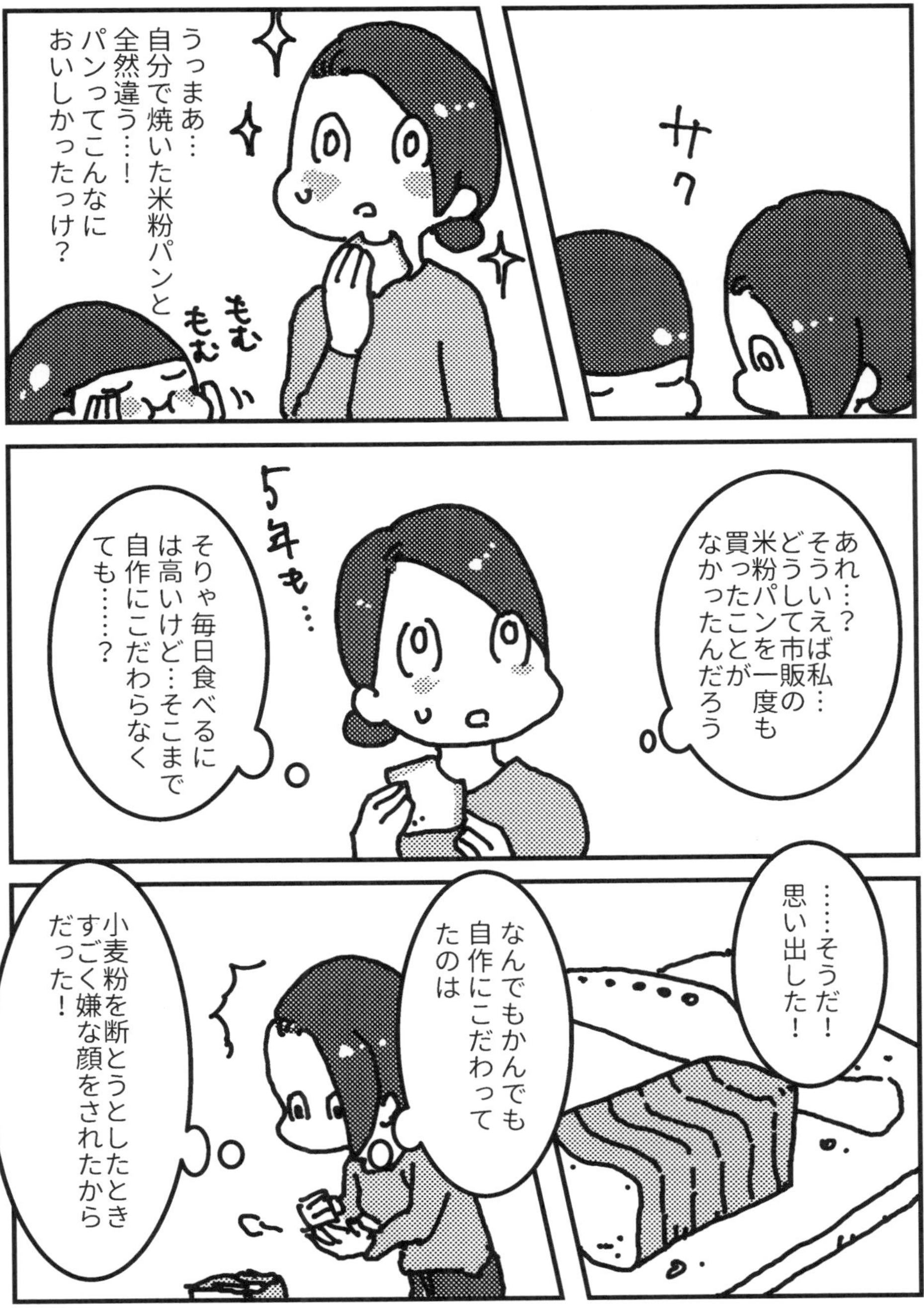
サク
うっまあ…自分で焼いた米粉パンと全然違う…! パンってこんなにおいしかったっけ?
もむもむ
あれ…? そういえば私…どうして市販の米粉パンを一度も買ったことがなかったんだろう
5年も…
そりゃ毎日食べるには高いけど…そこまで自作にこだわらなくても……?
……そうだ! 思い出した!
なんでもかんでも自作にこだわってたのは
小麦粉を断とうとしたときすごく嫌な顔をされたからだった!

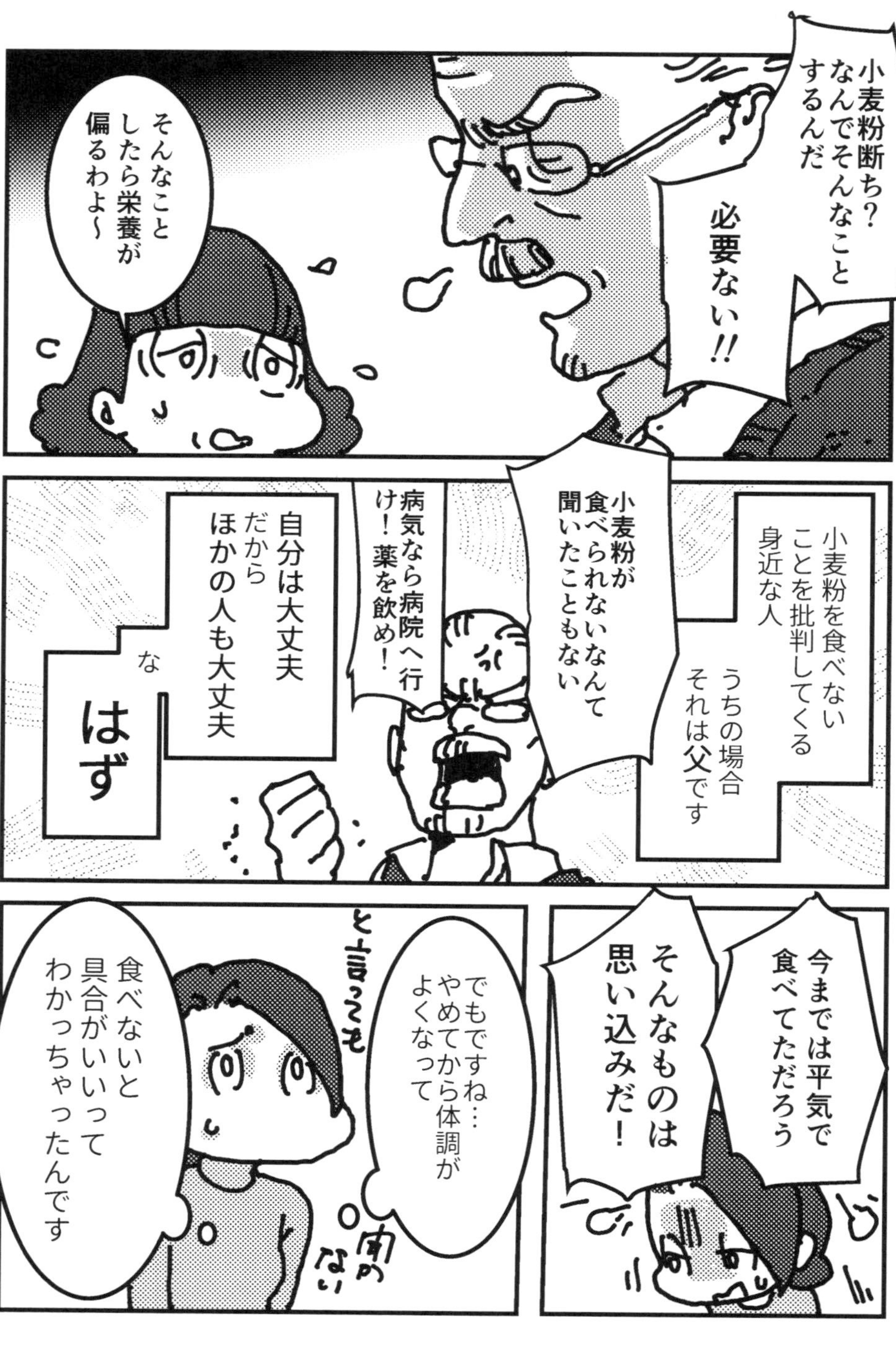
小麦粉断ち？なんでそんなことするんだ
必要ない!!
そんなことしたら栄養が偏るわよ〜
小麦粉を食べないことを批判してくる身近な人
うちの場合それは父です
小麦粉が食べられないなんて聞いたこともない
病気なら病院へ行け！薬を飲め！
自分は大丈夫だからほかの人も大丈夫
な
はず
今までは平気で食べてただろう
そんなものは思い込みだ！
と言っても
でもですね…やめてから体調がよくなって
食べないと具合がいいってわかっちゃったんです

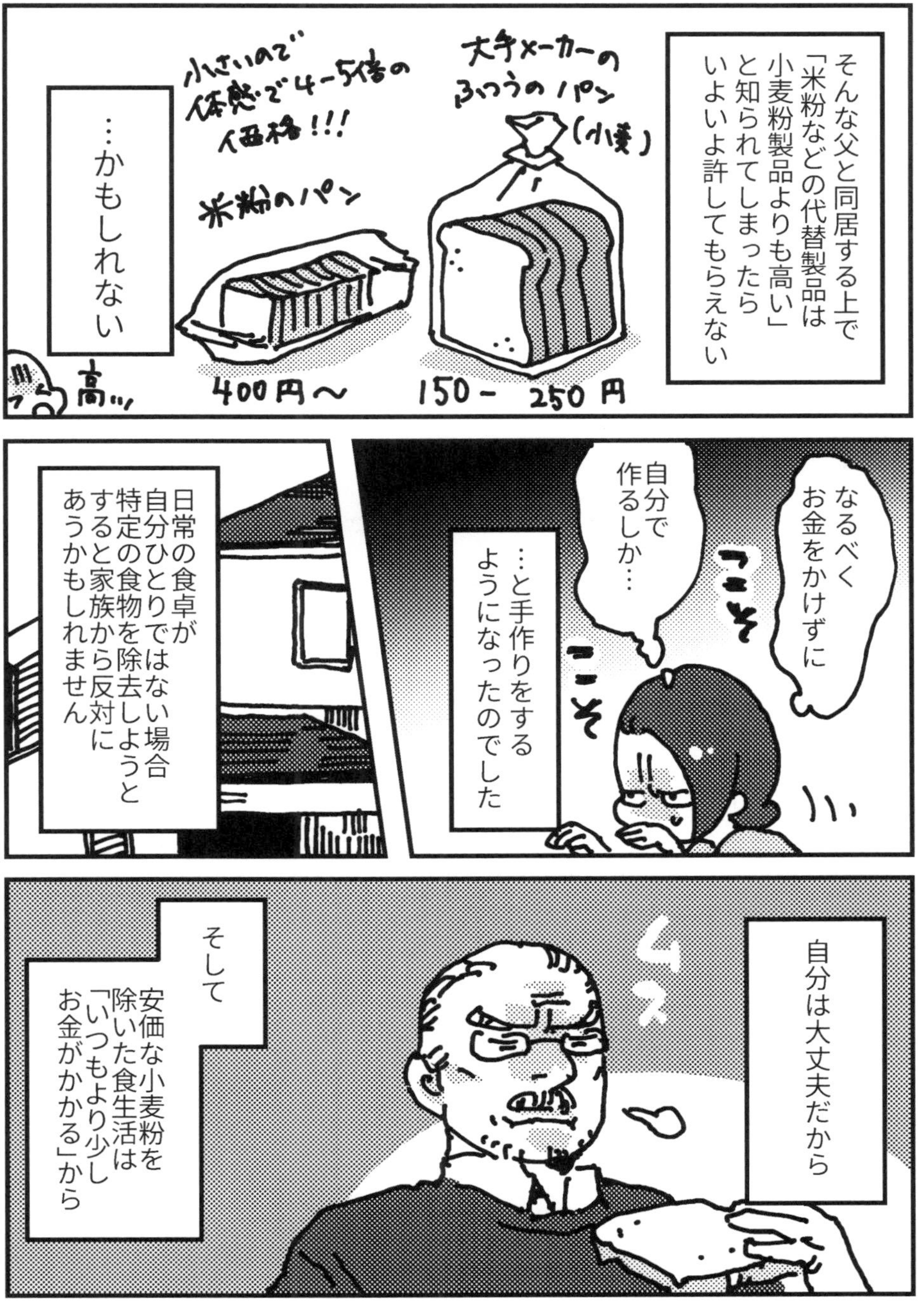
そんな父と同居する上で「米粉などの代替製品は小麦粉製品よりも高い」と知られてしまったらいよいよ許してもらえない
大手メーカーのふつうのパン
(小麦)
150－ 250円
小さいので体感で4～5倍の価格!!!
米粉のパン
400円～
…かもしれない
高ッ
なるべくお金をかけずに
自分で作るしか…
こそ
こそ
…と手作りをするようになったのでした
日常の食卓が自分ひとりではない場合特定の食物を除去しようとすると家族から反対にあうかもしれません
自分は大丈夫だから
ムス
そして
安価な小麦粉を除いた食生活は「いつもより少しお金がかかる」から

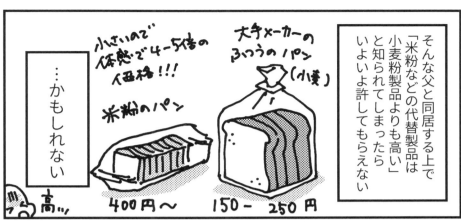

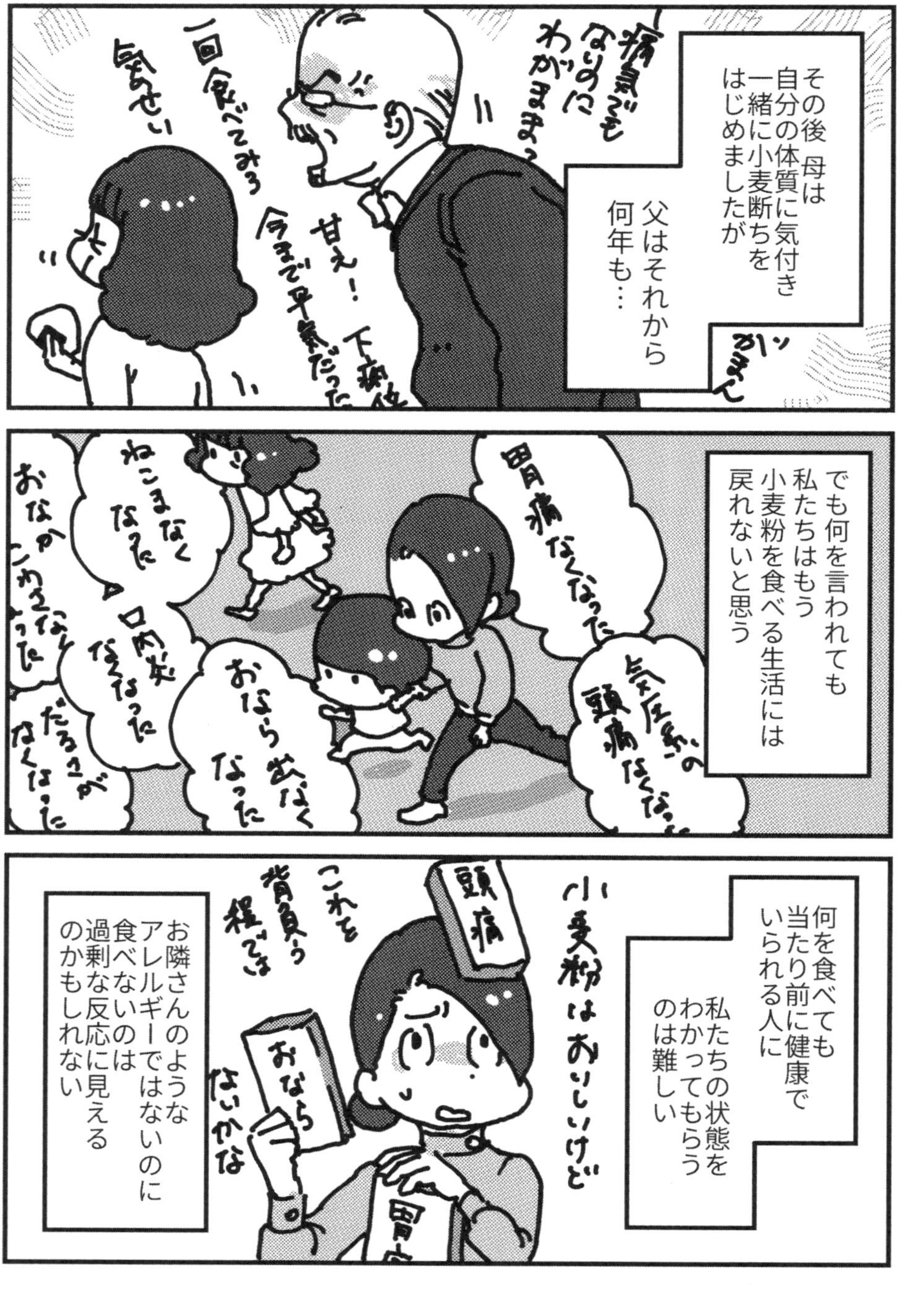
その後 母は
自分の体質に気付き
一緒に小麦断ちを
はじめましたが
父はそれから
何年も…
病気でもないのに
わがままっ
甘え！
今まで平気だった
一回食べてみろ
食わせい
でも何を言われても
私たちはもう
小麦粉を食べる生活には
戻れないと思う
胃痛なくなった
会社の頭痛なくなった
おなら出なくなった
口内炎なくなった
ねこまなくなった
だるさがなくなった
おなかこわさなくなった
何を食べても
当たり前に健康で
いられる人に
私たちの状態を
わかってもらう
のは難しい
小麦粉はおいしいけど
頭痛
これを背負う程では
ないかな
おなら
お隣さんのような
アレルギーではないのに
食べないのは
過剰な反応に見える
のかもしれない

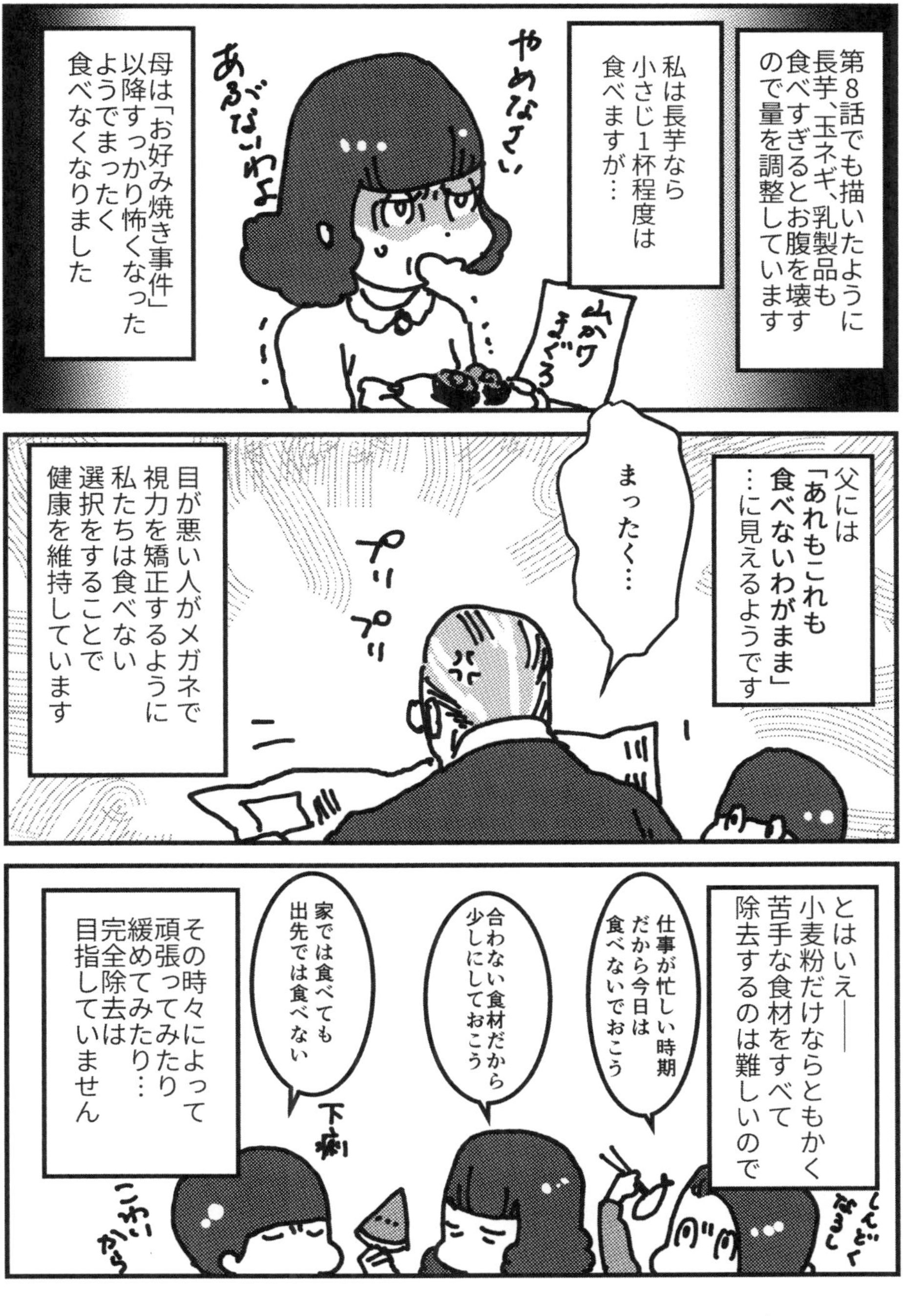
第8話でも描いたように長芋、玉ネギ、乳製品も食べすぎるとお腹を壊すので量を調整しています
私は長芋なら小さじ1杯程度は食べますが…
やめなさい
山かけまぐろ
あぶないわよ
母は「お好み焼き事件」以降すっかり怖くなったようでまったく食べなくなりました
父には「あれもこれも食べないわがまま」…に見えるようです
まったく…
プリプリ
目が悪い人がメガネで視力を矯正するように私たちは食べない選択をすることで健康を維持しています
とはいえ——小麦粉だけならともかく苦手な食材をすべて除去するのは難しいので
しんどくなるし
仕事が忙しい時期だから今日は食べないでおこう
合わない食材だから少しにしておこう
家では食べても出先では食べない
下痢
こわいから
その時々によって頑張ってみたり緩めてみたり…完全除去は目指していません

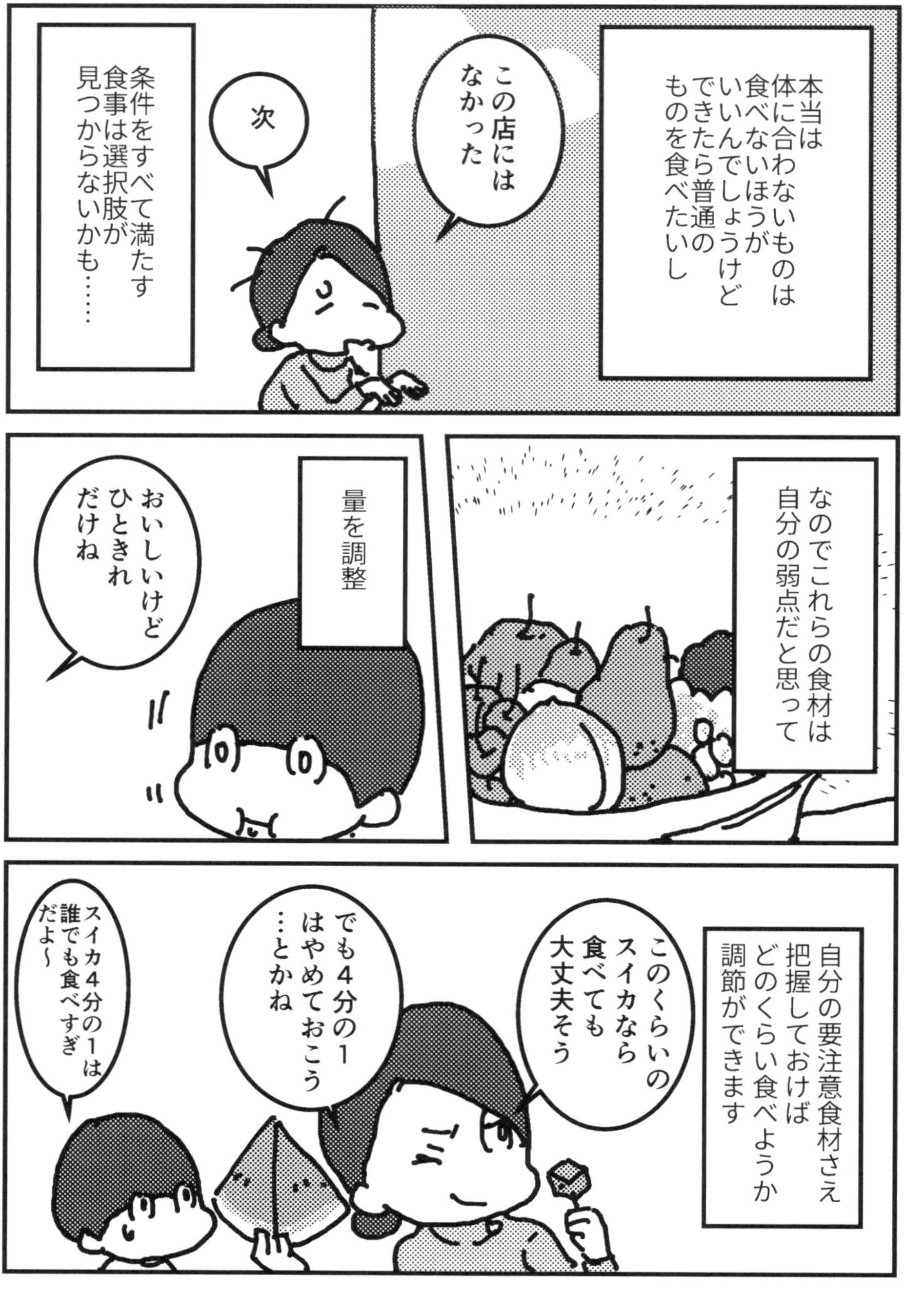
本当は体に合わないものは食べないほうがいいんでしょうけどできたら普通のものを食べたいし
この店にはなかった
次
条件をすべて満たす食事は選択肢が見つからないかも……
なのでこれらの食材は自分の弱点だと思って
量を調整
おいしいけどひときれだけね
自分の要注意食材さえ把握しておけばどのくらい食べようか調節ができます
このくらいのスイカなら食べても大丈夫そう
でも4分の1はやめておこう…とかね
スイカ4分の1は誰でも食べすぎだよ～

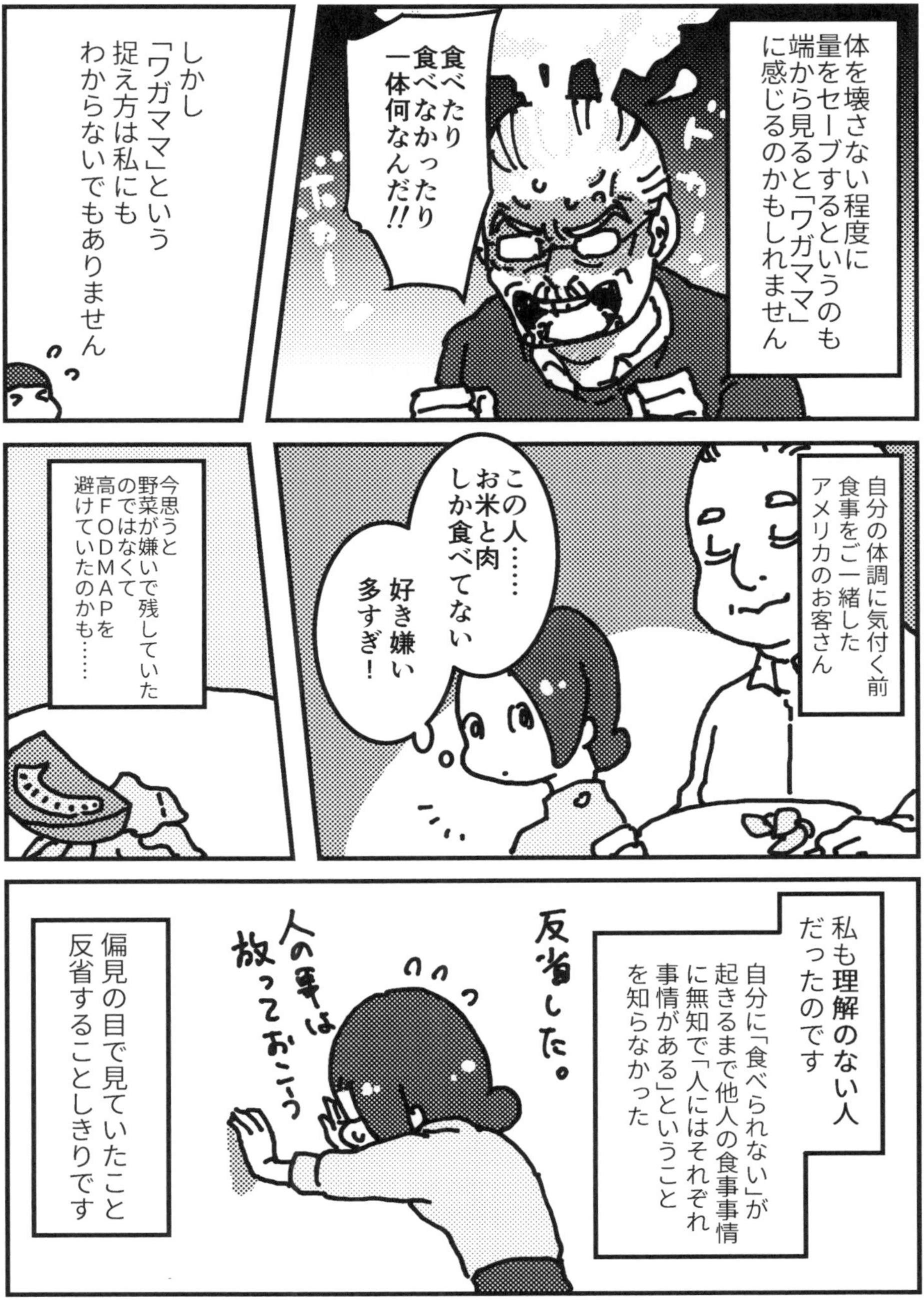
体を壊さない程度に
量をセーブするというのも
端から見ると「ワガママ」
に感じるのかもしれません
食べたり
食べなかったり
一体何なんだ!!
しかし
「ワガママ」という
捉え方は私にも
わからないでもありません
自分の体調に気付く前
食事をご一緒した
アメリカのお客さん
この人……
お米と肉
しか食べてない
好き嫌い
多すぎ！
今思うと
野菜が嫌いで残していた
のではなくて
高FODMAPを
避けていたのかも……
私も理解のない人
だったのです
自分に「食べられない」が
起きるまで他人の食事事情
に無知で「人にはそれぞれ
事情がある」ということ
を知らなかった
反省した。
人の事は
放っておこーう
偏見の目で見ていたこと
反省することしきりです

大人には難しくないけれど…

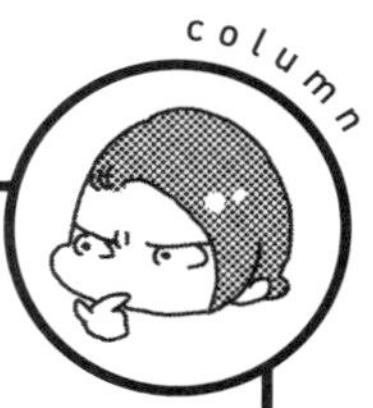

「私は小麦粉を食べません! 残します!」

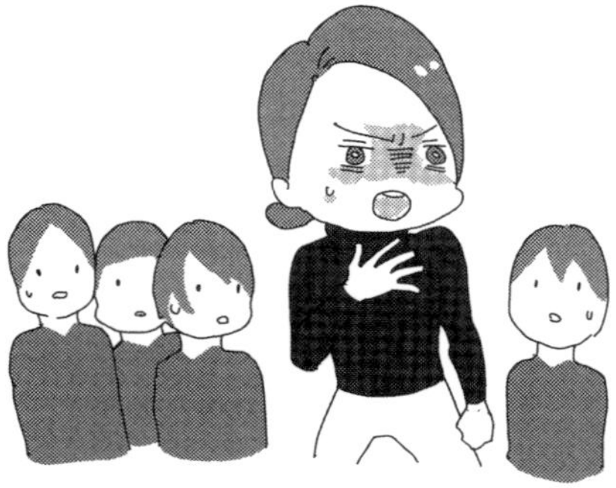

と大人が宣言しても、まわりの人は何も言いません。

しかし、子どもの場合は……

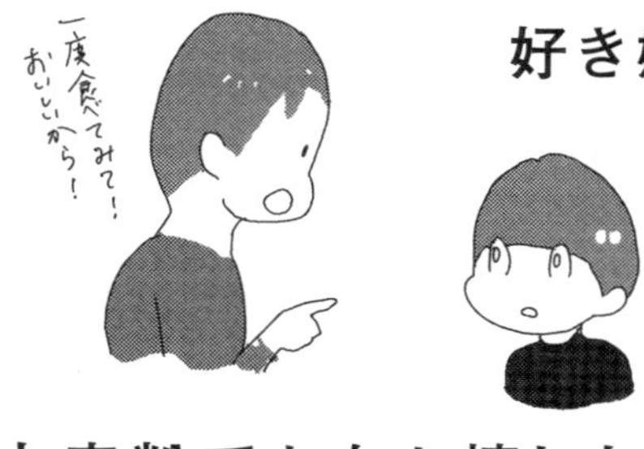

好き嫌いはダメよ!

私は小麦粉でおなか壊したことはないし、
好き嫌いだよ!

乳や卵アレルギーのように認知度が上がれば
暮らしやすくなるのではないかと思い、この本を書いています。
他人の体質、なかなか想像が及ばないですよね。

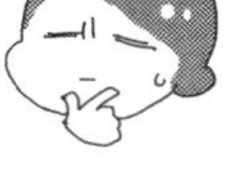

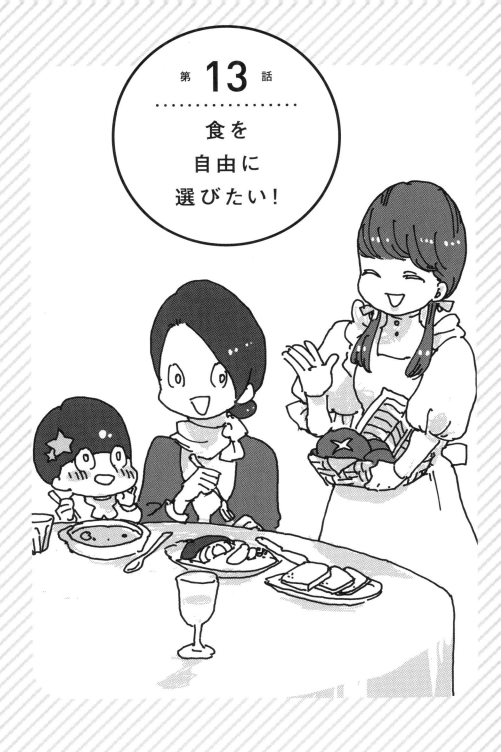

第13話
食を自由に選びたい！

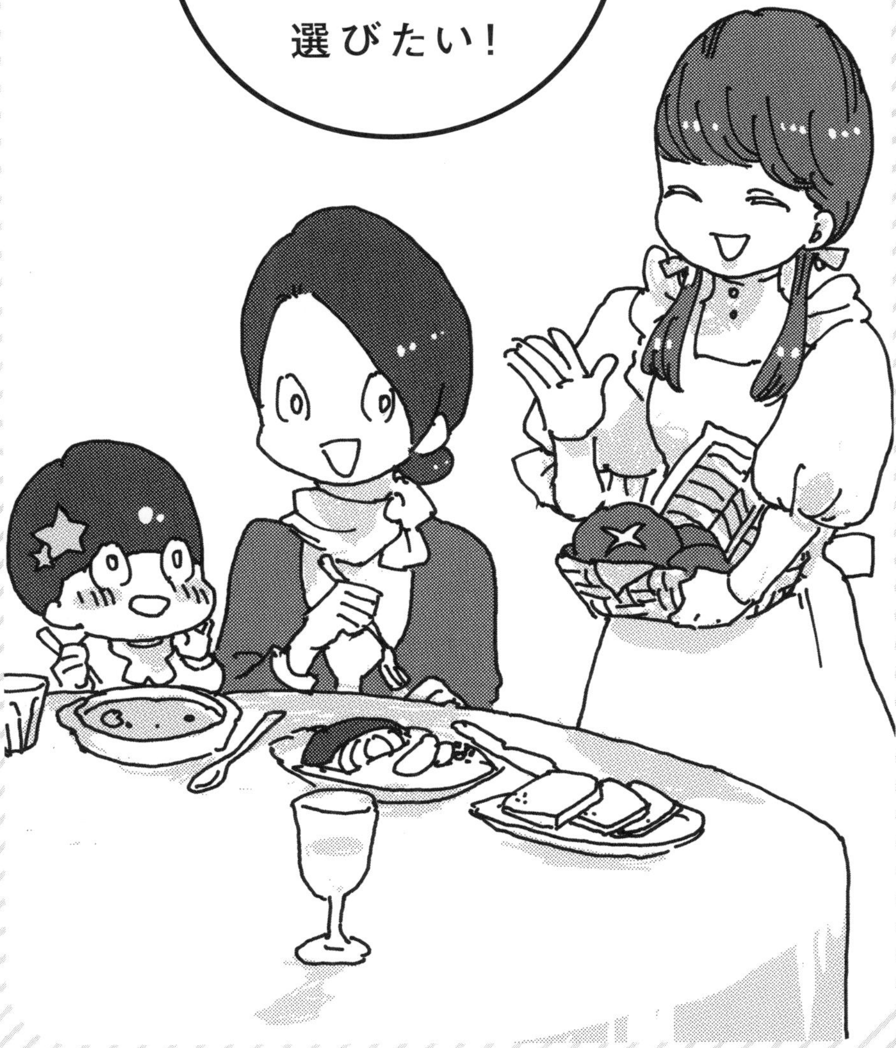

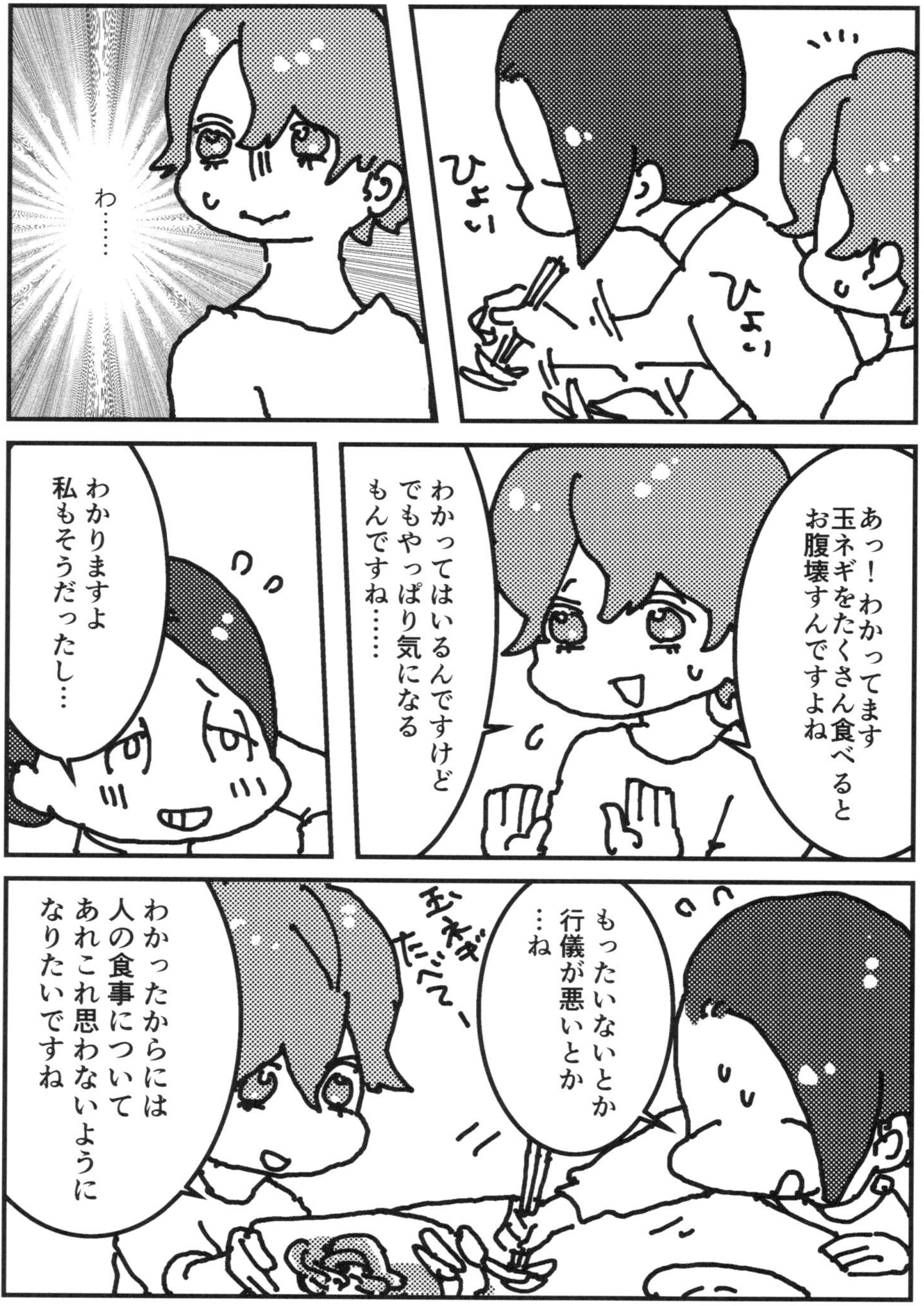
ひょい
ひょい
わ……
あっ！わかってます
玉ネギをたくさん食べると
お腹壊すんですよね
わかってはいるんですけど
でもやっぱり気になる
もんですね……
わかりますよ
私もそうだったし…
もったいないとか
行儀が悪いとか
…ね
玉ネギたべて～
わかったからには
人の食事について
あれこれ思わないように
なりたいですね

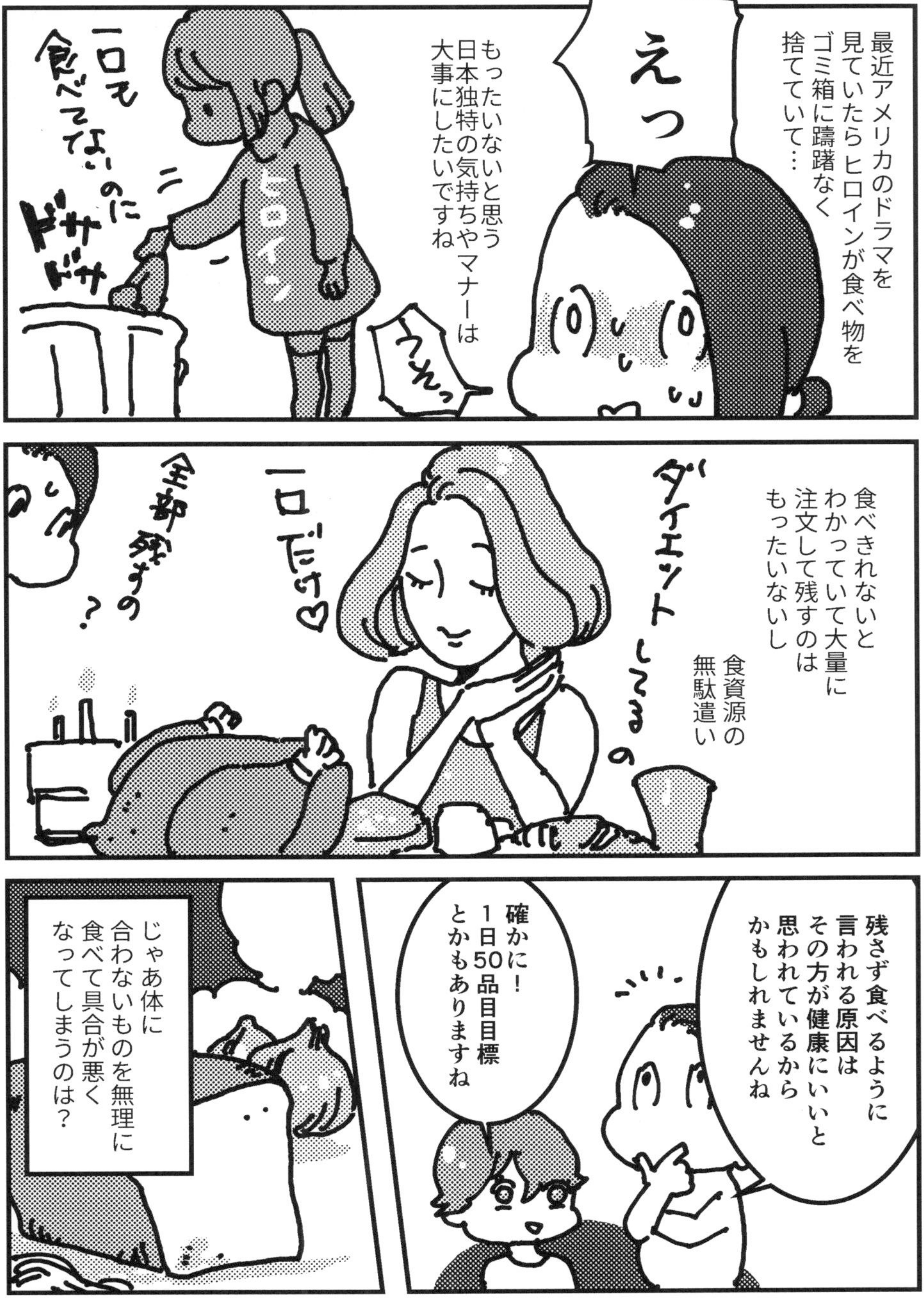
最近アメリカのドラマを見ていたらヒロインが食べ物をゴミ箱に躊躇なく捨てていて…
えっ
もったいないと思う日本独特の気持ちやマナーは大事にしたいですね
うそっ
ヒロイン
一口も食べてないのに
ドサドサ
食べきれないとわかっていて大量に注文して残すのはもったいないし
食資源の無駄遣い
ダイエットしてるの
一口だけ♡
全部残すの？
残さず食べるように言われる原因はその方が健康にいいと思われているからかもしれませんね
確かに！1日50品目目標とかもありますね
じゃあ体に合わないものを無理に食べて具合が悪くなってしまうのは？

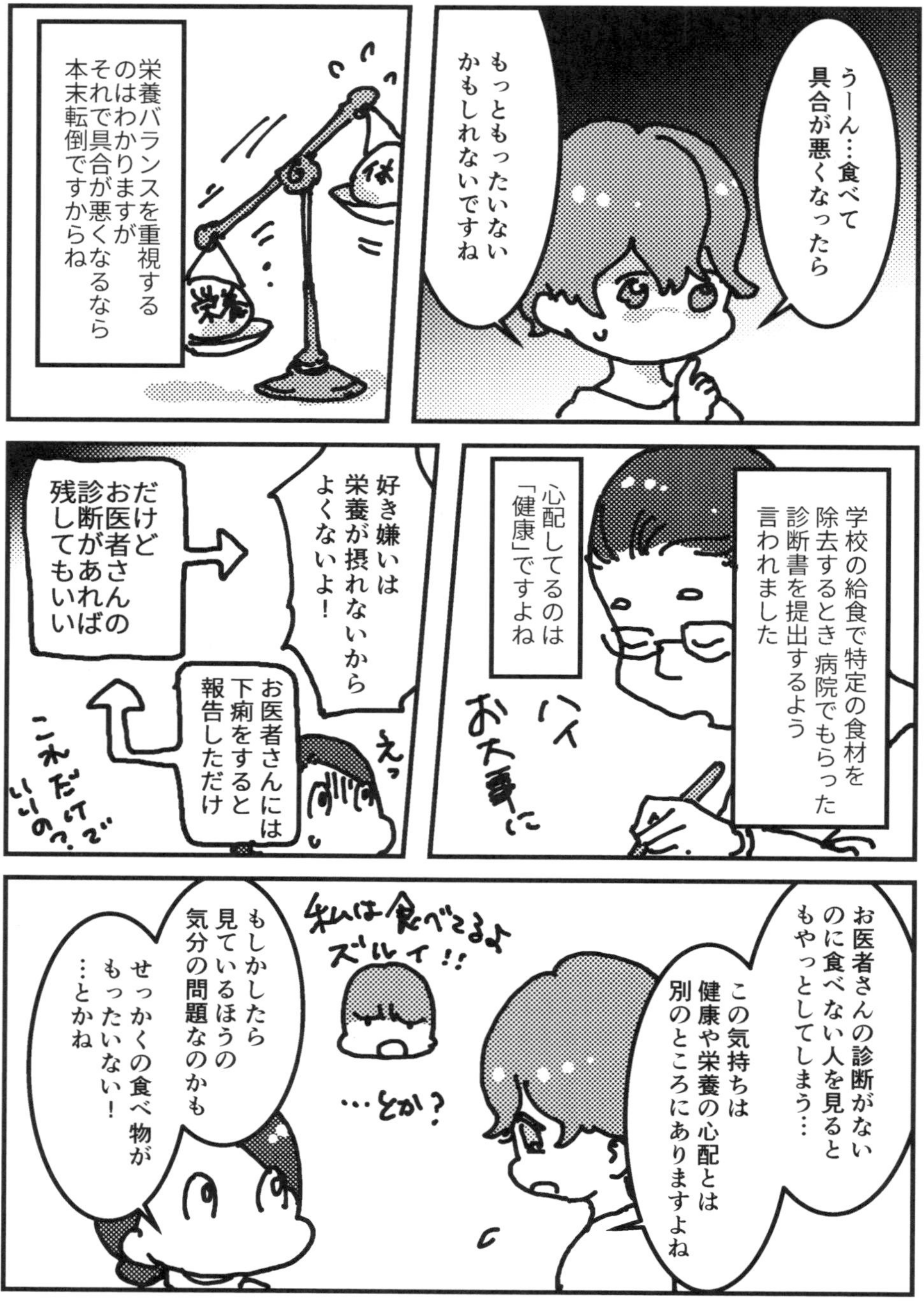
うーん…食べて
具合が悪くなったら
もっともったいない
かもしれないですね
栄養バランスを重視する
のはわかりますが
それで具合が悪くなるなら
本末転倒ですからね
学校の給食で特定の食材を
除去するとき病院でもらった
診断書を提出するよう
言われました
心配してるのは
「健康」ですよね
ハイ
お大事に
好き嫌いは
栄養が摂れないから
よくないよ!
だけど
お医者さんの
診断があれば
残してもいい
お医者さんには
下痢をすると
報告しただけ
えっ
これだけでいいの?
お医者さんの診断がない
のに食べない人を見ると
もやっとしてしまう…
この気持ちは
健康や栄養の心配とは
別のところにありますよね
私は食べてるよ
ズルイ!!
…とか?
もしかしたら
見ているほうの
気分の問題なのかも
せっかくの食べ物が
もったいない!
…とかね

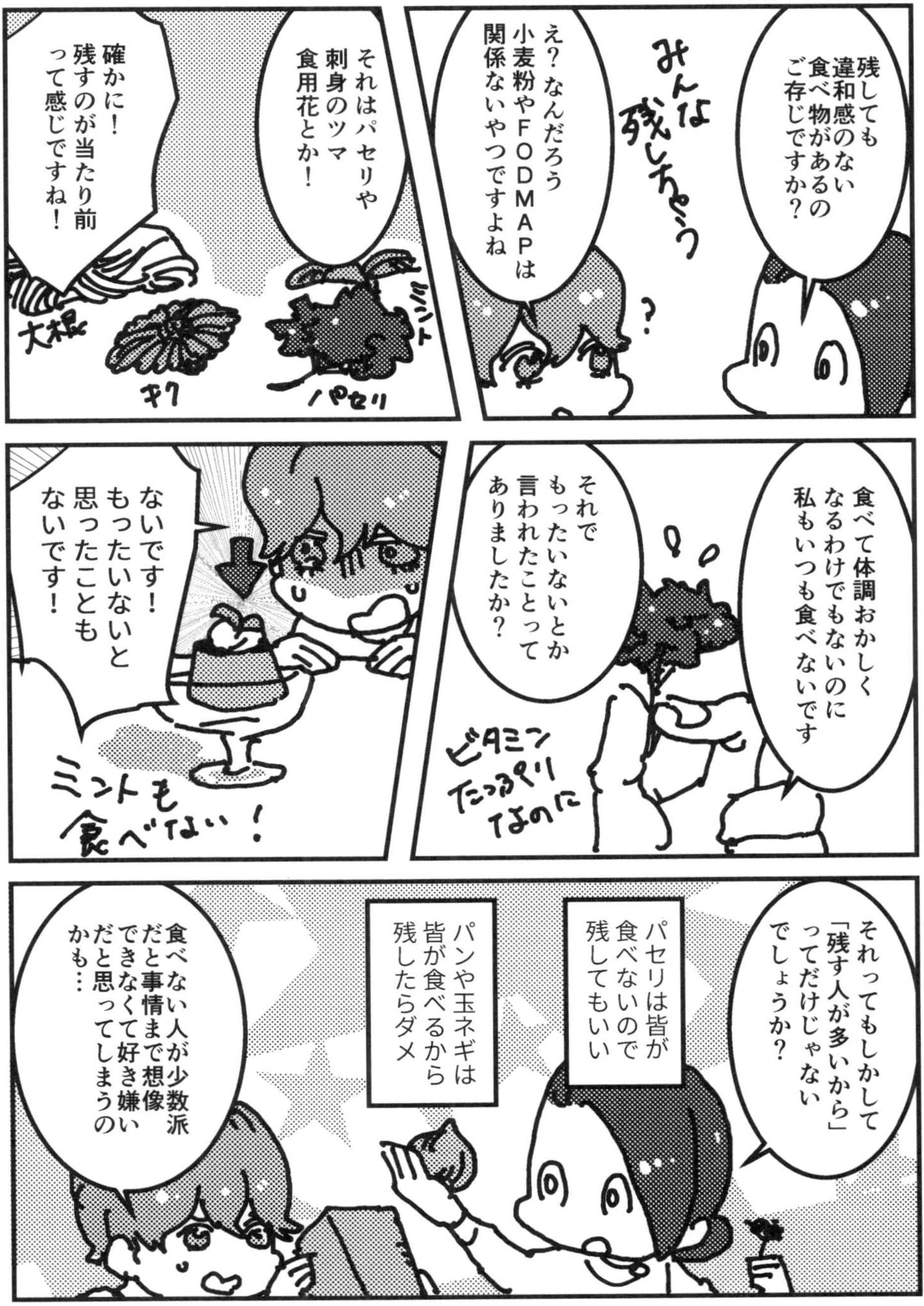

残しても違和感のない食べ物があるのご存じですか?
みんな残しちゃう
え? なんだろう小麦粉やFODMAPは関係ないやつですよね
それはパセリや刺身のツマ食用花とか!
ミント
パセリ
キク
大根
確かに! 残すのが当たり前って感じですね!
食べて体調おかしくなるわけでもないのに私もいつも食べないです
それでもったいないとか言われたことってありましたか?
ビタミンたっぷりなのに
ないです! もったいないと思ったこともないです!
ミントも食べない!
それってもしかして「残す人が多いから」ってだけじゃないでしょうか?
パセリは皆が食べないので残してもいい
パンや玉ネギは皆が食べるから残したらダメ
食べない人が少数派だと事情まで想像できなくて好き嫌いだと思ってしまうのかも…

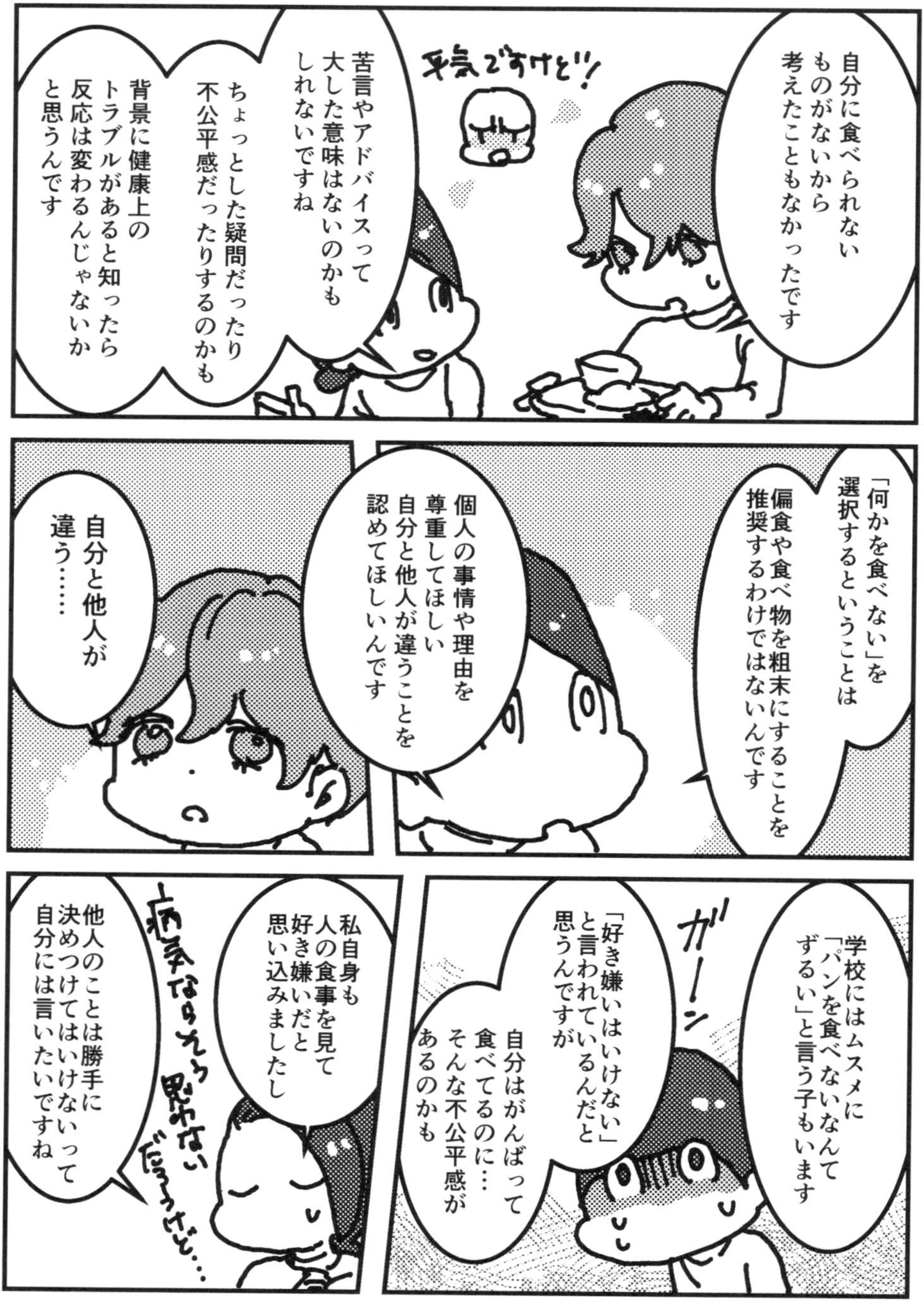
自分に食べられないものがないから考えたこともなかったです
平気ですけど!!
苦言やアドバイスって大した意味はないのかもしれないですね
ちょっとした疑問だったり不公平感だったりするのかも
背景に健康上のトラブルがあると知ったら反応は変わるんじゃないかと思うんです
「何かを食べない」を選択するということは偏食や食べ物を粗末にすることを推奨するわけではないんです
個人の事情や理由を尊重してほしい自分と他人が違うことを認めてほしいんです
自分と他人が違う……
学校にはムスメに「パンを食べないなんてずるい」と言う子もいます
ガーン
「好き嫌いはいけない」と言われているんだと思うんですが
自分はがんばって食べてるのに…そんな不公平感があるのかも
私自身も人の食事を見て好き嫌いだと思い込みましたし
病気ならそう思わないだろうけど…
他人のことは勝手に決めつけてはいけないって自分には言いたいですね

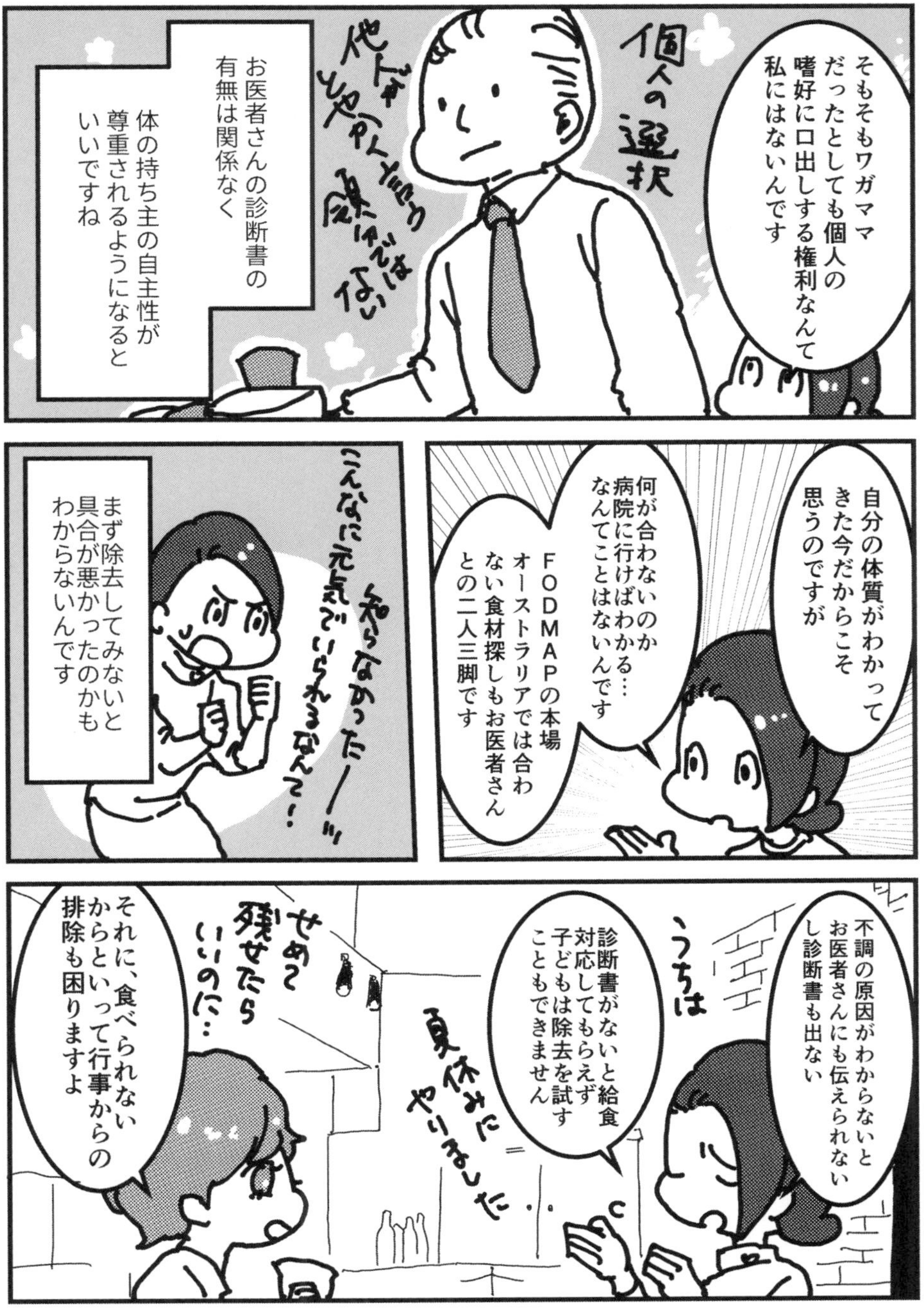

そもそもワガママだったとしても個人の嗜好に口出しする権利なんて私にはないんです
個人の選択
他人がとやかく言うべきではない
お医者さんの診断書の有無は関係なく
体の持ち主の自主性が尊重されるようになるといいですね
自分の体質がわかってきた今だからこそ思うのですが
何が合わないのか病院に行けばわかる…なんてことはないんです
FODMAPの本場オーストラリアでは合わない食材探しもお医者さんとの二人三脚です
知らなかった──ッ
こんなに元気でいられるなんて!!
まず除去してみないと具合が悪かったのかもわからないんです
不調の原因がわからないとお医者さんにも伝えられないし診断書も出ない
うちは
診断書がないと給食対応してもらえず子どもは除去を試すこともできません
夏休みにやりました…
せめて残せたらいいのに…
それに、食べられないからといって行事からの排除も困りますよ

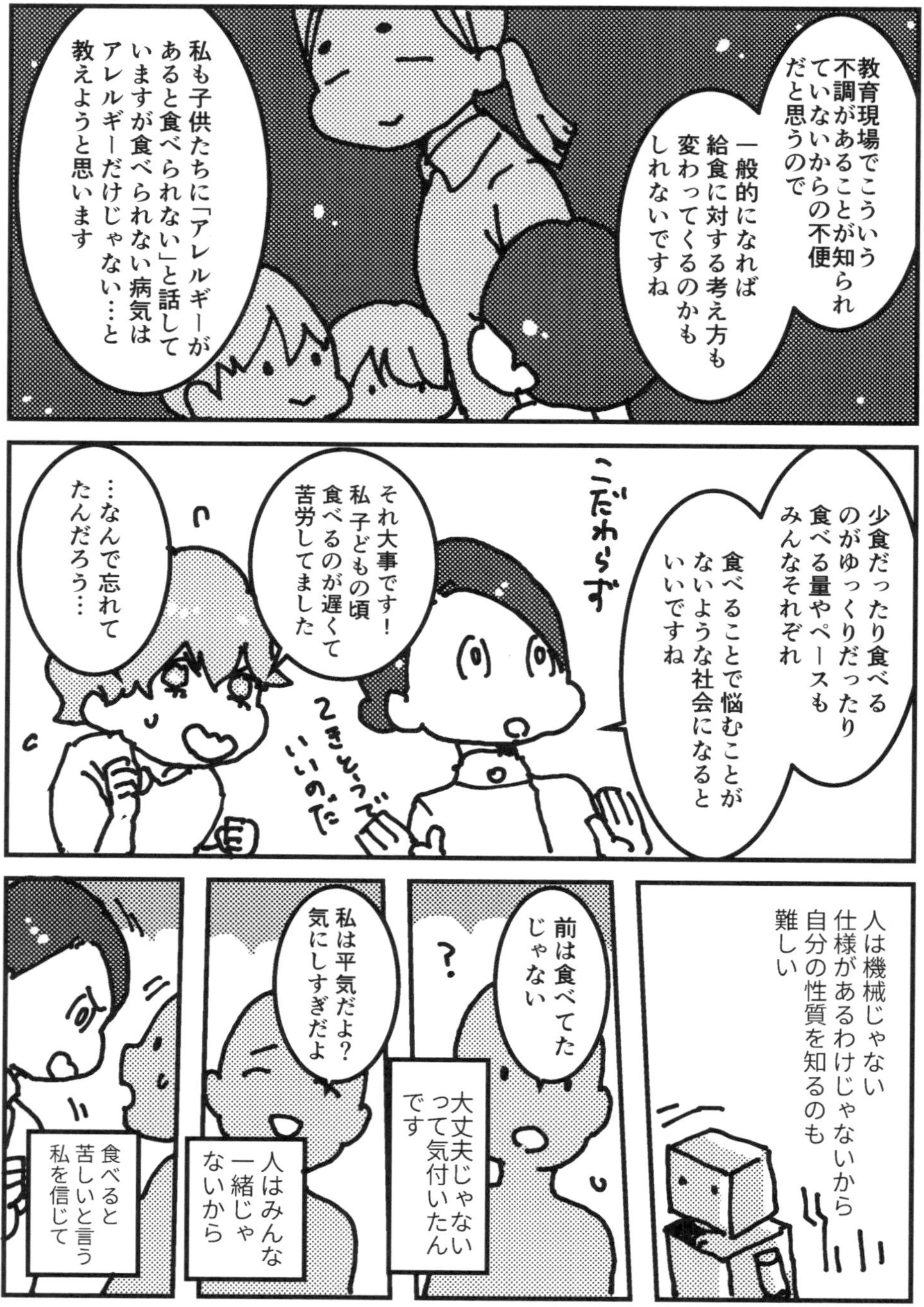

教育現場でこういう不調があることが知られていないからの不便だと思うので
一般的になれば給食に対する考え方も変わってくるのかもしれないですね
私も子供たちに「アレルギーがあると食べられない」と話していますが食べられない病気はアレルギーだけじゃない…と教えようと思います
少食だったり食べるのがゆっくりだったり食べる量やペースもみんなそれぞれ
食べることで悩むことがないような社会になるといいですね
こだわらず
それ大事です！私子どもの頃食べるのが遅くて苦労してました
てきとうでいいのだ
…なんで忘れてたんだろう…
人は機械じゃない仕様があるわけじゃないから自分の性質を知るのも難しい
前は食べてたじゃない
?
大丈夫じゃないって気付いたんです
私は平気だよ？気にしすぎだよ
人はみんな一緒じゃないから
食べると苦しいと言う私を信じて

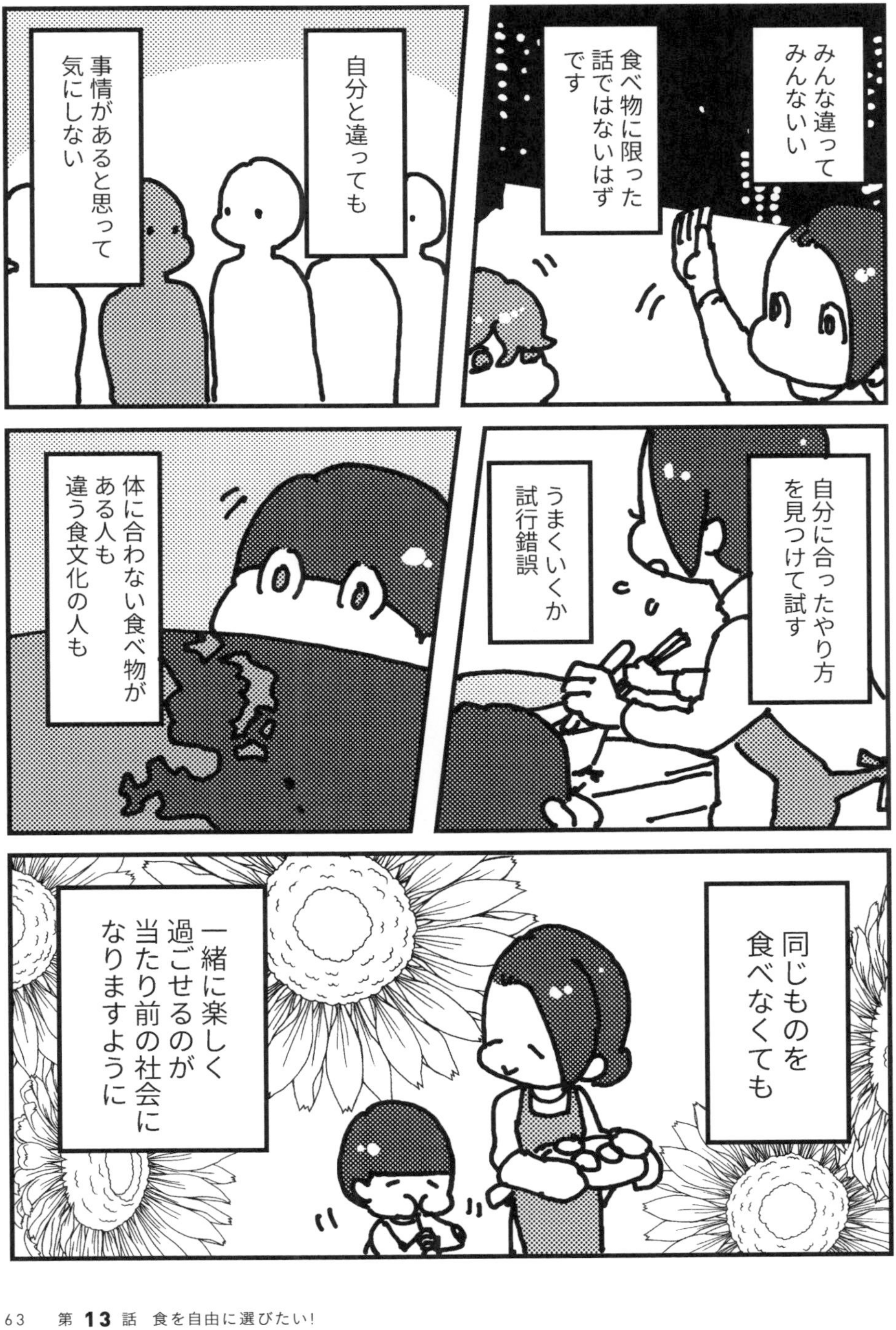
みんな違って
みんないい
食べ物に限った
話ではないはず
です
自分と違っても
事情があると思って
気にしない
自分に合ったやり方
を見つけて試す
うまくいくか
試行錯誤
体に合わない食べ物が
ある人も
違う食文化の人も
同じものを
食べなくても
一緒に楽しく
過ごせるのが
当たり前の社会に
なりますように

あとがき

最後まで読んでいただき、ありがとうございます。

小麦粉によるトラブルに気付いたときに幼稚園児だった娘、今は中学生になりました。

年に1回、診断書を提出することと、毎月の除去表のチェック・提出は中学校でもまだ必要です。

給食の代替食に持参する麺が硬くなることに悩んでいましたが、娘自身が「おにぎりでいい」と言うようになりました。

さらに成長とともに学校側からの食への指導内容が緩やかになったように感じています。

娘はそのかわり若者らしく小麦粉製品の買い食いをして、体調を崩したりしていますが……、親のいうことを聞かないのも成長の証。

彼女の体のことは心配ですが、自己決定権を認めざるをえない仕方ないことかなとも考えています。

パンをやめることに抵抗のあった母は3人の中でいちばんまじめに小麦粉除去を実践していて、いちばん健康かもしれません。

私は、自分へのご褒美という感じで、仕事のあとに「頑張ったからちょっと食べてしまえ！」と小麦粉製品を食べて後悔したり……ということをちょこちょこくり返しています。頑張って疲れたときだからこそ本来やめるべきなのに……。

少量の小麦粉の影響が仕事の集中力に及ぶこともあり、そのたびに「絶対に食べるのをやめよう（せめてハードな仕事のときには）」と決意するのですが、母ほどまじめに続けられていません。

かつては小麦除去に反対していた父ですが、買い物に行ったときに米粉のパンを買ってきてくれるようになりました。

こういったことが生活の一部として安定したことにより、うんと楽になりました。
食が、生活における「一番の悩み」ではなくなったという感じです。

学校の集団生活で受け入れられるのか、娘が小さい頃はずっとそれに悩んでいたような気がします。環境によるところが大きいかもしれませんが、きっとお子さんの成長とともに厳しい管理が求められなくなる日が来るはずです。また食べられないものを把握して、体調への影響を理解することである程度生活を安定させることができるようになるかもしれません。
娘や私の場合は、小麦粉を食べていなければオナラも出ないしお腹も壊しません。

結局今も小麦粉などを食べることで具合が悪くなることはちっとも変わりません。
しかし最近になってやっと自分の「取扱説明書」がわかってきたような気がします。
さしずめ「好調に慢心して少量の小麦粉を食べて平気だと思って調子に乗ると一気に崩れる、パフォーマンスも落とす」みたいな感じでしょうか。

この本を手にとってくださった方は、体の不調に悩んでいらっしゃる方でしょうか。
どうぞご自身の取扱説明書を研究してみてくださいね。みんなそれぞれ違うのです。
この本が、悩みを少しでも軽くすることにつながったら幸いです。

2023年3月　相川スエ

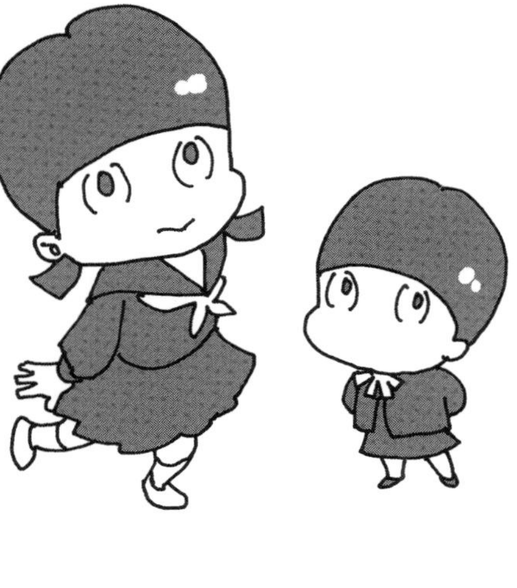

おまけ

おすすめグルテンフリー食品

日本ハム「米粉パン」「米粉ドッグ」

日本でいちばん手に入りやすくておいしい
グルテンフリーパンなんじゃないかと思います。
トースターで焼いて解凍すると、表面がカリッと焼きあがります。
https://www.food-allergy.jp/view/category/bread_pasta

ケンミン「ケンミンもちもちめんフォー」「お米100%ビーフン」

かさばりますが、コストパフォーマンスが断然いい！　乾麺です。
https://www.kenmin.co.jp/products/brands/okomenomen/

小林生麺株式会社「グルテンフリー ラーメンストレート」

1人前220円（税込）で割と手に入りやすくて、ラーメンに似ています。
冷水で締めたらコシも出ます。※価格は2023年1月現在。
https://www.kobayashiseimen.jp/item/22053/

S&B「アレルゲンフリー（28品目不使用）カレーフレークN」

細かく砕いた状態のカレールウ。
ずっとカレー粉で料理していましたが、やっぱり市販のルウは便利です…！ 小箱だと、一般のカレーと比べて高すぎる…と躊躇しますが、1キロ袋なら割安に…！
https://www.sbotodoke.com/shop/g/g17046/

かんてんぱぱ「米粉ぱぱケーキの素」

紙のケーキ型同梱。卵と豆乳を混ぜて焼くだけでおいしい焼きたてケーキ！
レンジでチンなら蒸しケーキ風。バター風味、ショコラ味、抹茶味があります。
https://shop.kantenpp.co.jp/shopdetail/000000003219

日本ハム「お米で作ったレモンケーキ」

冷凍のグルテンフリーケーキ！
外はざっくざく、中はふんわりやわらか。
https://www.food-allergy.jp/view/item/000000000040

**最近は、7大アレルゲン不使用の冷凍・レトルト食品も増えてきました。
メーカーのみなさま、ありがとうございます！　これからも期待してます!!**

相川スエ

愛知県在住。本業は通訳。父、母、ムスメとの4人暮らし。
どうやら小麦が体に合わないみたい…?
もしかして私…ほかの人と違う?
試行錯誤でムスメ、母とともに食生活の改善に取り組みはじめた。

幕内秀夫

1953年茨城県生まれ。管理栄養士。東京農業大学農学部卒業。
フーズ&ヘルス研究所代表。
学校給食と子どもの健康を考える会代表。
主な著書『粗食のススメ』(新潮文庫)、
『子どもをじょうぶにする食事は、
時間もお金も手間もかからない』(ブックマン社)などがある。

スタッフ
企画・構成・編集　山口美生
協力　小宮亜里
ブックデザイン　小口翔平+畑中茜+阿部早紀子(tobufune)
DTP　株式会社明昌堂

小麦粉を食べると不調になる私たち

アレルギーではないけど食べられないってどういうこと?

2023年3月13日　第1刷発行

著者	相川スエ
監修	幕内秀夫
発行者	千葉 均
編集	浅井四葉
発行所	株式会社 ポプラ社 〒102-8519 東京都千代田区麹町4-2-6 一般書ホームページ www.webasta.jp
印刷・製本	中央精版印刷株式会社

N.D.C.493/167P/21cm/ISBN978-4-591-17736-5

P8008419